COLPOSCOPIA

Nota: A medicina é uma ciência em constante evolução. À medida que novas pesquisas e experiências ampliam os nossos conhecimentos, são necessárias mudanças no tratamento clínico e medicamentoso. Os autores e o editor fizeram verificações junto a fontes que se acredita sejam confiáveis, em seus esforços para proporcionar informações acuradas e, em geral, de acordo com os padrões aceitos no momento da publicação. No entanto, em vista da possibilidade de erro humano ou mudanças nas ciências médicas, nem os autores e o editor nem qualquer outra parte envolvida na preparação ou publicação deste livro garantem que as instruções aqui contidas são, em todos os aspectos, precisas ou completas, e rejeitam toda a responsabilidade por qualquer erro ou omissão ou pelos resultados obtidos com o uso das prescrições aqui expressas. Incentivamos os leitores a confirmar as nossas indicações com outras fontes. Por exemplo e em particular, recomendamos que verifiquem as bulas em cada medicamento que planejam administrar para terem a certeza de que as informações contidas nesta obra são precisas e de que não tenham sido feitas mudanças na dose recomendada ou nas contraindicações à administração. Esta recomendação é de particular importância em conjunto com medicações novas ou usadas com pouca frequência.

COLPOSCOPIA
Técnica, Indicações, Diagnóstico e Tratamento

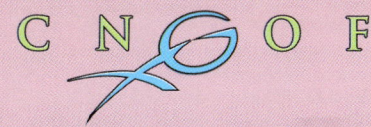

Jacques Marchetta
Philippe Descamps

Colaboradores
J.-J. Baldauf, Ch. Bergeron, J.-P. Bilhaut,
G. Body, J.-P. Bory, J.-Ch. Boulanger,
L. Catala, B. Crézé, J. Gondry, A. Guillemotonia,
J.-L. Leroy, P. Lopes, H. Marret, J.-L. Mergui,
J. Monsonego, Ch. Quéreux, P. Verhoest

Terceira Edição

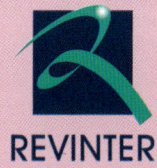
REVINTER

Colposcopia – Técnica, Indicações, Diagnóstico e Tratamento,
Terceira Edição
Copyright © 2016 by Livraria e Editora Revinter Ltda.
ISBN 978-85-372-0677-5

Todos os direitos reservados.
É expressamente proibida a reprodução
deste livro, no seu todo ou em parte,
por quaisquer meios, sem o consentimento,
por escrito, da Editora.

Desenhos: GISÈLE TROCQUENET

Tradução:
CAROLINA HUANG
Tradutora Especializada na Área da Saúde, RS

Revisão Técnica:
SUZANA ARENHART PESSINI
*Doutorado em Patologia pela Universidade Federal de
Ciências da Saúde de Porto Alegre (UFCSPA)
Professora Adjunta da UFCSPA
Chefe do Serviço de Ginecologia da Irmandade da Santa Casa de
Misericórdia de Porto Alegre (ISCMPA)
Título de Especialista em Ginecologia e Obstetrícia (TEGO) pela FEBRASGO*

MILA DE MOURA BEHAR PONTREMOLI SALCEDO
*Doutorado e Mestrado em Patologia pela Universidade Federal de
Ciências da Saúde de Porto Alegre (UFCSPA)
Professora Adjunta de Ginecologia da UFCSPA
Coordenadora do Serviço de Patologia do Trato Genital Inferior e
Colposcopia da Irmandade da Santa Casa de Misericórdia de Porto Alegre
(ISCMPA)*

*Visiting Research Colaborator na MD Anderson Cancer Center – Texas, USA
Diretora Administrativa da SOGIRGS
Diretoria da Associação Brasileira de PTGI e Colposcopia – ABPTGIC, RS
Título de Especialista em Ginecologia e Obstetrícia (TEGO) pela FEBRASGO*

GUSTAVO PY GOMES DA SILVEIRA
*Professor Titular de Ginecologia da UFCSPA
Líder do Grupo de Pesquisa em Ginecologia Oncológica do CNPq
Doutorado em Medicina pela UFCSPA, TEGO, TEMa*

RODRIGO BERNARDES CARDOSO
*Mestrado em Patologia pela UFCSPA
Preceptor Bolsista da UFCSPA na Residência Médica em Ginecologia e
Obstetrícia pela UFCSPA/Irmandade da Santa Casa de Misericórdia de
Porto Alegre (ISCMPA)
Ginecologista e Obstetra da Maternidade Mário Totta da Irmandade da
Santa Casa de Misericórdia de Porto Alegre (ISCMPA)
Doutorando do Programa de Pós-Graduação em
Ginecologia e Obstetrícia da UFRGS/TEGO*

CIP-BRASIL. CATALOGAÇÃO NA PUBLICAÇÃO
SINDICATO NACIONAL DOS EDITORES DE LIVROS, RJ

M264c
3. ed.

    Marchetta, Jacques
    Colposcopia: técnica, indicações, diagnóstico e tratamento/Jacques Marchetta, Philippe Descamps; tradução Carolina Huang. – 3. ed. – Rio de Janeiro: Revinter, 2016.
    il.

    Tradução de: La colposcopie: technique et diagnostics
    Inclui bibliografia e índice
    ISBN 978-85-372-0677-5

    1. Colposcopia. I. Descamps, Philippe. II. Huang, Carolina. III. Título.

16-29610   CDD: 618.107545
                                   CDU: 618.14

Esta edição da obra COLPOSCOPIA – TÉCNICA, INDICAÇÕES, DIAGNÓSTICO E TRATAMENTO,
3ª Edição por Jacques Marchetta e Philippe Descamps,
foi publicada conforme acordo com a Elsevier Masson SAS, uma associada da Elsevier Inc.

This edition of LA COLPOSCOPIE – TECHNIQUE ET DIAGNOSTICS,
3rd edition by Jacques Marchetta and Philippe Descamps,
is published by arrangement with Elsevier Masson SAS, an affiliate Elsevier Inc.

Título original:
La Colposcopie – Technique et Diagnostics, 3ᵉ édition
Copyright © 2012 by Elsevier Masson SAS.
ISBN 978-2-294-10238-7

Livraria e Editora REVINTER Ltda.
Rua do Matoso, 170 – Tijuca
20270-135 – Rio de Janeiro – RJ
Tel.: (21) 2563-9700 – Fax: (21) 2563-9701
livraria@revinter.com.br – www.revinter.com.br

"Cansamos de tudo, menos de entender..."

Esta máxima de Virgílio sempre esteve em minha mente para dinamizar minha evolução no campo da colposcopia.

Porém, antes de mais nada, gostaria de fazer uma homenagem à minha esposa, Marie-Ange, que sempre esteve presente na minha caminhada, ao meu lado, ao completar esta obra, que é síntese de um percurso tão longo.

Também gostaria de fazer uma homenagem muito especial ao nosso amigo Renzo Barrasso, que nos deixou tão repentinamente e que para todos nós sempre foi uma referência em colposcopia, um amigo atento às competências de cada um e um secretário muito dinâmico da Sociedade Francesa de Colposcopia (SFCPCV), e a quem sucedi com orgulho e emoção.

J. Marchetta

Sumário

Lista de Colaboradores ... ix
Prefácio ... xi
Abreviaturas ... xiii

Capítulo 1
Introdução ... 1
Princípios (1), Metodologia (2), Bases anatômicas (4)

Capítulo 2
Técnica ... 13
Material (13), Momento do exame (15), Durante o exame (16), Biópsias dirigidas (19), Esquema colposcópico (21), Terminologias (25), Documento fotográfico (28)

Capítulo 3
Eficácia diagnóstica da colposcopia ... 29
Sensibilidade (30), Especificidade (30), Armadilhas (31), Conclusão (37)

Capítulo 4
Indicações da colposcopia ... 39
Contribuição da colposcopia no manejo dos esfregaços anormais (39), Colposcopia de rastreamento (46), Conclusão (46)

Capítulo 5
Colo normal ... 49
Definição (49), Ectrópio (50), Metaplasia malpighiana (51), Conclusão (59)

Capítulo 6
Transformações atípicas ... 61
Transformação atípica de grau I (ZTA I) (61), Transformação atípica de grau II (ZTA II) (66)

Capítulo 7
Colposcopia das lesões infecciosas não virais ... 73
Erosões e ulcerações (73), Colpites (74), Colpites raras (76), Conclusão (77)

Capítulo 8
Colposcopia das viroses e das displasias ... 79
Condilomas acuminados do colo (79), Lesões microscópicas por HPV (82), Displasia viral (87), Sinais colposcópicos de invasão (87), Conclusão (96)

Capítulo 9
Colposcopia e patologia glandular ... 97
Fatores favorecedores (97), Circunstâncias de descoberta (97), Colposcopia do adenocarcinoma (99), Conclusão (101)

Capítulo 10
Colposcopia das lesões vaginais ... 103
Aspectos colposcópicos (104), Epidemiologia (109), Conclusão (110)

Capítulo 11
Exploração vulvar ou complementação necessária do exame colposcópico ... 113
Técnica de exploração (113), Aspectos macroscópicos das lesões (113), Neoplasias intraepiteliais vulvares (NIV) (116), Carcinoma epidermoide da vulva (117), Conclusão (118)

Capítulo 12
Colposcopias especiais ... 119
Colposcopia da adolescente (119), Colposcopia durante a gravidez (121), Menopausa: limites e armadilhas da avaliação colposcópica (130), Colposcopia da síndrome do DES (133)

Capítulo 13
Colposcopia nos tratamentos do colo ... 137
Papel da colposcopia nos tratamentos destruidores (137), Papel da colposcopia nos tratamentos de exérese (138), Papel da colposcopia nas decisões terapêuticas (138), Colposcopia e acompanhamento pós-terapêutico (141)

Capítulo 14
A colposcopia do terceiro milênio   145

Evolução dos materiais (145), Vantagens destas inovações tecnológicas (147), Inconvenientes (148), Pesquisa em colposcopia (148), Perspectivas para o futuro (151), Conclusão (151)

Capítulo 15
Recomendações em colposcopia   155

Formação dos colposcopistas e nível de atividade (155), Estruturas e instrumentação (156), Respeito aos procedimentos (156), Gestão dos resultados (158), Garantia de qualidade (159), Conclusão (163)

Colaboradores

J.-J. Baldauf, professeur des universités, praticien hospitalier, chef du service de gynécologie-obstétrique, hôpital de Hautepierre, centre hospitalier et universitaire, Strasbourg.

Ch. Bergeron, médecin anatomopathologiste, laboratoire Cerba, Cergy-Pontoise.

J.-P. Bilhaut, médecin, gynécologue attaché de colposcopie, service de gynécologie-obstétrique, centre hospitalier et universitaire, Caen.

G. Body, professeur des universités, praticien hospitalier, chef du service de gynécologie-obstétrique, hôpital Bretonneau, centre hospitalier et universitaire, Tours.

J.-P. Bory, praticien hospitalier, chirurgien gynécologue accoucheur, service de gynécologie-obstétrique, centre hospitalier et universitaire, Reims.

J.-Ch. Boulanger, professeur des universités, praticien hospitalier, service de gynécologie-obstétrique, centre hospitalier et universitaire, Amiens.

L. Catala, praticien hospitalier chirurgien gynécologue accoucheur, service de gynécologie-obstétrique, centre hospitalier et universitaire d'Angers.

B. Crézé, médecin, chirurgien gynécologue accoucheur, clinique de l'Anjou, Angers.

Ph. Descamps, professeur des universités, praticien hospitalier, chef du service de gynécologie-obstétrique, centre hospitalier et universitaire, Angers.

J. Gondry, professeur des universités, praticien hospitalier, chef du service de gynécologie-obstétrique, centre hospitalier et universitaire, Amiens.

A. Guillemotonia, médecin, gynécologue attaché de colposcopie, service de gynécologie-obstétrique, hôpital Pitié-Salpêtrière, centre hospitalier et universitaire, Paris.

J.-L. Leroy, professeur des universités, praticien hospitalier, service de gynécologie, hôpital Jeannede-Flandre, centre hospitalier et universitaire, Lille.

P. Lopes, professeur des universités, praticien hospitalier, service de gynécologie-obstétrique, centre hospitalier et universitaire, Nantes.

J. Marchetta, chirurgien gynécologue accoucheur, service de gynécologie-obstétrique, centres hospitaliers et universitaires, Angers, Nantes et Tours.

H. Marret, professeur des universités, praticien hospitalier, service de gynécologie-obstétrique, hôpital Bretonneau, centre hospitalier et universitaire, Tours.

J.-L. Mergui, chirurgien gynécologue accoucheur, service de gynécologie obstétrique, hôpital Tenon, Paris.

J. Monsonego, gynécologue oncologue, Institut du col, 174, rue de Courcelles – 75017 Paris.

Ch. Quéreux, professeur des universités, praticien hospitalier, service de gynécologie-obstétrique, centre hospitalier et universitaire, Reims.

P. Verhoest, praticien hospitalier, service de gynécologie-obstétrique, centre hospitalier et universitaire, Amiens.

Prefácio

Esta obra sobre colposcopia está destinada a apresentar um panorama sintético, mas tão exaustivo quanto possível, de uma técnica médica que visa explorar o colo e a vagina, desde seus aspectos fisiológicos até as patologias mais graves.

Os aspectos vulvares serão abordados apenas sucintamente, a título complementar, já que "colpos"-copia diz respeito apenas ao que se vê na vagina.

Não se trata de uma obra sobre a patologia cervicovaginal, que é um outro assunto. Este livro se limita a explicitar as indicações, os procedimentos corretos e os resultados esperados da colposcopia, que implicam a conduta diagnóstica das patologias, as indicações terapêuticas e a realização adequada dos tratamentos.

Portanto, você não encontrará, neste livro, por exemplo, os aspectos fisiopatológicos das displasias, mas aprenderá a reconhecer uma zona de transformação atípica de grau II e o local em que deverá realizar biópsias que possuem 9 chances entre 10 de serem identificadas como displasia. Aprenderá a suspeitar da presença do HPV em uma zona de transformação, mas o papel do HPV na gênese das patologias não será abordado.

Portanto, é uma obra técnica, que retoma as bases dessa formidável exploração do eixo cervicovaginal, nascida em 1924 sob o impulso de Hinselmann e introduzida na França em 1950, graças aos seus promotores, entre os quais devem-se citar os doutores Raoul Palmer, Fernand Coupez e René Cartier. As sucessivas gerações de ginecologistas devem admirar esses pioneiros por terem plantado as sementes de uma metodologia admirável para lidar com as patologias cervicovaginais, e também por permitir uma compreensão clara, com imagens da fisiologia do colo e de suas transformações.

Esperamos, assim, despertar o interesse dos mais jovens, que descobrirão este fabuloso capítulo da ginecologia representado pela região cervicovaginal e vulvar, dos mais maduros, que queiram sintetizar seus conhecimentos e suas práticas cotidianas, e os mais proficuos, que poderão nos enviar suas ideias para melhorar ainda mais uma futura edição.

A realização de uma terceira edição confirma o sucesso das duas primeiras, e agradeço enormemente a todos os colaboradores desta obra, cuja experiência transmitida nos permite elevar ao máximo as contribuições técnicas dos diferentes capítulos, tanto os fiéis coautores da edição inicial, que trabalharam aqui para atualizar seus capítulos, quanto os novos autores, como o Dr. Jean-Luc Mergui, que vieram trazer sua *expertise* moderna. Meus agradecimentos também ao amigo Jean-Pierre Bilhaut, com o qual assumi, durante mais de 10 anos, o ensino da colposcopia no Oeste da França com sucesso permanente. Aliás, foi por isso que, estando os nomes mais célebres da colposcopia reunidos neste livro, não buscamos fazer, sistematicamente, referência às grandes publicações nacionais e internacionais sobre o tema, mas, antes, expor, ao longo desta obra, as nossas experiências práticas mais próximas da realidade cotidiana de cada um.

Jacques Marchetta

Abreviaturas

AA	ácido acético	HAS	*Haute Autorité de Santé*
ACP	análise de componentes principais	HC2	*Hybrid Capture 2*
AGC	atipia das células glandulares	HIV	vírus da imunodeficiência humana
AGUS	anomalia glandular de significado indeterminado	HPV	papilomavírus humano
		HSB	matiz, saturação e brilho
AIS	adenocarcinoma *in situ*	HSIL	lesão intraepitelial de alto grau
ANAES	*Agence Nationale pour l'Accréditation et l'Évaluation de Santé*	ICI	insuficiência cérvico-ístmica
		IFCPC	*International Federation of Cervical Pathology and Colposcopy*
APP	avaliação das práticas profissionais		
ARN	ácido ribonucleico	ISSVD	*International Society for the Study of Vulvovaginal Disease*
ASC	atipias das células escamosas		
ASC-H	atipias das células escamosas a favor de uma neoplasia intraepitelial	JNV	junção não visível
		JV	junção visível
ASC-US	atipias das células escamosas mal definidas	LSIL	lesão intraepitelial de baixo grau
		MDC	*multispectral digital colposcope*
CNGOF	*Collège National des Gynécologues et Obstétriciens Français*	NIC HG	neoplasia intraepitelial cervical de alto grau
CNPGO	*Conseil National Professionnel Dédié aux Bonnes Pratiques en Gynécologie et en Obstétrique*	NIC	neoplasia intraepitelial cervical
		NIP	neoplasia intraepitelial peniana
		NIV	neoplasia intraepitelial vulvar
DES	dietilestilbestrol	NIVA	neoplasia intraepitelial vaginal
DNA	ácido desoxirribonucleico	OCE	orifício cervical externo
DPC	desenvolvimento profissional contínuo	ODS	*optical detection system*
		OE	orifício externo
DST	doença sexualmente transmissível	OG	orifício glandular
DU ou DIU	diploma universitário ou interuniversitário	PCR	reação em cadeia da polimerase
		RNA	ácido ribonucleico
ECAD	eletroconização com alça diatérmica	SFCPCV	*Société Française de Colposcopie et de Pathologie Cervicovaginale*
ERAD	eletrorressecção com alça diatérmica		
FCRISAP	*Fédération des Centres de Regroupement Informatique et Statistique en Anatomie et Cytologie Pathologiques*	SFG	*Société Française de Gynécologie*
		THS	tratamento hormonal de substituição
		ZT	zona de transformação
		ZTA	zona de transformação atípica
FNCGM	*Fédération Nationale des Collèges de Gynécologie Médicale*	ZTA I	zona de transformação atípica de grau I
FP	falso parto	ZTA II	zona de transformação atípica de grau II
GEU	gestação extrauterina		

COLPOSCOPIA

Introdução

CAPÍTULO 1

J. Marchetta ■ Ph. Descamps

Analisar o colo uterino é descobrir uma bela e grande história, pois é a aventura genital da mulher que pode ser lida como um verdadeiro livro aberto.

De fato, a análise detalhada das estruturas histológicas do colo permite encontrar todas as marcas dos diferentes capítulos dessa história natural, pontuada por muitas etapas que ficarão inscritas no colo de cada mulher como um *diário íntimo escrito sem o seu conhecimento*. A ciência ginecológica levou séculos para saber decifrar esses sinais, e vamos tentar, agora, no decorrer destas páginas, desvendar todos os seus segredos.

A colposcopia, como indica sua etimologia grega, consiste em olhar por ou na vagina. Portanto, não consiste em explorar apenas o colo, como a sílaba "col" de colposcopia deixa, muitas vezes, crer ao ouvido leigo (pois *colpos* significa vagina em grego), mas em examinar toda a extensão cervicovaginal, podendo o exame estender-se até a vulva por meio de uma vulvoscopia como complemento lógico.

São três os objetivos da colposcopia:

- fazer um mapeamento das lesões cervicais;
- orientar as biópsias para que possam contribuir o máximo possível;
- guiar o tratamento para que seja eficaz em termos de excisão das lesões, mas também, ao mesmo tempo, respeitando a massa cervical, em especial nas pacientes que desejam ficar grávidas no futuro.

A realização de um exame colposcópico preciso é requisito fundamental para tratar corretamente uma lesão cervical, pois há risco de "sobretratamento", com uma excisão excessiva de tecido cervical sadio de repercussões obstétricas potenciais evidentes, ao passo que o "subtratamento" seria inadmissível em termos oncológicos e teria implicações dramáticas para a paciente.

A partir de então, compreende-se que o ginecologista que realiza a colposcopia deve ser, de preferência, o profissional encarregado da paciente, garantindo, portanto, a realização do gesto cirúrgico complementar (essa noção de operador experiente na prática da colposcopia diagnóstica será, aliás, reforçada no capítulo 15, dedicado à *conduta de qualidade*).

A exploração colposcópica integra-se, portanto, a uma conduta diagnóstica e terapêutica, que, a nosso ver, não deve ser um exame ultraespecializado, mas uma ferramenta destinada a servir à maioria.

Estudaremos, sucessivamente, os princípios deste exame, sua metodologia, isto é, a aplicação prática dos princípios inicialmente expostos, e, em seguida, as bases anatomopatológicas das imagens assim geradas.

Princípios

"Olhar" um tecido é, na verdade, ver seu córion através do verniz translúcido – e, portanto, invisível – do epitélio da superfície. Como a patologia pesquisada é epitelial, convém encontrar alguns subterfúgios para "revelar" esses epitélios.

Na região do colo e da vagina, o córion tem aparência rosa-escuro (ou vermelho-claro), nitidamente visível com seus vasos arborescentes, sendo os epitélios particularmente transparentes (o malpighiano, por não ser queratinizado, e o colunar, por ser fino e não estratificado). O princípio da colposcopia consistirá, portanto, em manipular a transparência dos epitélios graças a reagentes como o ácido acético (AA) e o iodo.

Cada reagente, ao modificar o aspecto epitelial, gera imagens que lhes são próprias (com o ácido acético, acidofilia, pontilhados, mosaico etc.; com o lugol, iodo-negatividade, aspectos não homogêneos, imagens pontilhadas etc.), mas o agrupamento das imagens assim criadas pelos dois colorantes permite constituir *quadros ou complexos colposcópicos* que detectam os diagnósticos com maior precisão.

Entretanto, é necessário insistir no fato de que esse exame colposcópico não traz um diagnóstico lesional, muito menos histológico. O prolongamento lógico e obrigatório é representado pela biópsia, que confirmará a impressão das imagens, e é o objetivo primordial da colposcopia orientar as biópsias e estar, assim, no centro tripé citocolpo-histológico que iremos detalhar.

Metodologia

Para "revelar" um epitélio translúcido, dois reagentes estão à nossa disposição:

Ácido acético

Uma diluição a 3% é suficiente.
Tem como efeito coagular as proteínas e, portanto, induzir um branqueamento dos tecidos, cuja carga proteica é elevada. Não há comparação melhor do que a reação obtida em uma zona excessivamente rica em proteínas do que aquilo que é observado, por exemplo, ao esquentar uma clara de ovo em uma frigideira: a clara, cheia de albumina, permanece translúcida quando fria e permite ver o fundo da frigideira; ao esquentá-la, a clara torna-se opaca, e o fundo da frigideira desaparece (figura 1.1).

Um epitélio malpighiano normal, contendo apenas duas ou três camadas profundas de células jovens e de mitoses, não tem proteínas suficientes para se transformar sob a influência do ácido acético.

Um epitélio displásico, em decorrência de sua densidade celular ativa com forte carga proteica, reage, assim, ao ácido acético, embranquecendo: é acidófilo (figura 1.2).

Lugol

Trata-se de uma preparação iodada e convém usar uma preparação dita "forte", comportando as seguintes diluições: para 125 mL, 0,5 g de iodeto de potássio, 2,5 g de iodo e o resto de água destilada.

Essa preparação dá origem a uma concentração a 2%.
Como a solução de lugol é iodada, algumas questões podem surgir quanto à sua utilização em certas condições. Nas pacientes alérgicas ao iodo, é preferível considerar que há contraindicação. Na mulher grávida, em contrapartida, está provado que não existe repercussão na tireoide fetal e seu uso está autorizado.

O iodo tem como efeito corar o glicogênio intracelular de castanho-escuro, geralmente denominado marrom-acastanhado.

Em um epitélio malpighiano normal, a maturação celular caracterizada por uma carga em glicogênio e o lugol cora fortemente o epitélio normal. Essa coloração persiste por cerca de 15 minutos.

Os epitélios patológicos, como são encontrados em uma metaplasia imatura ou em uma displasia, não amadurecem; portanto, "não se carregam" de glicogênio. Esses tecidos permanecem iodo-negativos (figura 1.3).

É claro que um epitélio não malpighiano, como o epitélio endocervical colunar uniestratificado, mesmo normal, permanece iodo-negativo.

Para acidofilia, é preciso atentar para:
- a espessura;
- a claridade (fosca ou brilhante);
- a regularidade (plana, pontilhados, mosaico);
- a dinâmica (velocidade de aparecimento da acidofilia, tempo de persistência).

Para a iodo-negatividade, é preciso atentar para:
- a cor (alaranjada, como no epitélio colunar; amarelo-dourada, amarelo-pálida, que traduz, geralmente, a necrose do tecido);
- a regularidade (homogênea, regular, inomogênea, heterogênea, salpicada por pontinhos ou grandes pontos);
- os contornos (difusos ou nítidos).

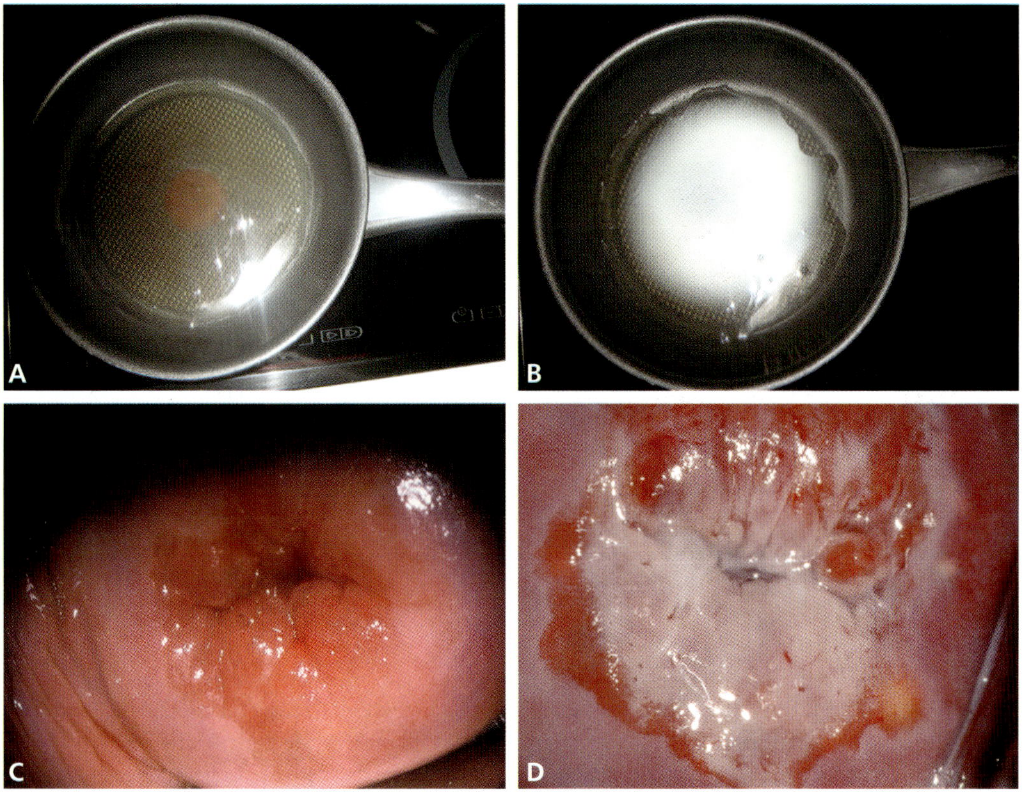

Capítulo 1. Introdução

Figura 1.1. Ilustração do efeito acidófilo.
a. A clara do ovo translúcida permite ver o fundo da frigideira.
b. O ovo esquenta e torna-se branco-opaco; o fundo da frigideira desaparece por causa da cor. Observe a persistência de visibilidade do fundo nas bordas.
c. Colo sem preparação. Zona vermelha inflamatória.
d. Zona acidófila espessa. A inflamação do córion transborda a zona branca e permanece visível (como o fundo da frigideira e as bordas da clara do ovo).

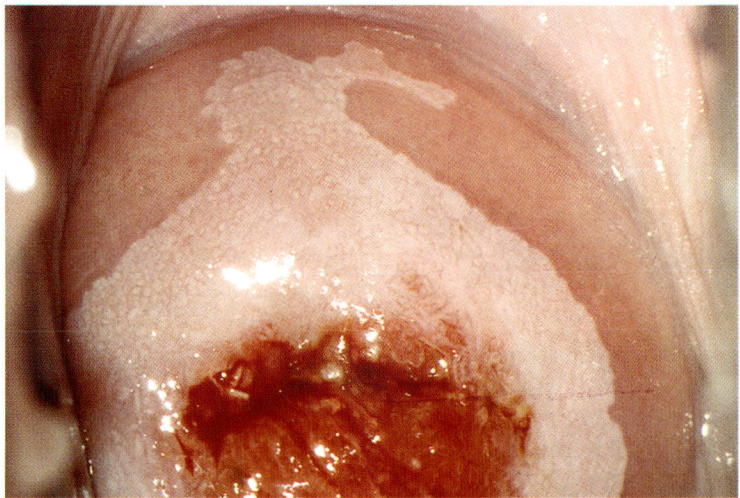

Figura 1.2. Nítida acidofilia na ectocérvice.

Colposcopia

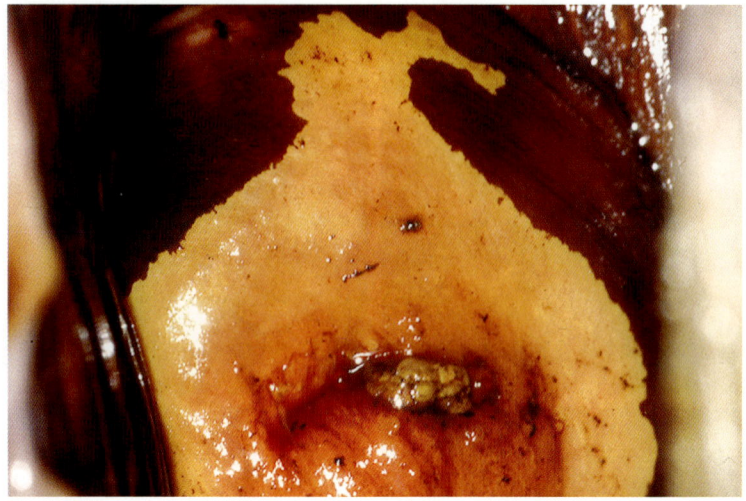

Figura 1.3. Mesmo colo, iodo-negatividade concordando exatamente nas zonas acidófilas.

Não basta constatar a mudança de cor dos epitélios, convém analisar o mais perto possível suas características, que são critérios igualmente importantes na avaliação colposcópica das zonas patológicas.

Em resumo
Um epitélio malpighiano normal é:
- negativo para ácido acético;
- positivo para lugol.

Um epitélio malpighiano patológico é:
- acidófilo;
- iodo-negativo.

Um epitélio colunar normal é:
- negativo para ácido acético;
- iodo-negativo.

Bases anatômicas

É sempre interessante saber por quais processos histológicos se constroem as imagens colposcópicas. É o que vamos abordar aqui, sabendo que essas explicações têm apenas um objetivo didático, pois o contrário não é verdadeiro: o realce de uma imagem colposcópica não permite, de jeito nenhum, deduzir um diagnóstico histológico a partir dela. Por exemplo: um pontilhado com AA pode provir tanto das papilas recobertas por uma metaplasia imatura benigna quanto dos crescimentos conjuntivovasculares de uma displasia grave. A colposcopia é um exame do colo destinado a identificar eventuais zonas de gravidade que permitem guiar a biópsia, mas não é uma abordagem anatomopatológica.

Portanto, alertamos os colposcopistas iniciantes contra uma tendência que seria desastrosa: deixar-se levar por suposições histológicas diante de um complexo colposcópico.

Exame do colo sem preparação

As *zonas vermelhas* são zonas inflamatórias congestivas do córion (figura 1.4). Elas podem vir acompanhadas de erosões ou até mesmo ulcerações correspondentes a perdas de substância epitelial.

As *zonas brancas*, geralmente chamadas de leucoplasias (figura 1.5), quando são constatadas no exame sem preparação, geralmente são produzidas pelo espessamento "defensivo" da camada superficial do epitélio malpighiano. Podem ser destacadas da superfície do colo com o auxílio de uma espátula. Em contrapartida, a placa leucoplásica relacionada com uma lesão condilomatosa é aderente ao córion e não clivável.

Capítulo 1. Introdução

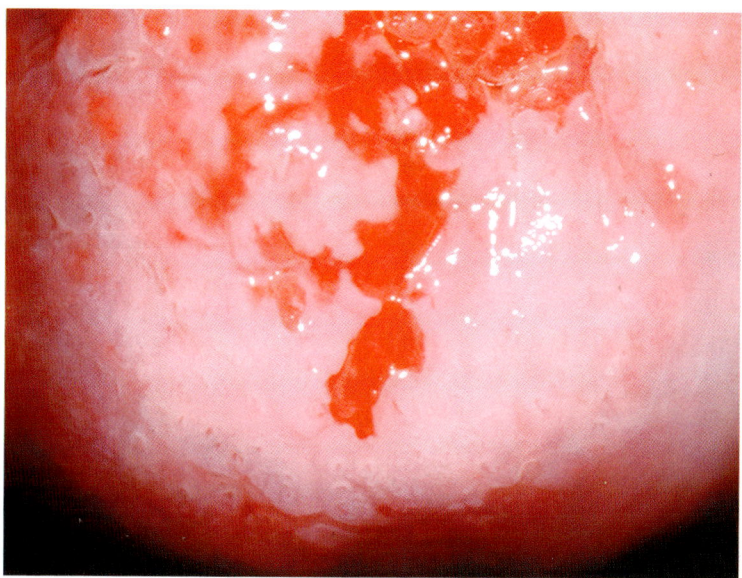

Figura 1.4. Zonas vermelhas.

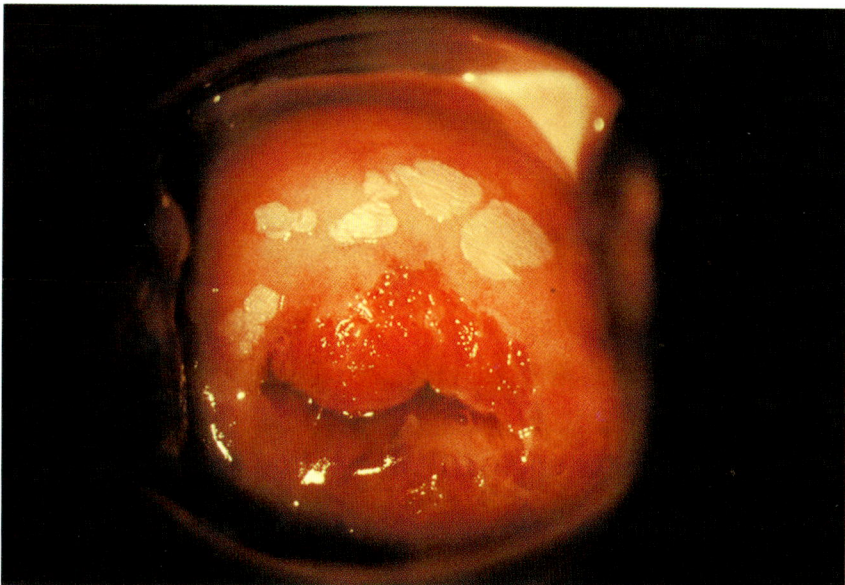

Figura 1.5. Placas de leucoplasia.
Observe seu relevo estriado, como um couro amassado, e não micropapilar.

Os *vasos patológicos* (figura 1.6, ver também figuras 6.12 e 8.17) perdem sua flexibilidade e sua arborescência. Tornam-se rígidos e não ramificados, bem visíveis na superfície, pois estão sendo "pressionados" a partir do fundo pelo processo patológico.

Os *aspectos papilares* (figura 1.7), geralmente provocados pela infecção pelo HPV, são elevações do epitélio, repousando sobre uma fina camada de córion, provocadas pela pressão dos eixos conjuntivovasculares inflamatórios provenientes do córion.

Colposcopia

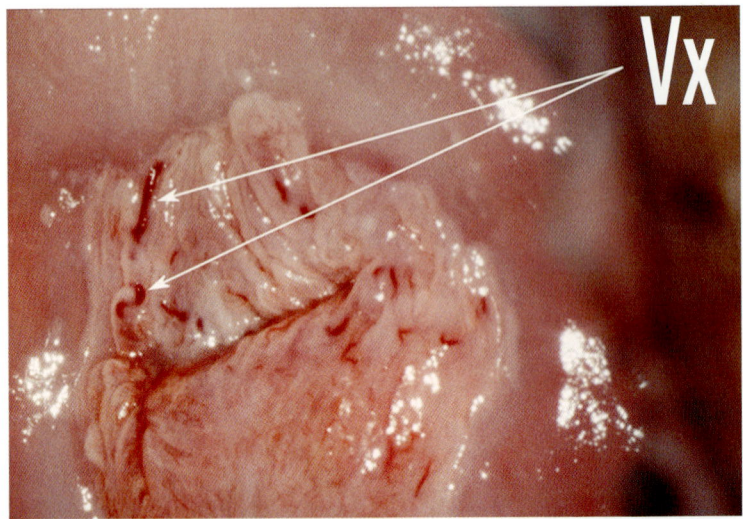

Figura 1.6. Grande vaso patológico (V), rígido, sem arborescência.

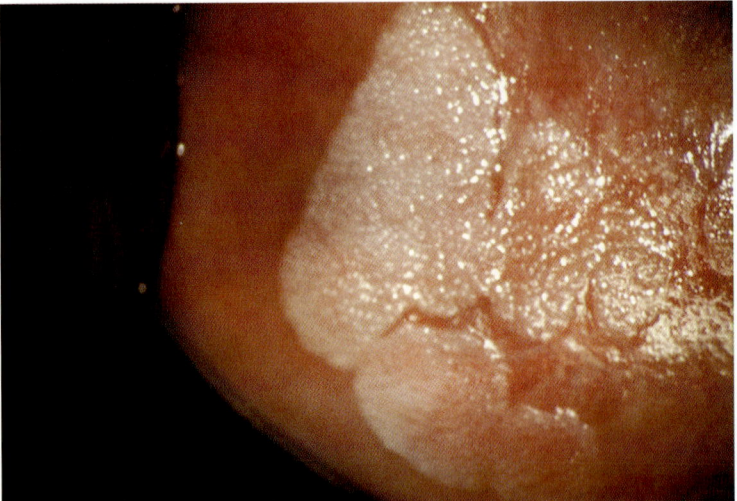

Figura 1.7. Zona de micropapilas.
Observe seu aspecto brilhante.

Exame com ácido acético

A *acidofilia* pode ser de origem displásica, relacionada com proliferação celular patológica, no todo ou em parte, da espessura do epitélio malpighiano a partir das células basais, contendo, assim, grande riqueza proteica que provoca a reação acidófila intensa.

Ela também se encontra no nível das metaplasias imaturas, processos de reparação que acontecem em forma de acúmulo celular malpighiano sem a organização arquitetural normal.

As *imagens com pontilhados* (figura 1.8) são explicadas na região das zonas displásicas por eixos de crescimento conjuntivovascular no epitélio patológico, mais alta quando a displasia é grave (figura 1.9). Durante o exame com o colposcópio, o ponto do eixo conjuntivovascular fica visível através do epitélio, certamente branqueado pelo ácido acético, mas afinado nessa região, sob a forma de um ponto vermelho.

Elas também são encontradas no nível das zonas de metaplasia imatura (figura 1.10). O processo metaplásico, em vez de deslizar sob o epitélio colunar, proli-

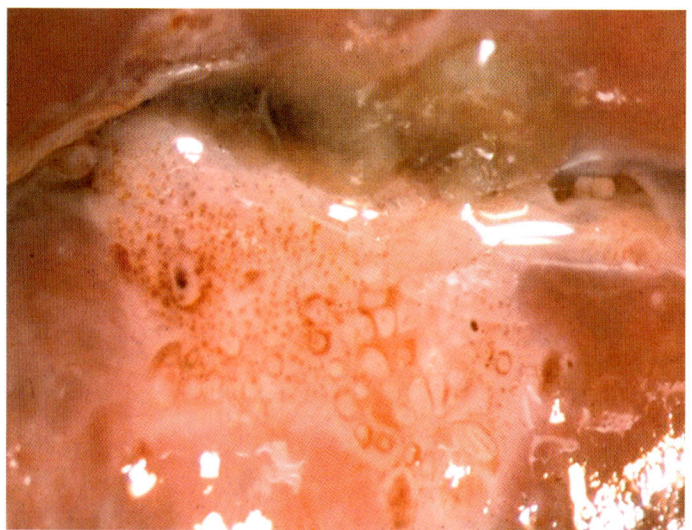

Figura 1.8. Zona acidófila pontilhada.

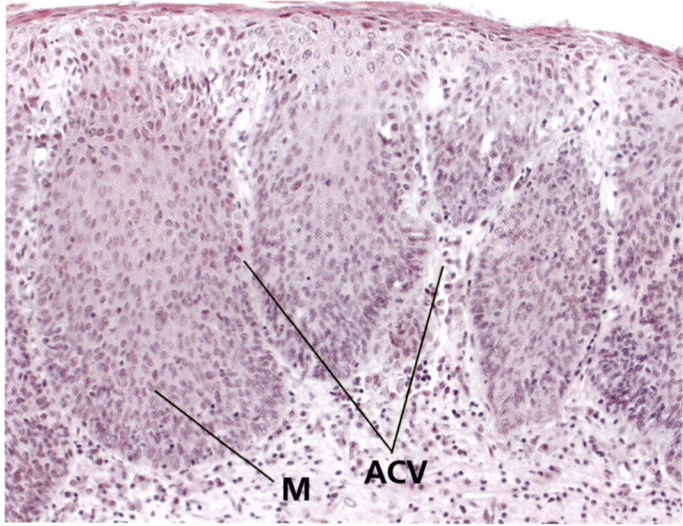

Figura 1.9. Corte histológico de uma NIC III.
Observe as ascensões conjuntivovasculares (ACV) e os amontoados displásicos em massa (M) empurrando-se no córion.
Fotografia de Ch. Bergeron.

fera na superfície acima das papilas, preenche e enche os espaços interpapilares, e são essas pequenas papilas residuais, apontando verticalmente no epitélio metaplásico, que criam o aspecto pontilhado.

As *imagens de mosaico* (figura 1.11), relacionadas com um epitélio metaplásico, correspondem à proliferação celular que permanece intraepitelial, mas que evolui por massas densas que são pressionadas no córion (figura 1.9). Essas massas, separadas por córion inflamatório, ficam esbranquiçadas com o ácido acético, enquanto o córion fica visível sob a forma de muretas vermelhas. Quanto mais se agrava a proliferação, mais os ladrilhos são revestidos por uma aparência irregular, particularmente sob a forma de ladrilhos abertos, quando as massas se unem e suprimem, assim, uma ou várias muretas.

Uma metaplasia imatura também pode provocar aspectos em mosaico (figura 1.10), mas esta, geralmente, é mais regular. A proliferação celular imatura que preenche os espaços interpapilares acaba por

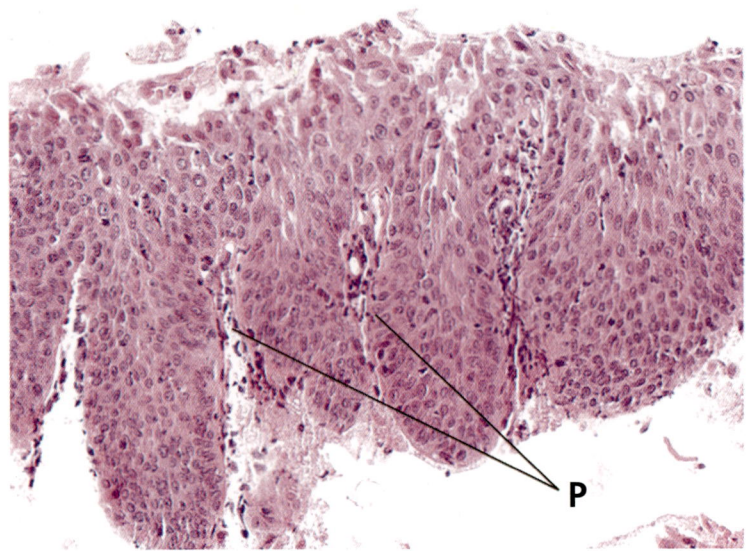

Figura 1.10. Corte histológico de uma metaplasia imatura preenchendo os espaços interpapilares.
As papilas (P) estão bem visíveis, provocando o aspecto colposcópico pontilhado, ou em mosaico, se essas papilas estiverem esmagadas e juntarem-se. Fotografia de Ch. Bergeron.

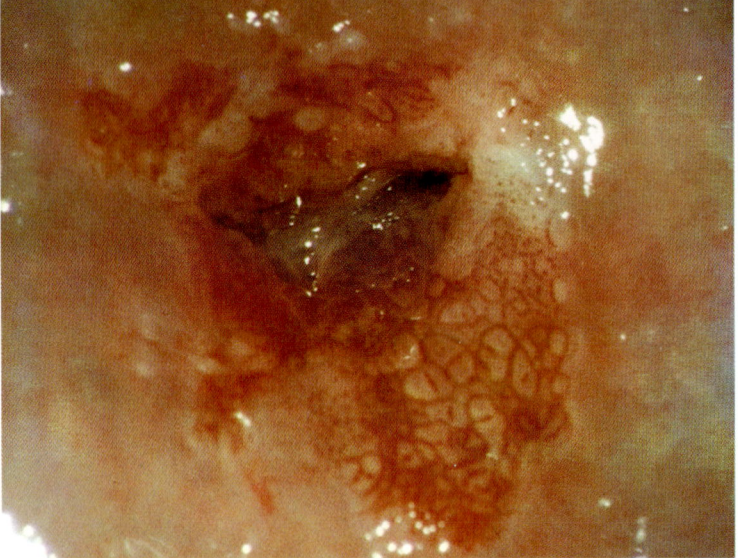

Figura 1.11. Mosaico marcado.
Observe o aspecto irregular dos pavimentos.

esmagar essas papilas residuais, que se unem entre si para criar as imagens de ladrilho.

Os *orifícios glandulares fechados* podem formar-se durante um processo metaplásico em torno das bordas das glândulas, mas são vistos com mais frequência e de forma muito mais densa nas zonas displásicas, onde a proliferação celular se acentuou em torno dessa borda. Podem, até mesmo, quando a displasia se agrava, deformar esse orifício sob a forma de fenda (figura 1.12 e ver figura 8.22).

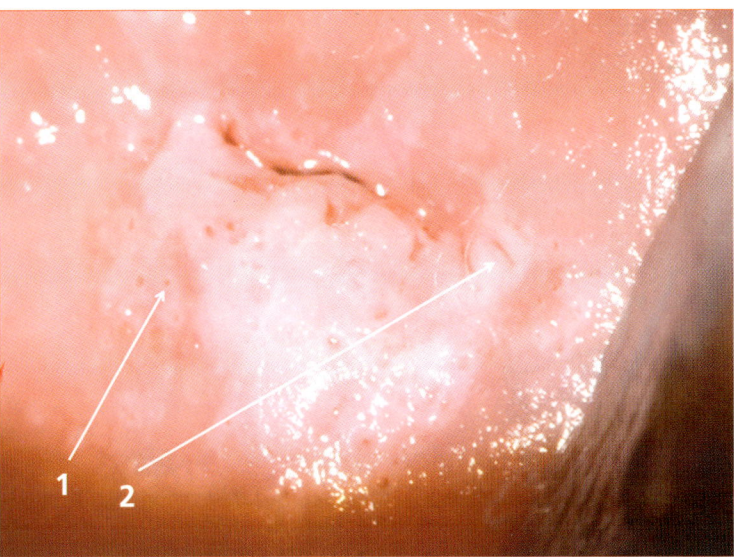

Figura 1.12. Orifícios glandulares, de aspecto fechado (1) e de aspecto deformado em fenda (2).

Exame com lugol

A *iodo-negatividade* pode ser franca, como nas metaplasias imaturas ou nas displasias. Em ambos os casos, a ausência de coloração pelo iodo está relacionada com a ausência de carga de glicogênio. Apenas os contornos são diferentes:

- nítidos em uma metaplasia imatura (figura 1.13). Histologicamente, passa-se da metaplasia à zona madura de maneira muito brusca, praticamente de célula a célula;
- ditos "difusos" nas displasias (figura 1.14), que são processos proliferativos. Contudo, essa noção de contornos difusos nas zonas displásicas pode atrapalhar o jovem colposcopista, pois a irregularidade dos limites é muito discreta, associada ao caráter ligeiramente elevado da zona patológica com relação ao epitélio sadio adjacente, muito distante do aspecto difuso marcado e evidente das zonas infectadas ou inflamatórias (figura 1.15).

Os *aspectos iodo-heterogêneos* (figura 1.16) são encontrados, geralmente, ao nível das zonas de metaplasia imatura infectadas pelo HPV. Nesse nível, o vírus induz e estimula a maturação, mas de maneira muito irregular, o que faz alternar zonas que permanecem imaturas – e, portanto, iodo-negativas – e zonas que amadurecem e tornam-se positivas com o lugol.

Os *aspectos de colpite* são induzidos pela inflamação. O córion congestivo infectado avança no epitélio malpighiano sob a forma de digitações que provocam aspectos pontilhados, mas pode circular horizontalmente nesse epitélio fazendo desenhos mais variáveis (figura 8.10), como os aspectos reticulados, irradiados, circinados ou mosaico invertido (figura 8.7: o termo "invertido" corresponde ao fato de que o centro do ladrilho é castanho em razão de sua coloração pelo iodo, e a borda, de origem vascular, é rosada – ao contrário do mosaico displásico, que é formado por ladrilhos brancos). Quando a colpite adquire aspecto de grandes pontos, como nas infecções cervicais por *Trichomonas*, a origem das imagens não é mais vascular, mas provocada por formações linfoides subepiteliais (figura 7.4).

Portanto, este capítulo permitiu abordar as origens anatomopatológicas das imagens construídas especialmente pelo ácido acético e pelo lugol, e pudemos constatar que imagens colposcópicas análogas podem ser construídas a partir de processos fisiopatológicos diferentes. É por isso que vale a pena repetir que o raciocínio inverso, que iria da imagem colposcópica à histologia, não pode ser realizado.

Colposcopia

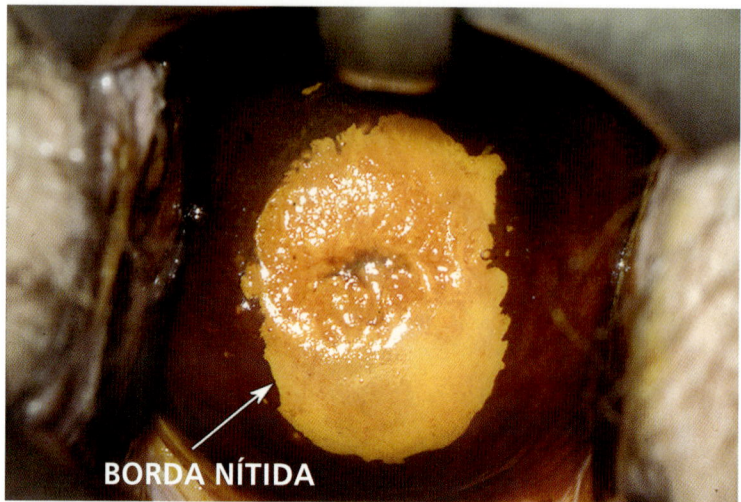

Figura 1.13. Iodo-negatividade com bordas nítidas de uma zona de metaplasia imatura.

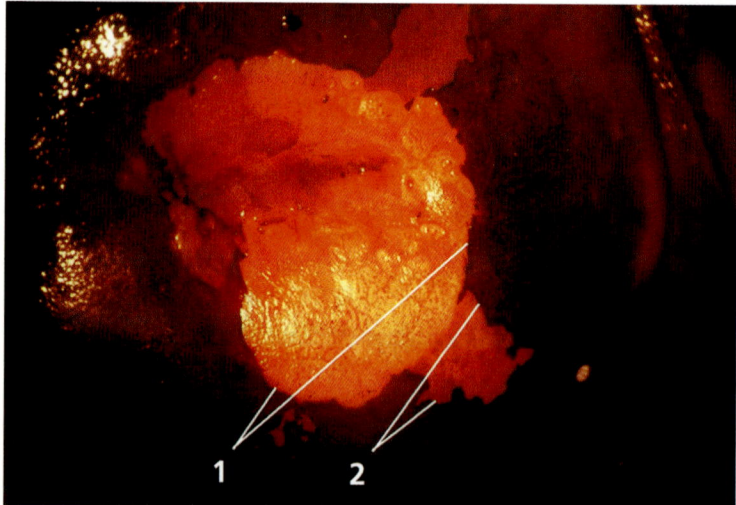

Figura 1.14. Iodo-negatividade.
Com bordas difusas (1): trata-se de uma zona proliferativa ligeiramente em relevo; com bordas nítidas (2): trata-se de uma zona de metaplasia imatura plana.

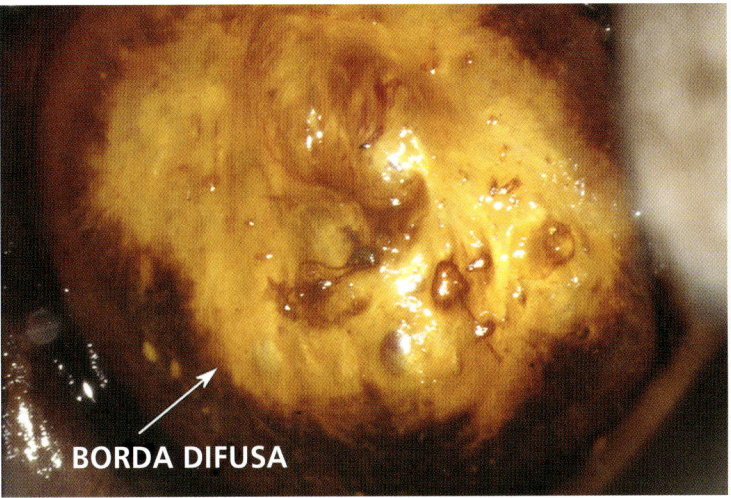
Figura 1.15. Iodo-negatividade com bordas difusas de uma zona de cervicite.

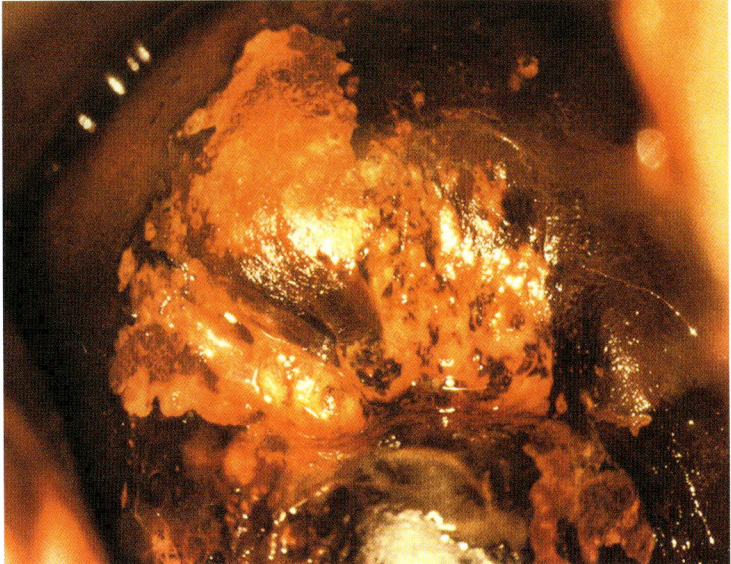
Figura 1.16. Aspecto iodo-negativo não homogêneo.

Técnica

Capítulo 2

J. Marchetta ▪ B. Crézé

Material

A realização de uma colposcopia necessita de bom equipamento, pois, caso contrário, é expor-se à obrigação de trocar esse material em intervalos curtos para o colposcopista motivado a abandonar rapidamente o método por outros, pois não há nada mais desestimulante que a imperfeição técnica.

O material deve ser agrupado em torno do próprio colposcopista, centrado na paciente e seu colo.

Colposcópio

Instrumento óptico binocular, deve possuir as seguintes características:

- instalação simples e rápida;
- boa estabilidade;
- boa distância focal (300 mm parece o ideal) a fim de ter um recuo suficiente com relação ao orifício vaginal para propiciar a manipulação acessível dos instrumentos;
- aumentos variáveis, geralmente em número de três ($\times$ 8, 12, 20). Os aumentos mais usados situam-se entre 10 e 15;
- iluminação à luz fria integrada ao aparelho (uma fonte de luz com xenônio é ideal, mas muito cara);
- eventualmente, um filtro verde que permita análise mais refinada dos vasos.

Um aparelho fotográfico digital pode ser afixado no colposcópio. Tem o mérito de fornecer fotos digitais, cuja exploração é bem adaptada às técnicas atuais e, graças a ele, o armazenamento de imagens tornou-se mais funcional (capítulo 14), ao contrário da antiga técnica do filme fotográfico que conhecíamos, cuja manipulação prática por *slides* era muito complicada.

O colposcópio deve estar equipado com uma câmera ligada a um sistema de vídeo para acompanhar o exame por um monitor. Este sistema permite que um terceiro participe da colposcopia sem atrapalhar o observador e, em contrapartida, permite que colposcopista comente com muita facilidade as imagens na tela a um assistente sem olhar o tempo todo pelo espéculo.

As imagens podem ser reproduzidas em papel graças a uma impressora colorida para deixar um documento na ficha da paciente, por exemplo, para ser enviado a um colega ou apresentado à assistência de uma equipe de tomada de decisão (figura 2.1a).

A exploração do conjunto de vídeo é idealmente informatizada graças à conexão a um computador (figura 2.1b); o custo é certamente elevado, bem como o tempo a se dedicar a ele!

Mesa de exame

Deve ter altura ajustável para que o operador esteja em uma boa posição, e a paciente bem acomodada para essa exploração, que pode ser longa (as mesas com cilindros elétricos são ideais).

Os diferentes instrumentos devem estar ao alcance da mão, pois o examinador não pode sair de seu assento.

Material anexo

Espéculos

Geralmente são do tipo Collin. No orifício vaginal, afastam-se melhor que os espéculos Cusco.

Além do espéculo principal anteroposterior, outro espéculo pode ser instalado transversalmente para liberar o fundo de saco ou para evitar o obstáculo

Colposcopia

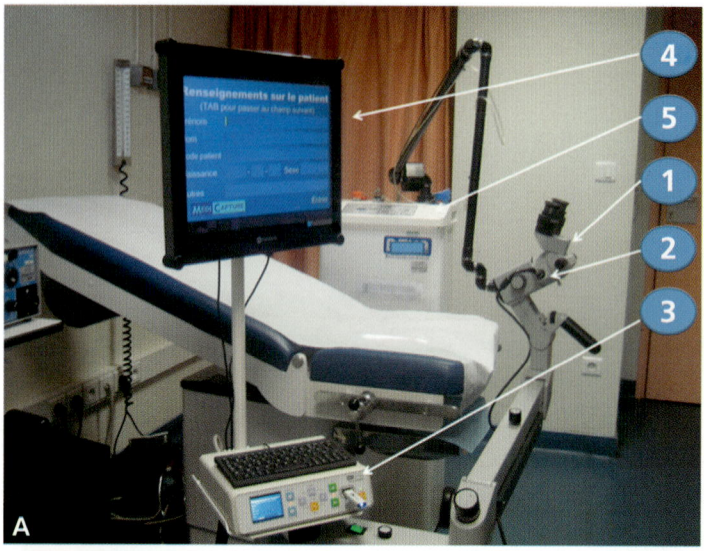
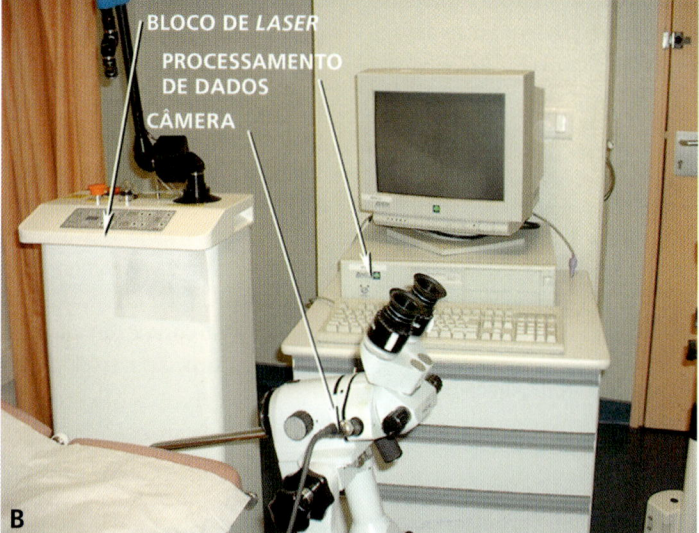

Figura 2.1. Sala de colposcopia completa.
a. Colposcópio (1) equipado com câmera (2) ligada a um capturador de imagem (3) com entrada USB e uma tela digital (4). O *laser* (5) está fixado no colposcópio por um braço móvel.
b. Mesmo conjunto da figura 2.1a, mas informatizado.

imposto por paredes vaginais relaxadas, por exemplo, durante a gravidez. É possível usar valvas vaginais laterais com tração, cuja alça autobloqueadora desce 90° para baixo em relação às valvas.

Existem espéculos pretos para evitar os reflexos luminosos.

Um espéculo endocervical autostático, chamado de espéculo de Koogan, é indispensável ao aparato colposcópico, pois permite a abertura do orifício externo do colo e o exame do canal endocervical (figura 2.2). Graças à sua tração autostática, este espéculo mantém o canal cervical aberto e facilita a realização das biópsias, sempre meio "acrobáticas" nesse nível. Existem vários tamanhos de acordo com as possibilidades anatômicas de abertura do orifício externo.

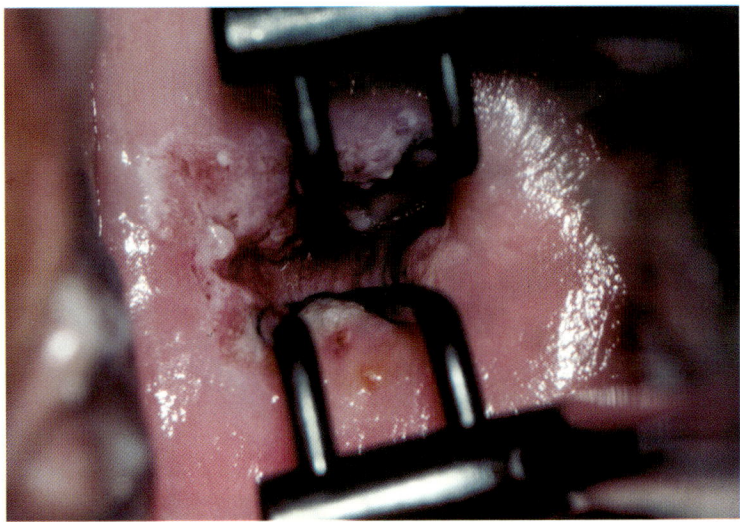

Figura 2.2. Espéculo de Koogan posicionado.

Soluções de reagentes

Incluem soro fisiológico, ácido acético a 3 e 5% e lugol forte.

É preciso prever, para cada paciente, a quantidade necessária de solução em um recipiente de uso único, já que esses produtos usados para a exploração colposcópica não são esterilizáveis.

Convém usar bolas de algodão, e não compressas de gaze, para aplicar os produtos no colo. O algodão saturado de solução será pressionado na parte alta do colo, para que o produto escorra sobre ele; esse gesto deve ser repetido várias vezes.

Material para biópsia

Completa o equipamento colposcópico.

Pinças para biópsia

Podem ser fixas ou rotativas, o que permite adaptar melhor a posição da pinça quando uma zona a biopsiar for de difícil acesso, bem como tirar do campo visual a mão que segura a pinça.

Existem vários tipos de garras*, tanto na forma como no tamanho. Por meio de uma escolha prudente de diferentes tipos de pinças, as biópsias poderão ser de volume diferente, conforme as necessidades. É preferível escolher um tipo de garra que comporte uma ponta ou uma fileira de pequenas pontas na extremidade inferior (figura 2.6), que permita "plantar" essa garra inferior no tecido a ser retirado e evitar deslizamentos especialmente no nível da convexidade do colo ou quando o tecido é meio duro.

Bisturi elétrico

Completa, idealmente, a unidade de colposcopia e permite um uso duplo:

- realizar hemostases graças a um eletrodo em bola;
- realizar biópsias com alça diatérmica. Existem vários tipos de alças, umas são mais quadradas, medindo 0,5 cm de lado, outras são em semicírculo, e vários diâmetros estão à disposição. Convém dosar, cautelosamente, as potências do bisturi elétrico entre secção e coagulação, para que o equilíbrio permita praticar um corte claro, garantindo, ao mesmo tempo, uma eletrocoagulação do tecido, evitando sangramentos.

Os frascos para biópsia são deixados ao alcance da mão, contendo formol. Serão imediatamente identificados e etiquetados.

Momento do exame

Uma colposcopia pode ser feita em qualquer período do ciclo, mas fora da época das menstruações ou de qualquer sangramento.

N. do T.: Não existe um vocábulo em português melhor, apesar de este não ser usado.

Entretanto, um estado de "hiperestrogenismo" otimiza as imagens e everte o orifício externo, ajudando, assim, na exteriorização da linha de junção escamocolunar. Esse estado se encontra:

- no período de ovulação (mas seria bem mais complicado, na prática, dar conta, sistematicamente, desse critério para administrar as consultas);
- sob tratamento com estrogênio *flash* na menopausa (esta, em contrapartida, deve ser de uso habitual).

Um tratamento anti-infeccioso prévio pode ser necessário, e é melhor atrasar em algumas semanas o exame colposcópico do que querer mexer em um colo infectado.

Durante o exame

Uma exploração colposcópica deve ser conduzida com rigor para alcançar seus objetivos e garantir um resultado de qualidade.

Explicações prévias

As explicações prévias fornecidas à paciente devem conter:
- as razões pelas quais este exame está sendo realizado, principalmente o significado do resultado citológico que está motivando a colposcopia;
- o objetivo dessa exploração;
- o andamento do exame, avisando a paciente da possibilidade de realização de biópsias.

Uma ficha de informação (ver boxe adiante) foi estabelecida em um fascículo intitulado *Recommandations pour la pratique de la colposcopie*, editado em março de 2000 pela *Société Française de Colposcopie et de Pathologie Cervicovaginale* e submetida à aprovação do *Collège National des Gynécologues Obstétriciens*, da *Fédération Nationale des Collèges de Gynécologie Médicale* e do *Syndicat National des Gynécologues et Obstétriciens de France*.

Ficha de informação às pacientes antes da colposcopia

O exame ginecológico e/ou seus esfregaços sugeriram a presença de anomalias do colo uterino que necessitam de um exame complementar chamado colposcopia.

Essas anomalias não são, necessariamente, graves. Correspondem, muitas vezes, a displasias ou lesões (neoplasias) intraepiteliais, lesões benignas que podem desaparecer espontaneamente, persistir indefinidamente ou evoluir. Neste último caso, elas poderiam acabar se transformando em um câncer do colo do útero, se não forem tratadas. Seu tratamento é simples e deixam sequelas apenas em casos excepcionais. É por isso que sua detecção e seu tratamento representam grande progresso: é o meio mais eficaz de evitar o câncer.

As displasias não apresentam nenhum sintoma, não podem ser vistas a olho nu e são apenas visíveis ao se observar o colo do útero com um aparelho de aumento e a ajuda de corantes, ou seja, a colposcopia.

A colposcopia é um exame indolor, que acontece como um exame ginecológico comum; apenas a duração do exame é um pouco maior.

A colposcopia permite identificar as lesões e realizar, caso necessário, uma ou mais biópsias, coleta de um pequeno fragmento de tecido que será analisado pelo laboratório para especificar sua natureza. Essas coletas são quase indolores, mas podem causar leve sangramento.

Os resultados da colposcopia são imediatos. Contudo, se uma biópsia for realizada, a conclusão definitiva e a decisão a respeito de um eventual tratamento somente se darão após o resultado do laboratório. É por isso que, caso seja realizada uma biópsia, você deve contatar o médico que a efetuou ou aquele que a prescreveu, a fim de conhecer os resultados definitivos e a conduta aconselhada.

Não se esqueça de que, se for o caso de tratamento de uma lesão, uma vez concluído, deve ser feito um acompanhamento de acordo com uma regularidade e uma duração que serão especificadas pelo médico.

Informações exigidas para o exame

Para máxima eficácia do exame colposcópico, essas informações devem incluir:

- resultados citológicos e/ou histológicos recentes;

- informações clínicas: período do ciclo, gravidez, tratamento hormonal, antecedentes cervicovaginais, pesquisa de antecedentes gerais, principalmente de coagulopatia ou alergia a iodo, tratamentos em curso.

Realização do exame

Estando a paciente bem acomodada, o espéculo deve ser introduzido e cuidadosamente aberto para não fazer o colo sangrar (um ferimento poderia fazer crer, erroneamente, em uma erosão patológica!).

O exame comporta três etapas de observação que se sucedem da seguinte forma.

Exame sem preparação

Esta primeira etapa consiste em limpar o colo suavemente com algodão seco e, conforme a necessidade, embebido de soro fisiológico.

Permite identificar as zonas espontaneamente vermelhas (figura 2.3) ou brancas, observar os vasos e identificar a junção escamocolunar.

> Certo número de elementos fisiológicos ou patológicos já pode ser notado, pois é sem a preparação que podem ser observados: ectrópio, atrofia, deciduose, leucoplasia, cistos de Naboth, pólipos, condilomas acuminados.

Ácido acético

O reagente permite destacar a linha de junção sob a forma de fina borda branca que deve ser seguida em totalidade, tanto facilmente, no exocolo, quanto de maneira muito difícil, no canal endocervical. Às vezes é necessário usar uma pinça do tipo pinça para pólipos (que só se abre na extremidade) ou até mesmo um afastador de Koogan. Dentro da linha de junção, reconhecemos as papilas do epitélio glandular.

> É com o ácido acético que são observadas as zonas acidófilas (figura 2.4), fazendo notar seu aspecto, bem como sua velocidade de aparecimento e sua duração de persistência.

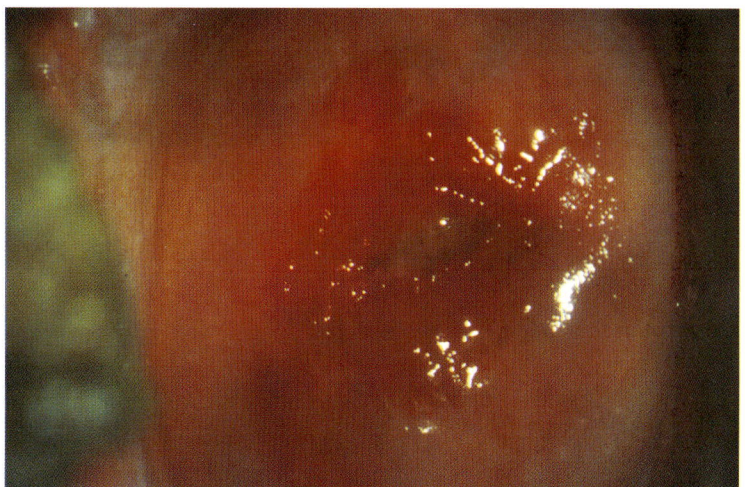

Figura 2.3. Colo sem preparação.
Observe as zonas vermelhas.

Colposcopia

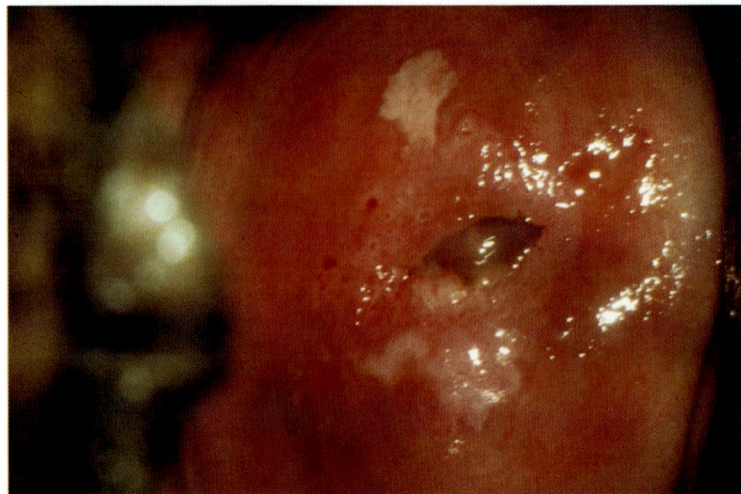

Figura 2.4. Colo com ácido acético.
Observe as zonas acidófilas de caráter diferente no lábio superior e no lábio inferior.

Teste com lugol

O exame é completado por mais esta terceira etapa, chamada de teste de Schiller. Ela permite notar a concordância ou não da linha de junção com relação à sua identificação com o ácido acético.

Estas três etapas que acabamos de descrever são realizadas de maneira obrigatória, sendo que cada uma traz informações indispensáveis para chegar a uma conclusão colposcópica confiável.

Um esquema será feito, mas voltaremos a ele de forma detalhada no capítulo 20.

É com o lugol que são observadas as zonas iodo-negativas (figura 2.5), fazendo notar seu caráter regular ou inomogênico, sua cor amarelo-alaranjada ou amarelo-pálida, o caráter nítido ou difuso dos contornos (figura 1.13). Associado ao ácido acético, o teste com lugol permite realizar quadros ou complexos colposcópicos.

A exploração colposcópica termina com o exame da vagina, que é feito:
- sem preparação, durante a retirada progressiva do espéculo;
- com preparação, principalmente com lugol, em um contexto particular, sobretudo em uma avaliação de condilomas.

Capítulo 2. Técnica

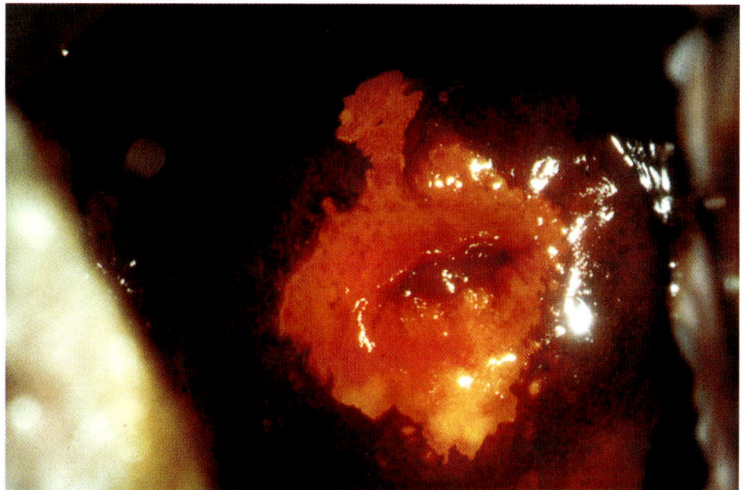

Figura 2.5. Colo com lugol.
Observe as zonas iodo-negativas não homogêneas no lábio superior, amarelo-pálidas no lábio inferior.

Biópsias dirigidas

A realização das biópsias cervicais é um importante momento da exploração colposcópica, já que é com ela que se obtém o diagnóstico patológico buscado.

Antes de realizar as biópsias, devemos averiguar a ausência de problemas de coagulação e dispor de meios de hemostase.

Técnicas de biópsia

Dois métodos essenciais podem ser utilizados: as pinças para biópsia e a alça diatérmica.

Pinças para biópsia (figura 2.6)

É necessário possuir, idealmente, uma pequena seleção de pinças, cujo tamanho das garras vai de 2 a 4 mm de largura, para a adaptação de diferentes situações.

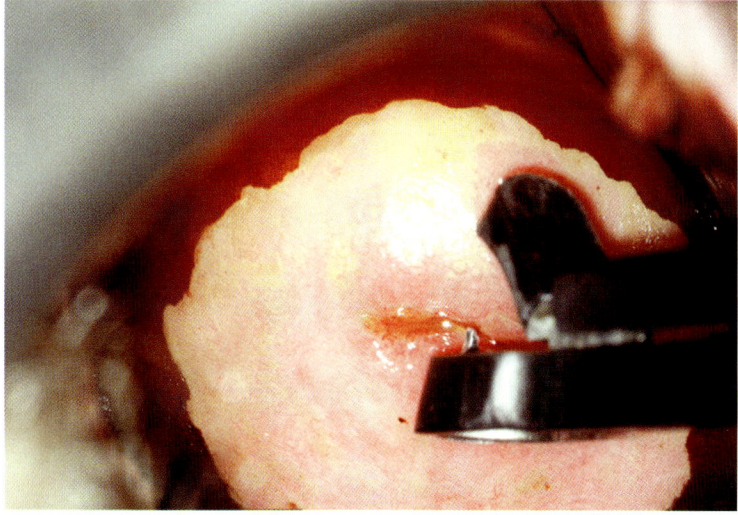

Figura 2.6. Coleta de biópsia com pinça.
Observe a ponta do gancho inferior.

Colposcopia

A garra inferior deve sempre comportar uma pequena ponta em sua extremidade a fim de "plantar" essa garra no colo para evitar deslizes durante o corte.

As garras devem estar bem ajustadas para evitar as dores durante a coleta e a alteração do fragmento retirado. Uma pinça de Pozzi posicionada, delicadamente, bem ao lado da zona da biópsia permite formar uma pequena dobra mucosa que facilita a retirada e evita que o colo se esquive.

No endocolo, as retiradas, muitas vezes, são mais difíceis e devem ser usadas pinças com pequenas garras.

> Na prática, privilegiamos a biópsia com alça diatérmica na convexidade do colo, onde uma coleta com pinça é mais difícil em razão de deslizes, mas geralmente escolhemos a pinça na altura do orifício externo do colo. Nessa altura, de fato, é fácil "morder" o tecido, ao passo que a alça diatérmica provoca, frequentemente, fervura do muco cervical, impedindo o corte e necrosando o epitélio.

Alça diatérmica (figura 2.7)

A retirada com alça elétrica necessita de uma ação rápida e precisa para evitar a carbonização da amostra, o que tornaria impossível a leitura histológica.

Com um ressector elétrico corretamente regulado, a coleta normalmente pode ser efetuada sem anestesia local e permite um corte não hemorrágico, já que a coagulação do córion é garantida ao mesmo tempo. Em caso de sangramento, a vantagem aqui é que tudo está instalado para substituir, com o manuseio do bisturi, a alça de corte por uma bola de coagulação.

Local das biópsias

Graças à qualidade de uma exploração colposcópica bem conduzida e bem analisada, as amostras de biópsia poderão ser efetuadas em zonas perfeitamente identificadas como sendo as mais interessantes para a pesquisa diagnóstica.

Não é mais concebível, atualmente, realizar biópsia um pouco "às cegas" nos quatro quadrantes ou realizar várias coletas pequenas e perigosas. Esses métodos arcaicos são aleatórios demais e estão ultrapassados.

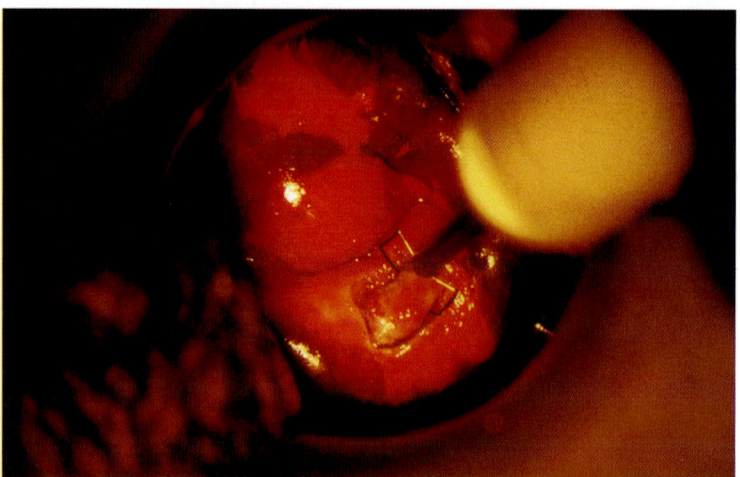

Figura 2.7. Biópsia com alça diatérmica.

Serão realizadas uma ou várias coletas de acordo com as imagens observadas, e o local da biópsia sempre visará ao centro mais acentuado de uma zona patológica. As coletas no limite do tecido sadio e do tecido patológico devem ser banidas.

Como o vírus HPV, responsável por lesões do colo, penetra a junção escamocolunar, o local normalmente mais grave se situa na altura dessa junção, que representa, assim, o ponto privilegiado das biópsias.

O local das biópsias deverá ser claramente indicado no esquema colposcópico.

Transmissão da biópsia

Esta é acompanhada de uma ficha de informações clínicas que permitem ao anatomopatologista explorar ao máximo a leitura da coleta. Essa ficha comporta:

- a identificação da paciente;
- os resultados exatos (fotocópia, se possível) das análises citológicas ou sintomas clínicos que levaram à exploração colposcópica;
- os antecedentes cervicovaginais acompanhados dos resultados citológicos e/ou histológicos anteriores;
- a situação hormonal;
- a impressão colposcópica no todo, bem como as características colposcópicas da zona examinada.

Para concluir, a exploração colposcópica permitiu a pesquisa de lesões suspeitas pela citologia cervicovaginal, pôde precisar sua origem, sua extensão, sua gravidade, orientou as biópsias, levando, assim, ao estabelecimento do tripé citocolpo-histológico.

O exame colposcópico completa-se, portanto, com a redação de um esquema e de um relatório, sendo que a elaboração do esquema se baseia em um sistema convencional, e o relatório final apoia-se em uma terminologia que devemos tentar tornar universal para ser entendida.

Esquema colposcópico

Por J. Marchetta

Sua realização é obrigatória para considerar que o exame colposcópico correspondeu aos critérios de qualidade esperados, bem como às recomendações para a boa prática da colposcopia.

Este esquema pode ser feito em uma folha separada (figura 2.8), que será integrada à ficha clínica da paciente e que comportará o desenho prévio do colo. Essa folha comporta quatro zonas correspondentes às três etapas sucessivas do exame do colo e ao exame vaginal.

Os esquemas indicarão, claramente, se a linha de junção pôde ser observada em sua totalidade. Devem comportar os limites das zonas patológicas e a natureza dessas zonas a partir das imagens elementares. Eles especificam o local das biópsias. Uma convenção dos esquemas foi adotado a fim de que estes pudessem ser compreendidos por todos à primeira vista, sem que fosse necessário especificar, no esquema, o significado de cada zona representada (figura 2.9).

Esses sinais convencionais podem ser reproduzidos, para registro, em forma resumida, mas completa, no verso da "folha modelo" dos esquemas colposcópicos.

Assim, a representação esquemática do colo ilustrado nas figuras 2.3 a 2.5 chega aos desenhos da figura 2.10.

O esquema colposcópico não deve permanecer uma obra puramente descritiva. O colposcopista deve indicar uma conclusão global de sua exploração (que trouxemos no pé da folha de colposcopia da figura 2.10), isto é, especificar sua "impressão" colposcópica. Essa síntese, ou seja, seu *diagnóstico colposcópico*, se expressará em uma *terminologia* universalmente compreensível.

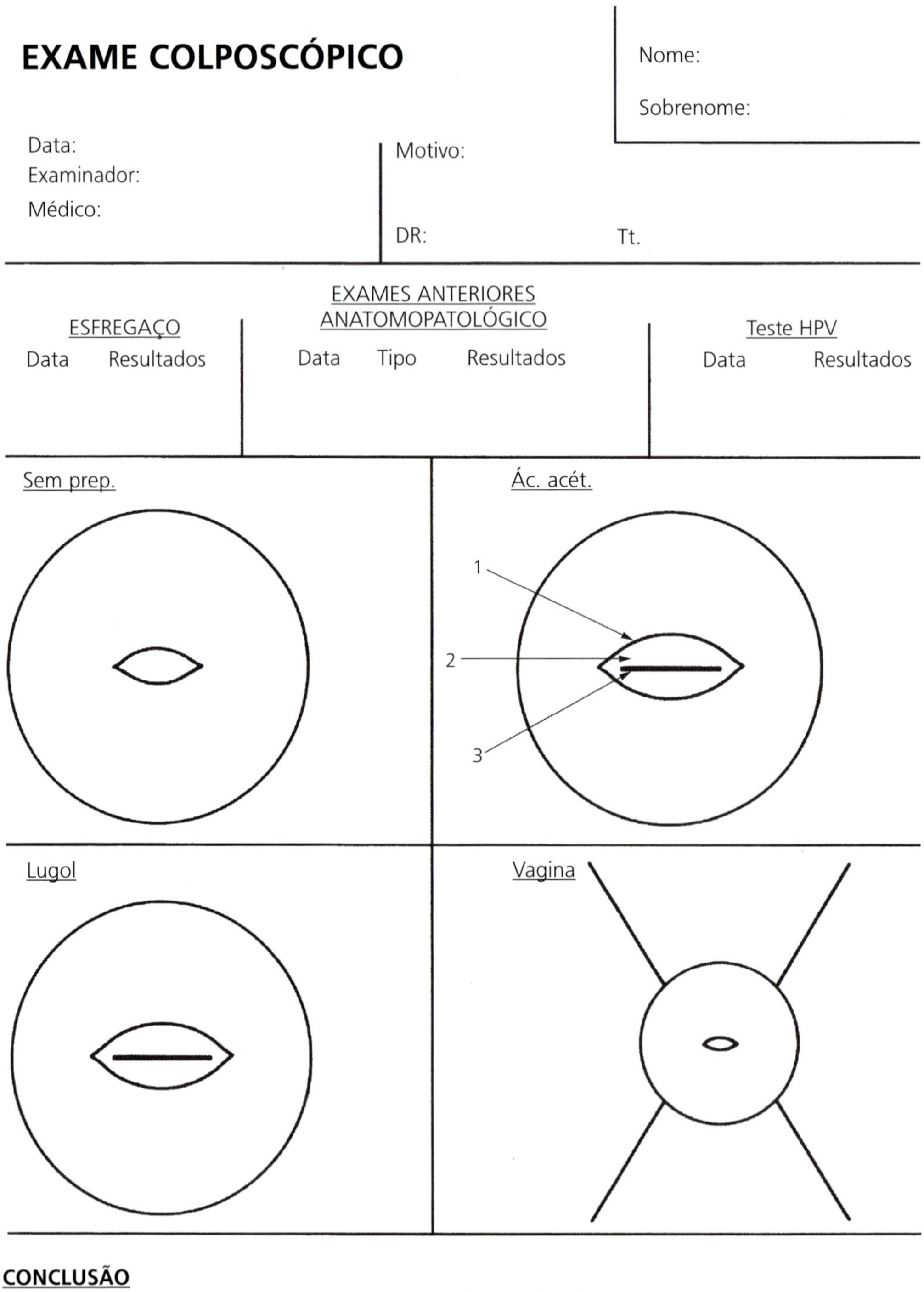

Colposcopia

EXAME COLPOSCÓPICO

Nome:
Sobrenome:

Data:
Examinador:
Médico:

Motivo:

DR: Tt.

ESFREGAÇO	EXAMES ANTERIORES ANATOMOPATOLÓGICO			Teste HPV	
Data Resultados	Data	Tipo	Resultados	Data	Resultados

Sem prep.

Ác. acét.
1
2
3

Lugol

Vagina

CONCLUSÃO

Figura 2.8. "Folha modelo" do exame colposcópio para ser incluído na ficha da paciente.
1: borda do orifício externo anatômico; 2: endocolo; 3: limite de visibilidade no endocolo.

Mucosa glandular

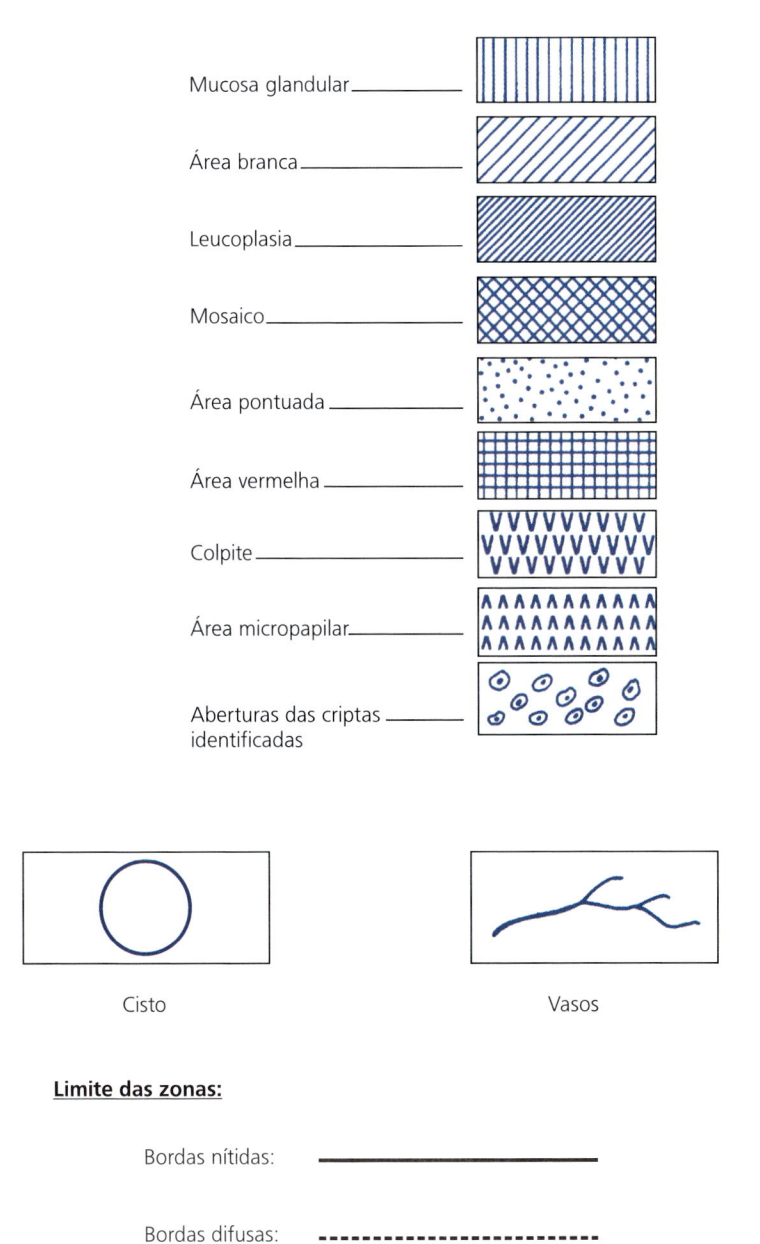

Área branca

Leucoplasia

Mosaico

Área pontuada

Área vermelha

Colpite

Área micropapilar

Aberturas das criptas identificadas

Cisto

Vasos

Limite das zonas:

Bordas nítidas:

Bordas difusas:

Figura 2.9. Convenção dos esquemas.

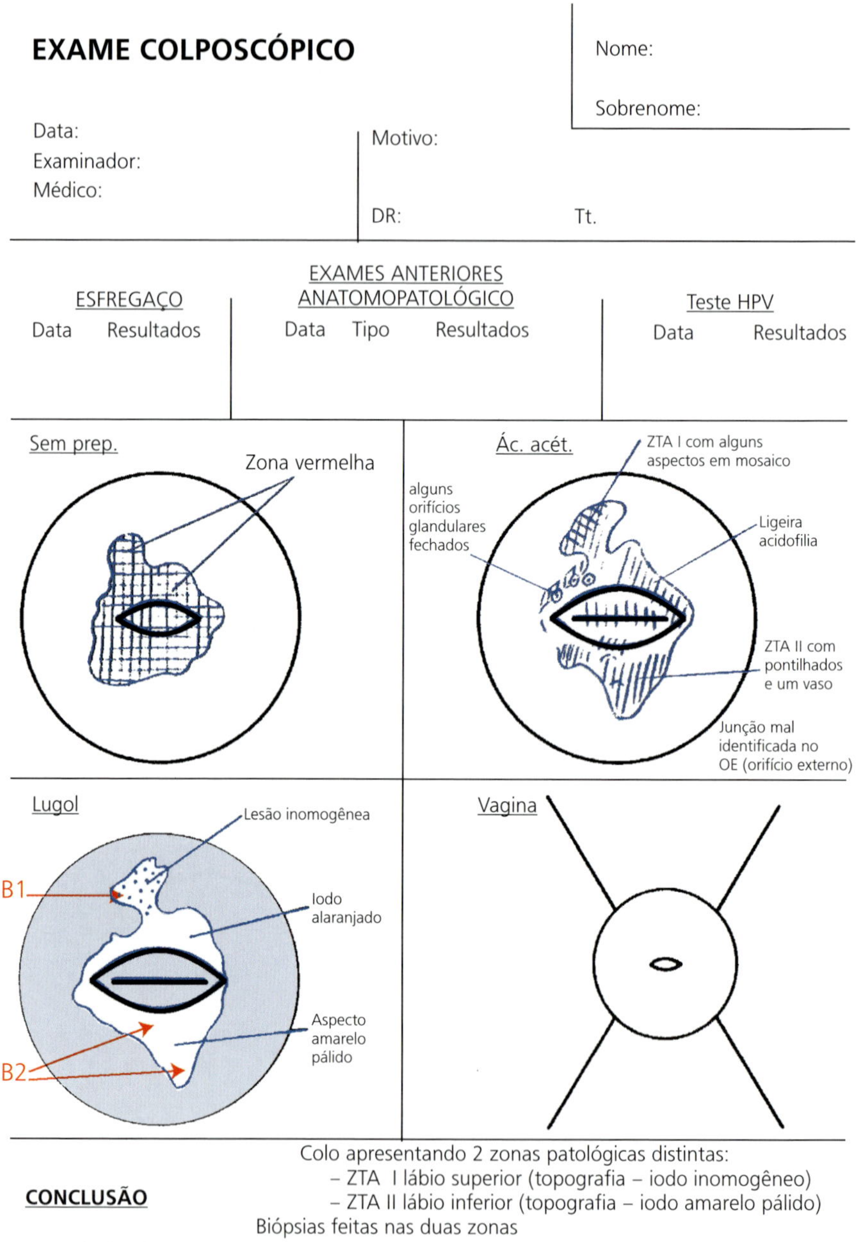

Colposcopia

EXAME COLPOSCÓPICO

Nome:

Sobrenome:

Data:
Examinador:
Médico:

Motivo:

DR: Tt.

ESFREGAÇO	EXAMES ANTERIORES ANATOMOPATOLÓGICO	Teste HPV
Data Resultados	Data Tipo Resultados	Data Resultados

Sem prep.
— Zona vermelha

Ác. acét.
- alguns orifícios glandulares fechados
- ZTA I com alguns aspectos em mosaico
- Ligeira acidofilia
- ZTA II com pontilhados e um vaso
- Junção mal identificada no OE (orifício externo)

Lugol
- Lesão inomogênea
- B1
- Iodo alaranjado
- Aspecto amarelo pálido
- B2

Vagina

CONCLUSÃO
Colo apresentando 2 zonas patológicas distintas:
– ZTA I lábio superior (topografia – iodo inomogêneo)
– ZTA II lábio inferior (topografia – iodo amarelo pálido)
Biópsias feitas nas duas zonas

Figura 2.10. Exemplo de relatório colposcópico do colo representado nas figuras 2.3 a 2.5.

Tabela 2.1. Terminologia da Federação Internacional das Sociedades de Patologia Cervicovaginal e de Colposcopia (Congresso de Roma, 1990, revisado em Barcelona, 2002)

Aspectos normais	A – Epitélio estratificado original
	B – Epitélio colunar
	C – Zona de transformação normal: tipo 1: totalmente exocervical (totalmente visível) tipo 2: parcialmente endocervical, mas totalmente visível tipo 3: parcial ou totalmente endocervical, não visível na totalidade
Aspectos anormais	A – No nível da zona de transformação: 1. Epitélio acidófilo* 2. Mosaico* 3. Pontilhado* 4. Leucoplasia* 5. Zona iodo-negativa 6. Vascularização atípica * Especificar: mudanças menores ou maiores
	B – Fora da zona de transfomação: *Idem* de 1 a 6
Suspeita de câncer invasivo	
Exame não satisfatório	A – Junção escamocolunar não visível
	B – Inflamação ou atrofia grave
	C – Colo não visível
Lesões diversas	Superfície micropapilar Condiloma exofítico Inflamação Atrofia Ulceração Outros

Terminologias

Infelizmente ainda não se tem uma unanimidade com relação ao estabelecimento de uma única e mesma terminologia. Apresentaremos aqui as duas principais referências tentando destacar as vantagens e os inconvenientes de cada uma.

A terminologia da Federação Internacional de Patologia Cervicovaginal e Colposcopia (IFCPC) estabeleceu sua primeira classificação no Congresso de Roma em 1990 (quadro 2.1). Essa classificação foi revisada e refinada no Congresso de Barcelona, em 2002, para especificar melhor a análise dos sinais anormais: primeiro, distinguindo sua localização no nível ou fora da zona de transformação e, sobretudo, qualificando-os como "sinais de gravidade maior ou menor"), o que, certamente, influencia muito a atitude na biópsia. Os últimos retoques nessa classificação trataram das precisões a respeito da zona de transformação, como indicado na tabela 2.1:

- chama-se tipo 1, ou ZT1 (zona de transformação de tipo 1), uma zona em situação ectocervical, portanto, totalmente visível;
- chama-se tipo 2, ou ZT2, uma zona parcialmente situada na endocérvice, mas que o exame colposcópico consegue observar em totalidade;
- chama-se tipo 3, ou ZT3, uma zona de transformação incompletamente visível, isto é, uma linha de junção situada, em todo ou em parte, na endocérvice e não observável em totalidade.

Colposcopia

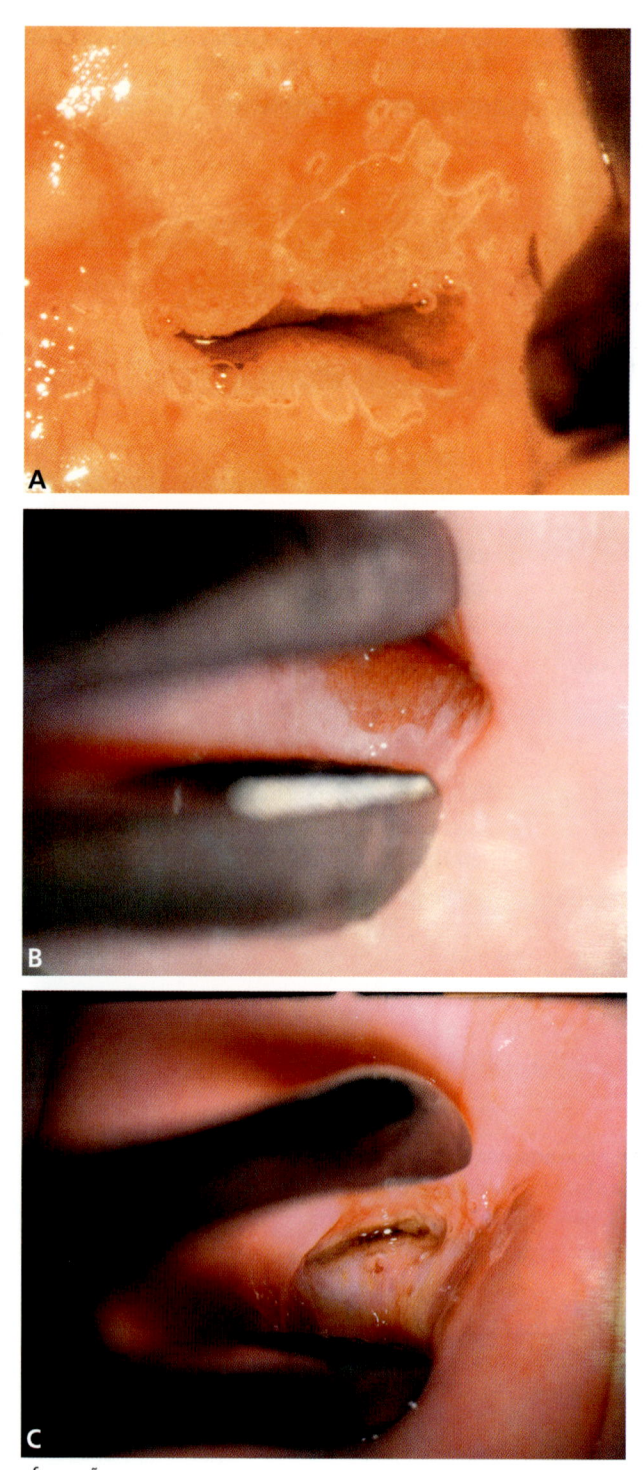

Figura 2.11. Zona de transformação.
a. Tipo 1 (ZT1).
b. Tipo 2 (ZT2).
c. Tipo 3 (ZT3).

Esta classificação tem por mérito descrever, de forma exaustiva, as diferentes situações do colo, desde seu aspecto normal até o câncer invasivo, e qualificar a exploração como "não satisfatória", quando a totalidade do revestimento malpighiano cervical não pôde ser examinado, o que se encontra, muito frequentemente, quando a junção escamocolunar não pôde ser vista totalmente.

Ela é descritiva de maneira unitária, e o grau de gravidade é analisado sinal por sinal (figura 2.11).

O objetivo desta terminologia é, portanto, "prático" e "pragmático", útil ao profissional que deseja fazer da colposcopia uma ferramenta para a avaliação de um colo sem questões fisiopatológicas. É um auxílio à biópsia.

Seu inconveniente é não dar uma "impressão" colposcópica global, mas continuar sendo puramente descritiva, o que não permite ao colposcopista expressar um diagnóstico colposcópico ao cabo de sua exploração.

> Vários colposcopistas permanecem, portanto, fiéis à terminologia da Société Française de Colposcopie et de Pathologie Cervicovaginale (SFCPCV), estabelecida em 1983 (tabela 2.2), que, ainda que antiga, descreve as diferentes situações cervicais de acordo com uma ordem fisiopatológica e sintetiza as situações patológicas sob a terminologia de transformação atípica de graus I ou II, sendo esses termos usados na conclusão diagnóstica.

Ao reagrupar os sinais elementares em "quadros" ou "complexos" colposcópicos de gravidade variável, esta terminologia apresenta um objetivo mais "didático" por sua abordagem fisiopatológica dos processos que o colo está sofrendo (reparação, proliferação tumoral etc.). É um auxílio ao diagnóstico.

Certamente, ela necessita se adaptar aos significados exatos dos termos ZTA I e ZAT II e conhecer seu perfeito significado. Nesta obra, retomaremos, extensivamente, essas definições, que podem parecer esotéricas aos neófitos, mas que encontram todo o seu valor para definir a impressão colposcópica final. Esquematicamente, zonas atípicas de grau I representam uma patologia distrófica, portanto, menor; as de grau II correspondem a lesões proliferativas, portanto, de gravidade maior; e é, finalmente, o que o exame colposcópico deve conseguir identificar.

Lamentamos apenas que essa terminologia não tenha usado os termos colposcopia "satisfatória" ou "não satisfatória", conforme a junção está visível ou não.

É provável que, a médio prazo, novas expressões terminológicas surjam. Se forem seguidas, nós as mencionaremos em uma nova edição deste livro.

Tabela 2.2. Terminologia da SFCPCV (1983)

Colo normal	Exocolo
	Zona de junção
	Epitélio glandular
Ectrópio puro	
Transformação normal	Sequelas de transformação normal
Tranformações atípicas	Grau I (a, b)
	Grau II (a, b, c)
Lesões diversas	Pólipos mucosos
	Papilomas
	Condilomas
	Colpites
	Endometriose
	Adenose
	Deciduose
Para qualquer rubrica, pode-se acrescentar:	Junção visível (JV)
	Junção não visível (JNV)
	Infecção (I$^+$)
	Gravidez (G$^+$)
	Tratamento hormonal (H$^+$)

Documento fotográfico

Permite o acompanhamento evolutivo entre colposcopistas e excelentes relações com seus colegas, que poderão, assim, observar também o colo das pacientes que neles confiaram.

A fim de administrar e explorar de maneira máxima todos os dados da patologia cervicovaginal como acabamos de expor neste capítulo, elaboramos um *software* batizado de KOLPOS® dedicado a essa patologia, destinado a um uso prático no cotidiano, mas que contém, também, extensões mais científicas. Ele já foi posto à prova para gerenciar 700 pacientes do serviço de proteção materna de Papeete, no Taiti, pois foi lá que estreou.

Em um clique, todos os dados de uma paciente podem ser listados em uma única página panorâmica. Os resultados da exploração colposcópica são anotados em um esquema preestabelecido, as eventuais fotos digitais são armazenadas automaticamente. Um arquivo gerencia as condutas interrompidas, os *e-mails* aos colegas e às pacientes, mas também os exames à espera de uma resposta, bem como, sendo a noção mais importante, as "desistências", lamentáveis nessa patologia.

Ao expor automaticamente a qualidade do tripé citocolpo-histológico, ele permite, por meio de prudente proeza informática, uma autoavaliação de suas práticas pessoais e adere, portanto, estreitamente, à tendência atual das "avaliações de práticas profissionais" permanentes.

Eficácia diagnóstica da colposcopia

Capítulo 3

J. Marchetta ▪ P. Lopes

Todo voluntário para uma iniciação à colposcopia está no direito de se perguntar se essa exploração permite melhor rentabilidade na conduta diagnóstica das lesões cervicais.

Esse questionamento vem bem a calhar, pois as variabilidades de interpretação são bem conhecidas quando examinamos as concordâncias intraobservador (isto é, a reprodutibilidade de interpretação do mesmo observador para o mesmo colo em dois exames sucessivos) e as concordâncias interobservador (ou seja, a reprodutibilidade de interpretação por observadores diferentes para o mesmo colo).

1) Na avaliação do diagnóstico:
- concordância intraobservador: 66,7%;
- concordância interobservador: 52,4%.

Isto deixaria supor, *a priori*, uma baixa eficácia deste método de exploração.

2) Entretanto, se nos interessarmos pela determinação do local da biópsia sob colposcopia, podemos constatar que a qualidade do exame não é tão desprezível como poderíamos supor, pois as concordâncias são as seguintes:
- concordância intraobservador: 85%;
- concordância interobservador: 77,4%.

Isto significa que, para um mesmo observador, existe uma boa estabilidade na interpretação de uma mesma imagem, e que o acordo na interpretação dos colos é obtida em três vezes a cada quatro examinadores.

3) Na impressão de gravidade lesional, há novamente má impressão geral: concordância interobservador de 36%.

Em contrapartida, é interessante examinar as seguintes estatísticas.

a) A "chance" de encontrar lesões de alto grau para esfregaços de baixo grau está em proporção não desprezível pela colposcopia:
- Taylor: 15,2%;
- Wright: 18%;
- Slowson: 12,3%.

Isto ressalta um interesse primordial, e mesmo notável, da exploração colposcópica do colo, já que essas lesões correm o risco, sem a colposcopia, ou de passarem despercebidas ou requererem explorações invasivas, como a conização, para serem identificadas.

b) Na metanálise de Mitchell [1], a sensibilidade é boa a 96%, mas a especificidade é ruim a 48%. Contudo, e é esta observação que é importante, o desempenho médio ponderado nos 86 estudos dessa metanálise revela especificidade de 69% no que se refere à identificação das lesões de alto grau.

c) Embora possam existir até 66% de colposcopias normais para esfregaços de baixo grau [2], há apenas 9,6% de colposcopias normais ou não satisfatórias para esfregaços de alto grau [3].

Tabela 3.1. Eficácia diagnóstica das explorações colposcópicas do colo

Autor	N	Ex. de referência	Sensibilidade	Especificidade
Higgins [4]	214	Conização	100%	77%
Ang [5]	242	Conização	73%	79%
Massad [6]	47	Conização	100%	75%
Ritter [7]	377	Conização	98%	50%

As importantes variabilidades de interpretação nos estimulam, portanto, a analisar o valor da colposcopia em matéria de:
- sensibilidade, isto é, sua capacidade de identificar se um colo está patológico;
- especificidade, isto é, sua capacidade de apresentar um diagnóstico lesional.

Sensibilidade

Esta maravilhosa ferramenta que é a colposcopia é totalmente eficaz para reconhecer zonas patológicas, pois sua sensibilidade alcança praticamente 100% (tabela 3.1).

Especificidade

As *performances* da colposcopia são, no que diz respeito à elaboração de um diagnóstico, muito menos importantes, como mostra a tabela 3.1.

Hopman [8], para a avaliação do diagnóstico colposcópico, encontra um Kappa de 0,54 (médio) para a variabilidade intraobservador, e de 0,41 (médio a fraco) para a variabilidade interobservador.

Para sustentar essa constatação, Higgins [4] mostrou que, com base em 188 esfregaços patológicos e comparando o diagnóstico colposcópico com o resultado histológico final, o Kappa obtido é de 0,09 (desprezível!).

A concordância entre a biópsia sob colposcopia e o resultado da conização é concordante, para as lesões de alto grau, em 70% dos casos (71% para Higgins, 73% para Baldauf [7] e 71,8% em nossa série pessoal).

No entanto, alguns parâmetros intervêm de maneira não desprezível, como mostraram Mergui e Bergeron [9].

Visibilidade da junção

- Concordância biópsia/conização: 82% se a junção for bem visível, 66% se a junção não estiver bem visível.
- Subavaliação lesional: 7% se a junção estiver bem visível, 20% se a junção não estiver bem visível.

Isto destaca a importância do caráter "satisfatório" ou não da exploração colposcópica. Devemos lembrar que entendemos como "satisfatória" uma colposcopia durante a qual a totalidade da junção escamocolunar pôde ser observada, pois só ela garante que a totalidade do revestimento malpighiano cervical pôde ser observado.

Experiência do colposcopista

Cinquenta e dois por cento das discordâncias cito-histológicas devem-se a um erro de biópsia sob colposcopia [10]. Devemos especificar que a prática de biópsias múltiplas não diminui o risco de subavaliação.

A probabilidade de encontrar uma lesão invasiva na peça de conização é de 0,6% se o observador for experiente (200 colposcopias por ano), ao passo que é de 2% se o observador for pouco experiente (20 colposcopias por ano).

Isto significa que a eficácia de uma colposcopia depende do operador.

Pertinência das biópsias

A respeito da eficácia da colposcopia por meio da biópsia, devemos salientar, porém, que esta não está destinada a tranquilizar o indivíduo ansioso, o incerto, ou compensar o incompetente, senão se tornará a arma dos fracos e dos ignorantes, um meio fácil demais para encontrar soluções para as imagens que não se sabe identificar!

A cultura colposcópica francesa pende, geralmente, para uma análise de uma ou poucas biópsias dos colos patológicos, identificando pela colposcopia a zona mais grave. As escolas anglo-saxãs defendem mais uma teoria pluribiópsica, como provam as publicações de Pretorius, que estimam que a sensibilidade da colposcopia aumenta significativamente ao se efetuar uma biópsia pela colposcopia da zona patológica e realizando, simultaneamente, uma biópsia "aleatória" nos outros três quadrantes, ainda que estes não pareçam especificamente patológicos (para o diagnóstico dos NIC II+, 57% são obtidos pela biópsia dirigida, e 37,4% pelas biópsias aleatórias associadas).

Armadilhas

Por J. Marchetta

Depois de definir os benefícios e os limites desta preciosa ferramenta que é a colposcopia, é interessante abordar as armadilhas que ela pode conter para evitar que o jovem colposcopista faça confusões, às vezes fáceis de evitar, por meio de regras rigorosas de interpretação.

Na evolução e no percurso deste livro, este capítulo certamente contém debates que o colposcopista ainda sem experiência suficiente não apreciará em sua completude. Neste caso aconselhamos, veementemente, não se deter demais aqui, mas retornar com mais interesse quando o percurso da totalidade do livro tiver sido assimilado.

Essas armadilhas podem ser subavaliações lesionais, entre as quais se compreende facilmente os riscos carcinológicos, sobreavaliações, algumas menos perigosas, mas que levam a uma série de exames inúteis, ou falhas de avaliação, cuja característica maior é a *confusão entre uma metaplasia imatura e uma ZTA II*.

Subavaliações

1) Algumas correspondem, em vez de uma subavaliação real, ao fracasso na pesquisa de uma zona patológica que motivou a exploração. Muitas vezes a colposcopia não é totalmente negativa, mas está em má concordância com a gravidade esperada das lesões.

O caso mais comum é o da localização endocervical da lesão malpighiana, mais frequente, conforme a idade aumenta, em razão do avanço endocervical da junção. A "regra de ouro" para escapar dessa armadilha é não considerar uma colposcopia como "satisfatória", a não ser na estrita condição de que a junção escamocolunar tenha sido acompanhada em toda a sua extensão, a única certeza de que a totalidade do revestimento epitelial malpighiano pôde ser observado e analisado. Caso contrário, a colposcopia deve ser considerada "não contributiva", sobretudo pelas lesões de alto grau.

2) Uma situação análoga é representada por uma localização vaginal das lesões que escapam ao observador, que permanece concentrado demais no colo.

3) Dentro de uma zona patológica marcada e, principalmente, estendida, focos microinvasivos, até mesmo invasivos, podem acabar sendo ignorados, se a biópsia ou as biópsias deixarem escapar essas zonas em favor de outras imagens de gravidade. Muitas vezes não é a colposcopia que contorna essa brecha no diagnóstico, mas a conização, que sempre se impõe nas displasias graves.

4) Porém, são em primeiríssimo lugar, as *lesões glandulares* que representam a armadilha mais frequente das subavaliações, pois nem sempre comportam uma expressão colposcópica clara. O risco de deixar passar uma patologia glandular é mais frequente ainda, pois, muitas vezes, é uma patologia malpighiana que motiva o exame do colo.

Assim, é exatamente a exploração do canal cervical que continua sendo o obstáculo do exame colposcópico.

Sobreavaliações

Certamente, representam um caso mais raro. A situação habitual corresponde à pesquisa de zonas patológicas a partir de um esfregaço de baixo grau, enquanto que este não corresponde a uma verdadeira NIC I (o baixo grau sugerido pelo esfregaço pode ser uma simples reação basaloide, e não autêntica displasia). O colposcopista é, assim, levado a realizar biópsias com base em imagens que não as merecem.

Escapar dessa armadilha se resume a não se deixar levar a realizar biópsias obrigatoriamente no colo durante as explorações para anomalias de baixo grau e saber confiar em suas interpretações das imagens colposcópicas.

Falhas de avaliação

Assim como o citopatologia pode encontrar dificuldades diagnósticas entre uma simples metaplasia imatura e uma displasia de tipo NIC III, o colposcopista também é, muitas vezes ,confrontado com esse dilema entre *imagens de metaplasia imatura e de ZTA II*.

De fato, dois processos tão diferentes quanto à metaplasia imatura, que é um processo de reparação, e a displasia grave, que é um processo proliferativo, podem gerar aspectos colposcópicos bastantes semelhantes (devemos especificar que a displasia em um estado avançado geralmente se traduz na colposcopia por uma zona de transformação atípica de grau II – ZTA II).

O objetivo desta apresentação é essencialmente colposcópico, destinado a pesquisar aquilo que pode fazer a diferença entre essas duas situações sob o olhar do colposcópio.

Fisiopatologia

(figuras 1.10 e 1.11)

1) Os aspectos de ZTA II causados por uma displasia grave são bem conhecidos por apresentarem uma acidofilia espessa ligada à proliferação celular que ocupa toda a altura do epitélio, com imagens de pontilhado e mosaico geradas pelos avanços conjuntivovasculares do córion inflamatório subjacente (figura 3.1).

2) O processo de metaplasia malpighiana é um mecanismo de reepitelização que visa restaurar, na região de um colo ocupado por um ectrópio, uma situação fisiologicamente desejável.

Para tanto, o epitélio malpighiano invade o revestimento colunar, proliferando-se. Suas células deslizam sobre a camada colunar, multiplicam-se, empilham-se, depois se diferenciam e amadurecem. Teoricamente, esse mecanismo reinstala no colo um tecido malpighiano normal.

Motivado para recuperar o terreno perdido perante o ectrópio, o epitélio da metaplasia às vezes demora para amadurecer, privilegiando a "quantidade em vez da qualidade". As células malpighianas irão se empilhar e se aglomerar sem se organizar, com o mesmo aspecto em todas as camadas e assemelhando-se a células parabasais. Existe uma diferenciação malpighiana sem atipia e, *principalmente, não há glicogênio*.

Essas características do epitélio metaplásico imaturo geram aspectos enganosos ao colposcopista:

- o empilhamento de células de aspecto basal e parabasal em toda a sua espessura epitelial com persistência de atividade celular na superfície induz uma reação acidófila;
- a ausência de carga em glicogênio é responsável por uma franca iodo-negatividade geralmente semelhante àquela das ZTA II;
- em sua progressão centrípeta, o epitélio regenerativo imaturo, longe de deslizar sorrateiramente sob o epitélio colunar para levantá-lo e esfoliá-lo, irrompe em massa com sua profusão celular sobre a superfície glandular. Ocorre mais por

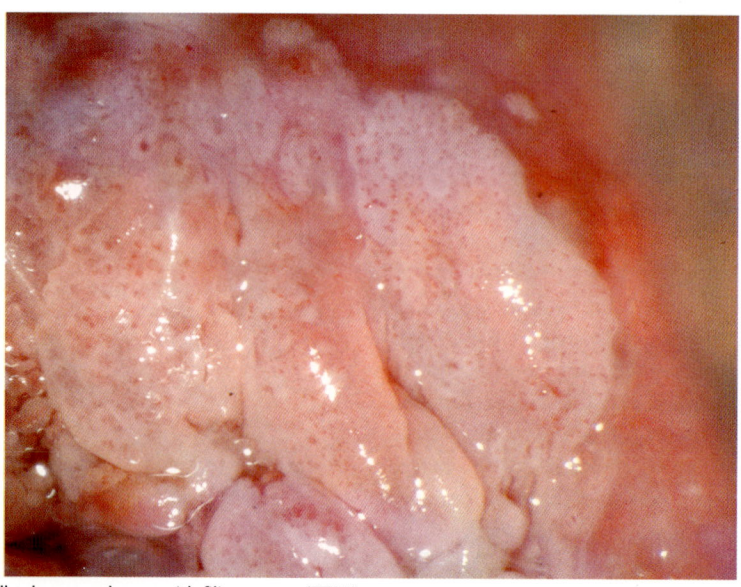

Figura 3.1. Pontilhado marcado em acidofilia espessa (ZTA II).

"recobrimento" do epitélio colunar papilar do que por deslizamento sob esse epitélio. Assim, ele "enche" os espaços interpapilares e as papilas residuais desenharão nesse epitélio que branqueia sob ácido vários pontinhos vermelhos (figura 1.9). A acentuação do processo acaba por esmagar as papilas, que se juntam para formar muretas de mosaico.

Este último exemplo é o mais marcante para explicar a semelhança enganosa das imagens colposcópicas de pontilhado e mosaico causadas por processos tão diferentes como a metaplasia imatura e a displasia grave.

É, portanto, uma análise crítica e pertinente dos aspectos colposcópicos que conseguirá distinguir as duas situações e evitar biópsias arriscadas. Vamos analisar aqui os sinais que permitem que "nos capacitemos".

Aspectos colposcópicos
Epitélio branco
- Regular, "tranquila", bem visível, mas às vezes discreta, clara, plana, até mesmo mosaiforme, de metaplasia imatura (figura 3.2).
- Espessa, densa, de uma brancura fosca, mas intensa, irregular, acidentada e em relevo da ZTA II (figura 6.7).

Orifícios glandulares fechados
- Podem existir em uma metaplasia imatura, mas estão em recuo da zona de progressão; são pouco numerosos e amplamente separados uns dos outros. Permanecem regulares, de contorno relativamente fino e sem deformação.
- Sua presença em uma zona vermelha, seu contorno espesso e sua deformação em fenda, ou até mesmo em fissura, são características da ZTA II (figura 3.3).

Zonas vermelhas
- São centrais em um colo metaplásico. A reparação, imatura, estende-se na periferia das partes vermelhas do colo que ela empurra de maneira centrípeta (figura 3.4).
- É totalmente ao contrário em uma região displásica, já que esta, geralmente, é contornada por uma saliência vermelha periférica (figuras 6.7, 6.12 e 6.14). É um sinal muito importante, que pode ser observado durante a ação do ácido acético, recuando-se um pouco uma vez identificada a zona patológica. Essa disposição zona branca-zona vermelha assinala, quase sempre, a gravidade da zona cuja inflamação do córion subjacente ultrapassa seus limites. A espessura da acidofilia no nível da displasia é tanta que a vermelhidão da inflamação só fica visível na periferia.

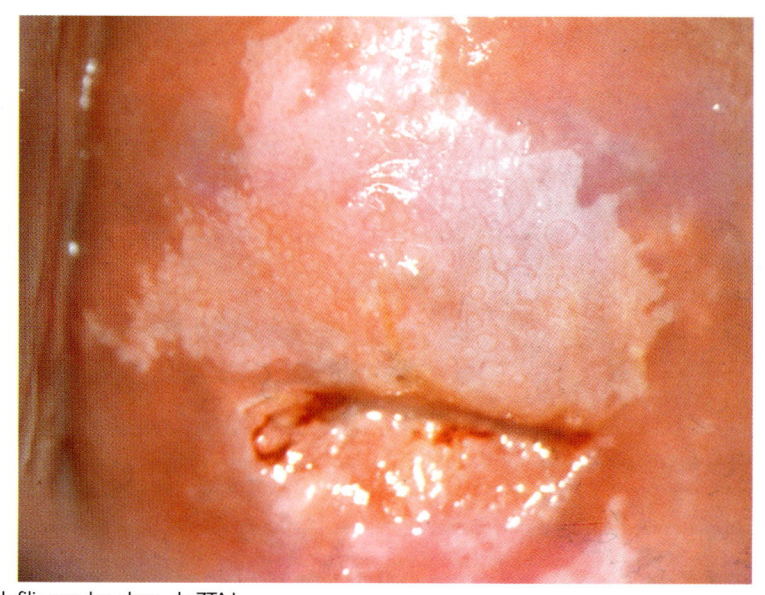

Figura 3.2. Acidofilia regular, plana, de ZTA I.
Observe os finos desenhos aleatórios que não são mosaicos.

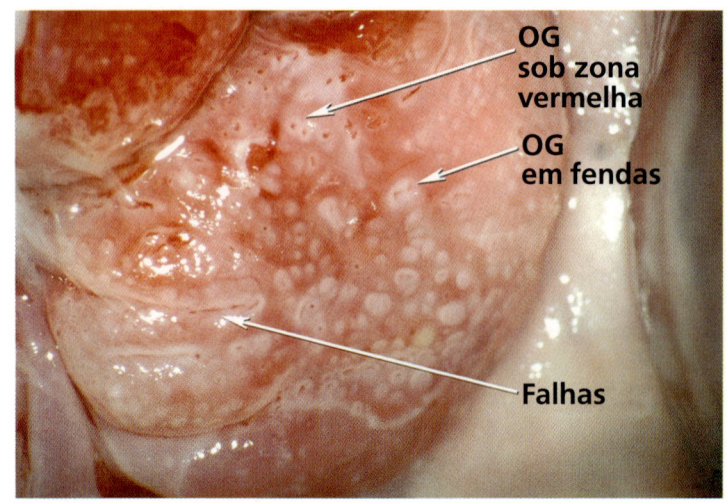

Figura 3.3. Orifícios glandulares (OG) que adquiriram valor patológico: OG em uma zona vermelha; OG deformados em fendas; falhas.

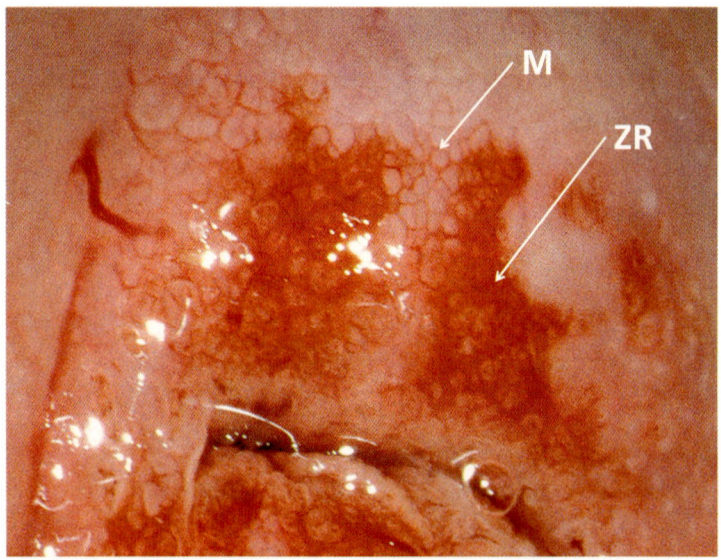

Figura 3.4. Zona vermelha (ZR) em situação central. Ao meio-dia, avanço centrípeto da metaplasia (M), adquirindo aspectos em mosaico (lugol, figura 3.6.).

Disposição geográfica das zonas patológicas

A disposição geográfica das zonas patológicas (figuras 1.14, 2.4 e 2.5) é um critério muito importante para se levar em consideração.

Sendo a metaplasia um processo de reparação, sua progressão ocorre da periferia do ectrópio ao centro do colo. A disposição de uma zona de metaplasia imatura é, de maneira praticamente constante, maior na periferia, afinando-se na ponta em direção ao orifício externo. De fato, a zona imatura é contornada por uma progressão idêntica de epitélios maduros que se enfileiram mais rapidamente em direção ao centro, e fecham, progressivamente, a zona imatura.

A disposição de uma zona de ZTA II resulta de um esquema oposto, uma vez que o processo displásico patológico se inicia na junção e progride na superfície do colo de maneira centrífuga, afinando-se, portanto, na periferia.

Imagens de mosaico e pontilhado

São, com frequência, as principais fontes de hesitação, pois seus aspectos, à primeira vista, podem parecer semelhantes. Para se chegar a uma distinção, é preciso atribuir valor a dois critérios:

- o aspecto da imagem de mosaico: mais regular, mais fino e menos denso em uma metaplasia (figura 6.3) do que em uma displasia (figura 3.5, e figura 6.8), onde as muretas são espessas, muito vermelhas em razão da grandeza da inflamação, às vezes com um traço vermelho vascular no próprio pavimento, e a presença de pavimentos abertos que atestam a gravidade do processo displásico, pois se lhes faltam bordas é porque a proliferação das massas tumorais provocou sua fusão e desfez as muretas;
- a integração das zonas patológicas a uma dinâmica da imagem: de fato, um colo não é um órgão estável; um colo se mexe, muda, evolui, ou buscando fisiologicamente reconstituir uma situação melhor ou, ao contrário, lutando contra uma patologia proliferativa.

Existe, de qualquer modo, um movimento permanente das estruturas, e uma análise de um colo pela colposcopia deve levar em conta esse movimento:

- assim, em uma metaplasia imatura, as imagens de pontilhado e de mosaico irão se inserir em uma dinâmica de reparação que ocorre de maneira centrípeta (figura 3.4). Elas fazem parte do avanço do tecido metaplásico rumo ao orifício externo do colo;
- um mosaico de ZTA II integra-se à expansão centrífuga da displasia, maior no centro do colo e terminando em ponta na periferia (figura 1.11).

Extensão circunferencial das lesões

Uma extensão circunferencial das lesões, às vezes, é constatada: no âmbito de uma metaplasia imatura é toda a zona de transformação, periorificial, no lugar do ectrópio, que permanece imaturo (figuras 6.5 e 6.6). As imagens em mosaico e pontilhado são frequentes, pois o epitélio metaplásico preferiu recobrir as papilas, em vez de empurrá-las. Lembraremos a metaplasia imatura pelo aspecto acidófilo regular, não muito espesso: um sinal certeiro para o diagnóstico é uma *frequente iodo-positividade inicial*, principalmente em direção ao centro do colo (figura 3.6), correspondendo a uma recarga inicial em glicogênio. Não há nenhum sinal de gravidade, em especial nenhuma erosão, enquanto que, no âmbito de uma ZTA II, tal extensão da zona patológica subentenderia um grau avançado de displasia (Chafi, dividindo a superfície do colo em zonas concêntricas, demonstrou o paralelismo entre o número de quadrantes ocupados e o grau de gravidade da lesão) confinando aqui à microinvasão, o que, geralmente, deixaria espaço para sinais

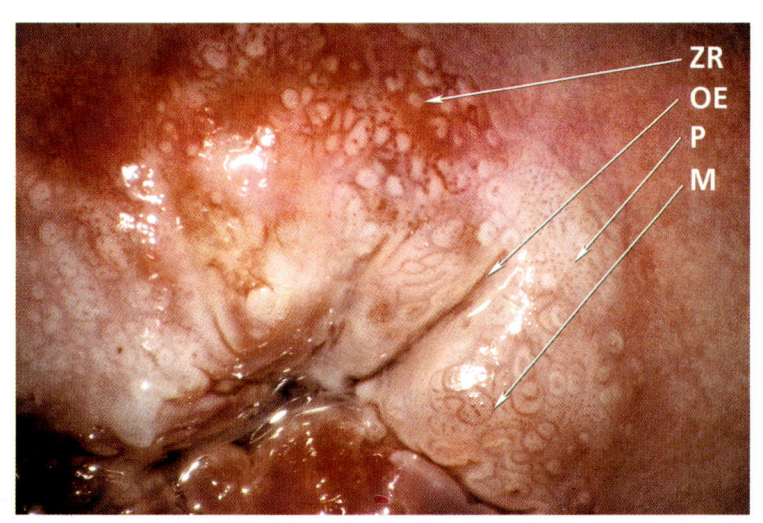

Figura 3.5. Mosaico grave (M) com pavimentos deformados, pontilhado marcado (P), zona vermelha na borda (ZR), orifício externo deformado (OE).

Colposcopia

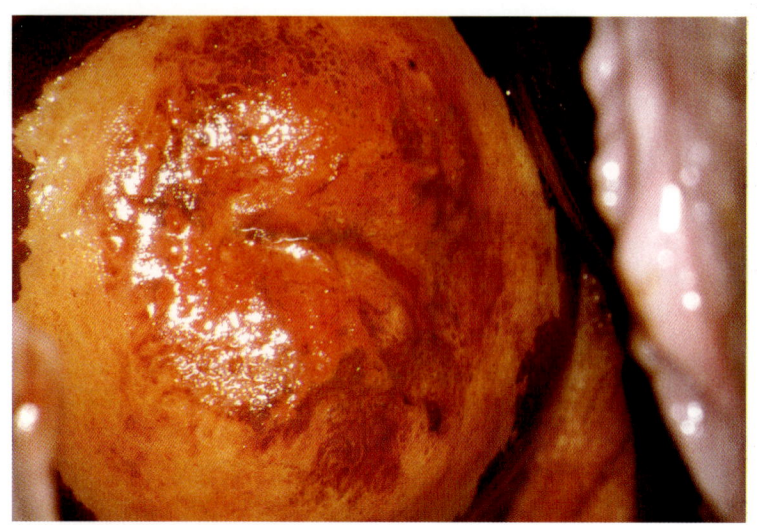

Figura 3.6. Lugol do colo da figura 3.4: iodo-positividade difusa e heterogênea.

de gravidade (erosão, leucoplasia, orifício deformados, fissuras etc.; figura 3.5). Não haveria nenhum traço de iodo-positividade.

Aspectos vasculares

- Nenhuma perturbação vascular acompanha uma metaplasia imatura.
- Aspectos vasculares patológicos certamente são observados nas zonas de ZTA II: trajeto helicoidal, aumento importante de dimensão e, principalmente, grandes vasos rígidos sem arborescência, frequentemente mais bem observados durante o exame colposcópico sem preparação (figura 6.12).

Iodo-negatividade

É nítida e regular em uma metaplasia imatura pura. Contudo, a penetração do HPV, favorecida pela imaturidade epitelial, traduz-se por um aspecto heterogênico dessa iodo-negatividade (figuras 2.5 e 6.4), aspecto que nunca é visto em uma ZTA II. No âmbito de uma displasia, o aspecto iodo-negativo, que pode guardar a marca dos mosaicos observados com o ácido, adquire um aspecto amarelo-pálido muito nítido (figuras 2.5 e 6.13): cor produzida pela necrose do tecido que se distingue dos outros tons castanho-acaju ou castanho-alaranjado das zonas normais ou benignas. O aspecto amarelo-pálido nunca é observado nos tecidos metaplásicos.

Relevo

- Ainda é um sinal distintivo importante, pois uma zona de reparação, mesmo imatura, é sempre plana (as ZTA I são planas com bordas nítidas).
- É característica das zonas de proliferação lesional apresentar pequeno relevo (figura 6.7), sinal às vezes discreto (figura 1.14) que é preciso saber pesquisar em todas as etapas do exame colposcópico, mas que possui valor importantíssimo para o diagnóstico (as ZTA II são elevadas e com bordas finas).

O que está se reparando é plano, o que está se proliferando está em relevo.

Fator tempo

O fator tempo é o último critério de distinção com o ácido acético:

- o que branqueia tardiamente e descolore-se rapidamente orienta para a benignidade;
- contrariamente à acidofilia, que aparece rapidamente e mantém-se por muito tempo.

Essa questão "metaplasia imatura – ZTA II" é uma das mais frequentes e mais patéticas para o colposcopista. Os dez critérios que acabamos de expor permitirão que "nos capacitemos", mas isso a custo de uma análise refinada e atenta das imagens para *evitar deixar escapar uma parte qualquer por acaso.*

Conclusão

- A colposcopia é pouco eficaz para quem quiser utilizá-la como meio diagnóstico, e está totalmente excluída a realização de um diagnóstico histológico a partir de uma imagem colposcópica.
- Em contrapartida, a colposcopia é uma excelente ferramenta para reconhecer um colo anormal, e é indispensável para dirigir as biópsias a fim de efetuar o exame anatomopatológico.
- Ela permite, assim, o estabelecimento do tripé citocolpo-histológico, que tem muito mais chance de determinar o diagnóstico quando é concordante.
- As armadilhas existem (subavaliações e seu risco carcinológico, sobreavaliações e a escalada de exames desnecessários, falhas de avaliação), mas uma análise rigorosa dos aspectos observados permitirá desarmá-las.
- Sua eficácia pode ser melhorada se observarmos as *recomendações para a boa prática da colposcopia*, exposta no capítulo 15, e se o exame for realizado por um médico que recebeu boa formação em colposcopia.
- Em suma, a colposcopia "não faz" o diagnóstico: ela nos "conduz" ao diagnóstico, "não permite" o diagnóstico, mas, sem ela, "não existe" diagnóstico.

Referências

1. Mitchell MF, Schottenfeld D, Tortoler-Luna G, Cantor SB. Colposcopy for the diagnosis of squamous intraepitheleil lesions: a meta-analysis. Obstet Gynecol 1998 Apr; 91(4):626-31.
2. Baldauf JJ. Comparison of the risks of cytologic surveillance of women with atypical cells or low-grade abnormalities on cervical smear: review of the literature. Eur J Obstet Gynecol Reprod Biol 1996;76:193-9.
3. Solomon J. Comparison of three management strategies for patients with atypical squamous cells of undetermined significance: baseline results from a randomized trial. J Natl Cancer Inst 2001;93:293-9.
4. Higgins RV, Hall JB, McGee JA, Partridge EE. Appraisal of the modalities used to evaluate an initial abnormal smear. Obstet Gynecol 1994;84:174-8.
5. Ang MS, Kaufman RH, Adam E, Reeves KO, *et al.* Colposcopically directed biopsy and loop excision of the transformation zone. Comparison of histologic finding. J Reprod Med 1995;40:167-70.
6. Massad LS, Halperi CJ, Bitterman P. Correlation between colposcopically directed biopsy and cervical loop excision. Gynecol Oncol 1996;60:400-3.
7. Baldauf JJ, Dreyfus M, Ritter J, Philippe E. An analys of the factors involved in the diagnostic accuracy of colposcopically directed biopsy. Acta Obstet Gynecol Scand 1997;76:468-73.
8. Hopman EH, Voorhorst FJ, Kenemans P, Helmerhorst TJM. Observer agreement on interpreting colposcopic images of CIN. Gynecol Oncol 1995;58:206-9.
9. Mergui JL, Tauscher P, Bergeron C, Salat-Baroux J. L'électro-conisation à l'anse diathermique Indications et résultats. Contracept Fertil Sex 1994;22:53-9.
10. Tritz DM, Weeks JA, Spires SE, *et al.* Etiologies for non-correlating cervical cytologies and biopsies. Am J Clin Pathol 1995;103:594-

Leitura Adicional

Blanc B, Benmoura D. Colposcopie et pathologie génitale. Paris: Arnette; 1993.

Barrasso R. Colposcopie: la zone de transformation. Abstract Gynéco 1998 mai.

Monsonégo J. Pièges en colposcopie. Gynécol Prat 1999 nov.: 119.

Tranbaloc P. Métaplasie et CIN de haut grade, difficultés diagnostiques. Gynecol Obstet Fertil 2003 Mar;31 (3):317-8.

Indicações da colposcopia

Capítulo 4

J. Monsonego

Em 1925, Hinselmann introduziu a colposcopia para explorar o colo uterino com lentes de aumento. Sua intenção inicial era detectar as lesões pré-cancerosas, mas ele recomendava usar esta técnica para todas as mulheres que se consultavam em ginecologia. A técnica difundiu-se da Alemanha à Espanha, depois na França, na Europa e na América Latina. Os anglo-saxões não usam a colposcopia como método de triagem primária das lesões pré-cancerosas; a citologia é, geralmente, a técnica de referência para triagem e a colposcopia só está reservada àquelas mulheres cujo diagnóstico de neoplasia intraepitelial cervical (NIC) é suspeitada a partir do esfregaço. Entretanto, nem a citologia nem a colposcopia possuem sensibilidade de 100% e sua especificidade é fortemente dependente do treinamento e da prática. Falsos negativos e falsos positivos são observados nos dois métodos. Eles são, porém, complementares e a eficácia do diagnóstico é melhor quando o esfregaço e a colposcopia são complementares. No entanto, a especialização em cada um dos métodos necessita de treinamento e experiência consistentes, o que nem sempre é compatível na prática. É a razão pela qual a introdução de técnicas objetivas e reprodutíveis tem surgido aos poucos para completar o manejo das pacientes.

O objetivo da colposcopia é reconhecer os aspectos normais da zona de transformação, as mudanças não significativas (pólipo, inflamação etc.), as lesões significativas (lesões do papilomavírus [HPV] e neoplasias intraepiteliais cervicais [NIC]) e, por fim, as mudanças altamente significativas que sugerem câncer invasivo inicial ou franco.

Contribuição da colposcopia no manejo dos esfregaços anormais

De acordo com a nova terminologia de Bethesda [1], considera-se um esfregaço anormal as seguintes atipias:

- ASC: atipias das células escamosas que são distinguidas em:
    - ASC-US: atipias mal definidas,
    - ASC-H: atipias em favor de neoplasia intra-epitelial;
- AGC: atipias das células glandulares;
- L.SIL: lesão intraepitelial de baixo grau;
- H.SIL: lesão intraepitelial de alto grau;
- carcinoma.

Embora não reste dúvida alguma a respeito da importância da realização de uma colposcopia imediatamente após esfregaços com H.SIL/carcinoma, ASC-H, AGC, sem outra alternativa possível, para os esfregaços ASC-US, a colposcopia é uma opção dentre várias. Após esfregaços L.SIL, o debate sempre está aberto a respeito do interesse da colposcopia imediata e sistemática ou depois de esfregaços L.SIL persistentes.

Limites da colposcopia

A colposcopia tem como vantagem, quando o operador é experiente, ter forte sensibilidade para reconhecer as lesões de alto grau subjacente. No entanto, sua especificidade permanece inferior a 50%, o que dá origem a sobrediagnósticos, a tratamentos inadequados, a estresse para as pacientes e, evidentemente, a despesas desnecessárias.

As causas geralmente encontradas na *avaliação falsamente positiva* da colposcopia são observadas nas seguintes condições:

- inflamação e infecção;
- metaplasia malpighiana imatura;
- ulceração e erosão;
- formações papilares epiteliais;
- vasos típicos/atípicos;
- leucoplasia.

Em certas circunstâncias, o exame colposcópico torna-se difícil pelo exagero dos sinais colposcópicos, em especial durante a gravidez. Da mesma forma, nas mulheres HIV-positivas ou as imunodeprimidas, alguns sinais colposcópicos podem ser ampliados. Por fim, na adolescente e na mulher em menopausa, a exploração colposcópica pode ser dificultada por junção escamocolunar endocervical e por exploração do canal cervical delicado.

Os *falsos negativos* das impressões colposcópicas são sugeridos pelas observações de casos de câncer invasivo após colposcopia ou após colposcopia seguida de métodos destruidores para lesões classificadas como "intraepiteliais cervicais" (NIC) [2,3]. As causas geralmente encontradas de falsos negativos da colposcopia são observadas nas seguintes condições:

- colposcopia não satisfatória: junção escamocolunar não vista em sua totalidade no canal cervical, ou processo inflamatório que atrapalha a interpretação;
- desconhecimento sobre lesões associadas às outras partes (vagina, vulva);
- lesões cervicais expandidas e de volume importante, inicialmente avaliadas como sendo menores ou de baixo grau, mas que mascaram, na realidade, setores ocultos de invasão.

As situações particulares, em que essas condições são observadas, são:
- a menopausa: período em que a junção escamocolunar está endocervical. O exame torna-se ainda mais difícil entre as mulheres que não fazem tratamento de reposição hormonal;
- quando existe uma adenose cervicovaginal, às vezes, é difícil reconhecer as lesões intraepiteliais associadas à metaplasia malpighiana imatura;
- no acompanhamento pós-tratamento, dificultada por esclerose do colo, um orifício externo estreito ou uma junção escamocolunar inacessível no canal cervical.

Variabilidade da colposcopia

Está claramente demonstrado que os aspectos colposcópicos podem apresentar certo grau de variabilidade intra e interobservadores [4,5]. Sellors chegou a mostrar que essa variabilidade intra e interobservador envolvia, também, os escores das fotografias colposcópicas, principalmente na avaliação do nível da junção escamocolunar, da superfície da zona de transformação anormal, da cor e das mudanças da zona de transformação anormal. Recentemente, no estudo ALTS realizado nos EUA [6] com mais de 3.488 mulheres, a biópsia dirigida sob colposcopia não foi eficaz para avaliar completamente as lesões. Assim, após esfregaços ASC-US e baixo grau, 8,6% das NIC III e 50% das NIC II, confirmadas após ressecção da zona de transformação, foram identificadas como NIC I após colposcopia/biópsia. Quando a colposcopia/biópsia não era satisfatória, em 10% dos casos encontrava-se NIC III após uma ressecção da zona de transformação. *De maneira geral, quando a impressão colposcópica está a favor de um colo normal ou de uma lesão de baixo grau, pode-se esperar de 20-22% de lesões de alto grau subjacentes, segundo Higgins* [7]. Em contrapartida, quando a colposcopia sugere uma lesão de alto grau, a confirmação histológica de uma lesão de alto grau é observada em 71 a 98% dos casos. Ritter [8] observa, porém, que carcinomas microinvasivos podem ser encontrados graças à colposcopia nas pacientes que têm um aspecto que sugere uma lesão de alto grau. Os limites da colposcopia situam-se mais nas impressões não significativas ou que sugerem uma lesão intraepitelial de baixo grau. De fato, a especificidade da colposcopia é menor nesses casos. Stoler [6], no estudo ALTS, mostrou que a reprodutibilidade diagnóstica das biópsias sob colposcopia para as NIC I era de apenas 44%, e 46% dessas NIC I foram subavaliadas em negativo após uma releitura por um grupo de peritos em patologia. *Isto vem ao encontro das informações conhecidas pela metanálise de Follen, que mostra que a sensibilidade da colposcopia para distinguir os colos normais dos colos anormais era de 95%, e a especificidade, de 45%.*

Colposcopia após esfregaço anormal
Colposcopia após esfregaço ASC-US

A vantagem da colposcopia entre as mulheres que apresentaram esfregaços ASC-US é que ela é bastante sensível para reconhecer as lesões de alto grau ou os casos iniciais de câncer. A metanálise de Mitchell [9] sobre a eficácia da colposcopia mostra que a sensibilidade da colposcopia para distinguir os colos normais dos anormais é de 90%, mas a especificidade é de apenas 48%. Todavia, sua variabilidade e os falsos positivos gerados pelas biópsias, sobretudo as NIC I e seu potencial de sobrediagnóstico e sobretratamento, podem limitar sua contribuição nessa indicação.

Opções de manejo das mulheres com esfregaços ASC-US

As opções de manejo das mulheres com esfregaços ASC-US agora estão bem estabelecidas [10]. Oito a dez por cento das mulheres com esfregaços ASC-US possuem uma NIC HG subjacente.

A opção de esfregaços de controle é simples e barata. Apresenta, contudo, o inconveniente [10-12] de ser pouco sensível para reconhecer as lesões de alto grau subjacentes (0,67-0,85). É a razão pela qual esta opção só é entendida após vários esfregaços negativos antes de passar a uma triagem regular [13,14]. Contudo, a indicação da colposcopia permanece se os esfregaços continuarem voltando com atipias do tipo ASC-US. Entretanto, um dos inconvenientes para praticar o Papanicolaou de maneira prolongada é ignorar até 30% de lesões de alto grau subjacentes.

Os *limites da colposcopia*, quando praticada de maneira sistemática, principalmente após esfregaços ASC-US, devem-se à sua variabilidade intra e interobservadores [4,5], sua fraca reprodutibilidade com os resultados histológicos obtidos pela eletorressecção [6] e sua fraca reprodutibilidade também com os resultados da biópsia dirigida [6]. Isso pode levar – em certas circunstâncias e, sobretudo para as NIC I, cuja concordância diagnóstica entre patologistas é inferior a 40% – a um sobrediagnóstico e um sobretratamento, estresse para as pacientes e gastos desnecessários.

A *opção do teste de HPV após esfregaços ASC-US* atualmente é recomendada em razão da forte sensibilidade do teste para identificar as lesões de alto grau ($\geq 95\%$) e seu valor preditivo negativo ideal ($\geq 99\%$) [10,12]. Quando o teste de HPV é realizado nas células residuais do líquido em suspensão, a abordagem parece ter um melhor custo-benefício do que o Papanicolaou ou a colposcopia imediata [15].

Teste de HPV na avaliação das anomalias colposcópicas

Começamos a examinar a importância do teste de HPV na avaliação das anomalias colposcópicas nas pacientes dirigidas à colposcopia por esfregaço anormal [16]. Trezentos e oitenta e nove pacientes encaminhadas à colposcopia após esfregaço anormal foram avaliadas por esfregaço, teste de HPV$_{HR}$ (detecção de papilomavírus de alto risco pelo *Hybrid Capture 2*) e ressecção sistemática da zona de transformação (ERAD) considerando o nível da junção escamocolunar. Entre as pacientes com um esfregaço ASC-US e HPV$_{HR+}$, 50% possuíam uma lesão de alto grau subjacente, passando a 63% para as pacientes com esfregaço de baixo grau e HPV$_{HR+}$.

É possível, com o teste de HPV, predizer a existência de uma lesão de alto grau subjacente de acordo com os aspectos colposcópicos, sobretudo quando a colposcopia mostra mudanças menores da zona de transformação (ZTA I). De fato, é nesses casos que a especificidade da colposcopia é reduzida, o risco de variabilidade inter e intraobservador é elevado e as NIC I histologicamente confirmadas por biópsias dirigidas são pouco reprodutíveis. Essas situações podem gerar sobrediagnósticos e sobretratamentos.

Quando a colposcopia após esfregaços ASC-US ou L.SIL mostra sinais de transformação atípica de grau II (frequentemente relacionada com uma NIC de alto grau) fica claro que, nessas condições, o teste de HPV não aumenta muito a sensibilidade, que permanece elevada (de 87,5 a 99%). A especificidade também continua alta pela adição do teste de HPV (de 65 a 80%). Entretanto, o elemento importante é quando a colposcopia mostra alterações menores da zona de transformação (ZTA I). Nessas condições, aumentamos, por meio da adição do teste de HPV, a sensibilidade para reconhecer uma lesão de alto grau subjacente, uma vez que esta é avaliada de 66,7 a 96,3%, e a especificidade também é aumentada de 54,5 para 65%.

Manejo dos esfregaços das pacientes que apresentam atipias do tipo ASC-H

O manejo dos esfregaços das pacientes que apresentam atipias do tipo ASC-H, obtidas por esfregaço convencional ou líquido, exige colposcopia sistemática. Pelo menos 80% dessas pacientes apresentam lesões de alto grau subjacentes [10,17].

Lógica para a prática da colposcopia nas pacientes que apresentam esfregaços com atipias glandulares (AGC)

Os estudos mostram que de 9 a 54% das pacientes com esfregaços com AGC têm biópsias que confirmam o diagnóstico de NIC; 0 a 8%, biópsias que confirmam um adenocarcinoma *in situ*; e 1 a 9% das pacientes têm câncer invasivo [18,19]. A terminologia de Bethesda 2002 distingue os AGC não determinados e os AGC em favor de uma neoplasia intraepitelial. O motivo disso é que o risco para cada uma dessas categorias de corresponder a uma lesão significativa é diferente. A confirmação de uma NIC II-III, adenocarcinoma *in situ* ou câncer invasivo é encontrada em 9 a 41% das mulheres que apresentam uma AGC não determinada, e entre 27 a 96% das mulheres com AGC em favor de uma neoplasia [18,21]. A colposcopia sistemática impõe-se neste caso. Entretanto, a sensibilidade da colposcopia pode ser reduzida para as lesões glandulares endocervicais [22,23]. Às vezes será útil, depois de colposcopia negativa, realizar uma coleta do endocolo com o *cytobrush* ou uma curetagem endocervical e/ou uma ecografia pélvica para avaliar o endométrio. A idade é um elemento determinante. As mulheres pré-menopausa correm mais risco de ter AIS e NIC II-III e menos risco de adenocarcinoma do endométrio em comparação com as mulheres na menopausa [24].

> Considerando séries limitadas de mulheres com AGC, AIS, não é possível antecipar com clareza a eficácia do teste de HPV nessa indicação. Pode-se, porém, pensar que ele pode constituir um bom teste complementar para a avaliação colposcópica, sobretudo se esta for inconclusiva.

Lógica para realizar uma colposcopia nas mulheres que apresentam uma lesão intraepitelial de baixo grau

Em vários países, o manejo das pacientes que apresentam esfregaços de baixo grau consiste em garantir acompanhamento citológico sem colposcopia inicial de avaliação. Razão disso é o fato de a maioria das mulheres com um esfregaço de baixo grau não possuírem lesão subjacente ou uma NIC I, que regridem, aliás, espontaneamente na maior parte dos casos. Porém, o acompanhamento dessas pacientes levanta um problema de aderência, 53 a 76% dessas mulheres continuam tendo um acompanhamento citológico anormal e precisarão de colposcopia [14]. Além disso, uma possibilidade – baixa, mas real – de haver uma lesão invasiva subjacente existe [25,26], e encaminhar todas as pacientes à colposcopia permite identificar na mulher lesões significativas subjacentes instantaneamente e permite reduzir o risco de escapar ao acompanhamento.

O papel do teste de HPV nesses casos não está claro. Oitenta e três por cento das pacientes com LSIL são HPV_{HR} positivas [27]. Essa forte prevalência deixa pouco espaço à triagem do HPV. Contudo, fica claro que a prevalência da infecção por HPV_{HR} diminui com a idade nas LSIL [12]. O teste poderia, portanto, suscitar interesse entre as mulheres com mais de 40 anos [12]. O teste de HPV pode permitir fixar o ritmo de acompanhamento.

A colposcopia pode desempenhar um papel integral no acompanhamento das pacientes LSIL/NIC I não tratadas, principalmente entre as jovens e as grávidas [16].

Lógica para a colposcopia após esfregaço H.SIL

Uma paciente que apresenta esfregaço H.SIL possui uma lesão de NIC II-III subjacente confirmada pela biópsia dirigida em cerca de 90% dos casos [28]. O risco de haver câncer invasivo nessas pacientes não é desprezível (1-2%) [29]. Por outro lado, as pacientes que apresentam esfregaços H.SIL e uma biópsia NIC I possuem chance de ter uma lesão de alto grau ignorada que apenas a colposcopia pode reconhecer. O teste de HPV não é recomendado, pois tem baixo impacto no rastreamento (mais de 90% das H.SIL são HPV +) [24].

Colposcopia após esfregaço não satisfatório ou inadequado

A persistência de esfregaços não satisfatórios ou inadequados pode levar a realização de uma colposcopia, principalmente quando os acompanhamentos citológicos não permitem a resolução do problema. Nessas condições, a colposcopia permite avaliar a integralidade da junção escamocolunar e da zona de transformação e completar a informação citológica insuficiente para a avaliação e a triagem das pacientes [30]. Todavia, embora esta abordagem possa suscitar interesse, falta-lhe lógica, pois retornamos às dificuldades da colposcopia e da especificidade limitada que está ligada a ela.

Novas indicações da colposcopia para as mulheres com mais de 30 anos com esfregaço normal e teste de HPV positivo

Novos testes de HPV melhorando a especificidade

A importância recentemente demonstrada de introduzir o teste de HPV por DNA como ferramenta de triagem primária [31,32] fez surgir uma nova população (7-8%) de mulheres com mais de 30 anos com "esfregaço negativo/teste de HPV por DNA positivo", em que a maioria não possui lesão: isso expõe as mulheres a uma preocupação desnecessária, a realizar colposcopias desnecessárias e a sobretratamentos. A questão da especificidade do teste também é levantada: trata-se de infecção passageira ou lesão inicial?

A persistência viral em 12 meses com base em uma positividade de teste de DNA (HC2) como indicação de colposcopia é admitida [33]. A abordagem é válida, mas a noção de persistência é apenas aproximada, pois não há conhecimento dos genótipos envolvidos; a especificidade insuficiente também pode gerar sobrediagnósticos e sobretratamentos.

Uma primeira resposta foi trazida por ensaios clínicos randomizados que avaliaram os testes de DNA por genotipagem: eles mostraram que uma citologia negativa com HPV16/18+ correspondia a um risco de lesão NIC II de aproximadamente 10%. É uma indicação para a colposcopia imediata [34].

Uma segunda abordagem é a dos testes de RNA (Aptima®): com relação ao teste de DNA, um ensaio francês em 5.000 pacientes [35] mostrou, claramente, uma sensibilidade elevada confirmada e uma melhora importante da especificidade. De fato, o risco relativo de identificar uma NIC III+ é 28% superior comparado ao *Hybrid Capture 2* e 6% superior comparado à citologia líquida. O número de colposcopias induzidas após um teste de HPV + é o mais baixo para o teste de RNA (9,2%) comparado ao *Hybrid Capture 2* (13,8%), mas continua sendo ligeiramente superior à citologia líquida (8,2%) [36]. A indicação de colposcopia após citologia negativa e um teste RNA positivo pode ser justificada.

Por fim, uma terceira abordagem consiste em realizar a triagem apenas pelo teste de HPV por DNA, depois rastrear as HPV+ pelo esfregaço [37] ou uma genotipagem [38]: evita-se, assim, 90% de testes combinados e só se encaminham para a colposcopia as citologias positivas (ASC-US) ou as HPV 16/18 positivas. Os ensaios clínicos mostram sensibilidade confirmada com uma melhora de 20 a 25% da especificidade [39]. A triagem pela genotipagem ou a citologia pela colposcopia das mulheres com um esfregaço normal de HPV por DNA+ que realizam uma genotipagem [38] (e encaminhar para a colposcopia aquelas com um HPV 16 ou 18) ou uma citologia [37] (e encaminhar para a colposcopia aquelas que são ASC- US+) são estratégias cujas eficácias variam de acordo com as práticas locais.

Importância da genotipagem na prática clínica

O risco de desenvolver um pré-câncer ou um câncer do colo do útero é significativamente maior entre as mulheres portadoras do HPV tipo 16 ou 18 comparado ao das mulheres que são portadoras de outros tipos de papilomavírus ditos de risco. Admite-se que os HPV 16 e 18 estão entre os mais frequentes e mais virulentos.

A genotipagem permite, portanto, identificar as mulheres com maior risco. Sua detecção constitui uma ferramenta de avaliação do risco das pacientes. Assim, a incidência acumulada de 10 anos para desenvolver uma NIC III+ para as mulheres HPV 16 e 18 positivas é de, respectivamente, 17 e 14% comparada aos 3% para as portadoras de um outro tipo de papilomavírus dito de risco. O estudo ATHENA, que tratou de 47.000 mulheres, permitiu avaliar o benefício clínico de detectar os genótipos 16 e 18 associados a 12 outros tipos de risco com o teste Cobas HPV [38]. Esse estudo, que permitiu medir a pertinência dos genótipos 16 e 18 em comparação com a citologia e o teste *Hybrid Capture*, continuaria até o final de 2012.

> As informações principais a lembrar deste trabalho são as seguintes:
> - entre as mulheres com mais de 21 anos com citologia ASC-US [40], o risco de desenvolver uma NIC II+ com os genótipos 16 e 18 é 2,5 vezes mais significativo do que com os outros 12 tipos de HPV de risco. O risco de desenvolver uma NIC III+ com os genótipos 16 e 18 é 3,6 vezes mais significativo do que com os outros 12 tipos de HPV de risco;
> - entre as mulheres com mais de 30 anos com esfregaço normal [34], o risco de apresentar uma NIC III+ é de 9,8%, risco idêntico ao das pacientes que apresentam um esfregaço ASC-US, teste de HPV de risco positivo que justifica a realização imediata de uma colposcopia;
> - 1 entre 10 mulheres com idade igual ou superior a 30 anos, HPV 16/18 positivo, apresenta lesões pré-cancerosas (NIC III+) do colo, ao passo que o esfregaço se revela normal. Esse risco é de 13,5% de 30 a 39 anos, de 6,6% de 40 a 49 anos, e de 4,4% de 50 a 59 anos. Isso permite aventar a ideia de encaminhar para colposcopia [38] todas as mulheres com esfregaço normal, HPV 16/18 positivo.

De um ponto de vista prático, diante de um esfregaço ASC-US, HPV positivo, não importa o genótipo observado, uma indicação de colposcopia continua sendo cogitada. Na triagem primária, as mulheres que apresentam um esfregaço normal e HPV 16 ou 18 positivo devem ser encaminhadas à colposcopia. Aquelas que tiverem esfregaço normal e HPV positivo de risco sem ser 16/18 podem ser testadas, novamente, 1 ano depois e encaminhadas à colposcopia nesse momento no caso de esfregaço ASC-US + ou em caso de HPV positivo independente da citologia.

Pacientes que apresentam condilomas acuminados genitais externos ou uma papulose bowenoide (NIV III)

Conforme a extensão dos condilomas acuminados genitais externos observados em uma paciente, o risco real de desenvolver lesões cervicais ou vaginais de tipo condiloma acuminado ou NIC é avaliado de 30 a 40%. O risco de desenvolvimento futuro de lesões do tipo NIC nos meses, até anos seguintes, na mesma paciente, é de aproximadamente 30%. Isso justifica propor a colposcopia sistemática para essas pacientes. Contudo, os anglo-saxões e, em especial, os ingleses não recomendam a colposcopia sistemática nessa população, indicando que a triagem por esfregaço é suficiente para avaliar as lesões cervicais. Continuamos pensando que, considerando o risco de coinfecção e de associação de lesão de alto grau ou de condilomas acuminados genitais externos, a colposcopia sistemática deve ser exigida como complemento ao esfregaço [4].

Acompanhamento das pacientes tratadas ou daquelas com uma NIC I não tratada

As pacientes tratadas anteriormente por NIC II-III devem continuar sendo acompanhadas nos dois anos após a cirurgia de conização, por citologia e colposcopia, 2 vezes por ano. Ao cabo dos 2 anos, o acompanhamento anual deve bastar [24]. O objetivo da colposcopia é levar uma informação complementar à do esfregaço, para que não se ignore uma lesão endocervical, exocervical ou vaginal. O esfregaço sozinho no acompanhamento pode deixar passar uma lesão residual em 20 a 25% dos casos. Todavia, o mesmo procedimento é indicado entre as pacientes que foram tratadas de forma conservadora por adenocarcinoma *in situ* e por carcinoma microinvasivo com menos de 3 mm de profundidade.

No que se refere às pacientes tratadas por lesão do tipo NIC I, a recomendação da colposcopia sistemática no acompanhamento geralmente não é admitida. O acompanhamento citológico pode reconhecer, na grande maioria dos casos, uma eventual recidiva. Por fim, os L.SIL/NIC I não tratados devem ser avaliados na colposcopia após 18 a 24 meses de persistência [24].

Parceiro com lesões por HPV

Neste caso, também não há consenso para realizar, sistematicamente, uma colposcopia entre as mulheres cujo parceiro está sendo tratado por condilomas acuminados ou NIP. A razão alegada com mais frequência é que o desenvolvimento de uma lesão na mulher está diretamente ligado não à transmissão do vírus, mas a seu estado imunológico. Seja o que for, a citologia, evidentemente, é necessária e indispensável para essas pacientes, e a colposcopia traz elementos de informação complementar, sobretudo para a avaliação dos pontos genitais externos que o esfregaço não permite extrair, sob a condição de não passar no excesso da sobreavaliação e do sobrediagnóstico [42].

Populações de risco

Não existe consenso para realização de uma colposcopia sistemática nas populações de risco, com ou sem rastreamento citológico.

> Nas populações de risco, é necessário reconhecer:
> - pacientes que nunca fizeram citopatologia ou o fizeram em intervalos muito grandes [43], incluindo as mulheres de meios desfavorecidos e as com menopausa não acompanhadas;
> - idade precoce das primeiras relações sexuais;
> - antecedentes de doenças sexualmente transmissíveis, inclusive condilomas acuminados genitais externos;
> - múltiplos parceiros;
> - tumores.

Sintomas persistentes a título de leucorreias e metrorragias, principalmente metrorragias pós-coitais

Esses sintomas podem levar a realização de uma colposcopia sistemática. Não será surpresa se for observado um ectrópio infectado, uma doença sexualmente transmissível ou uma distrofia angiomatosa, até mesmo uma endometriose cervical. Em casos raros, contudo, podem-se observar verdadeiras lesões pré-cancerosas, até mesmo cancerosas, em pacientes cujos esfregaços estiveram "silenciosos" alguns meses antes: isso se deve às dificuldades que, às vezes, encontramos, ligadas à sensibilidade do Papanicolaou. Algumas lesões pouco descamativas podem passar despercebidas na detecção citológica. A qualidade da coleta é questionada nos falsos negativos citológicos em cerca de 40 a 50% dos casos, e a interpretação pela presença de um número limitado de células atípicas, em aproximadamente 50% dos casos. Portanto, não se deve hesitar em recomendar a colposcopia sistemática para as pacientes que apresentarem sintomas anormais persistentes.

Colposcopia em situações especiais

Em algumas situações, a colposcopia pode ser realizada, mais frequentemente, após um esfregaço anormal.

A *gravidez* é um período particular em que o colo está modificado pela impregnação hormonal, está mais inflamatório e os sinais colposcópicos são exagerados. A colposcopia durante esse período deve ser realizada por um médico experiente.

Entre as HIV positivas, sobretudo as imunodeprimidas, os sinais colposcópicos de virose por HPV são ampliados, e as lesões multicêntricas são mais frequentes.

Na *menopausa* e, principalmente, entre as mulheres que não fazem tratamento de reposição hormonal, pode ser difícil explorar o canal cervical, e a junção escamocolunar, muitas vezes, está localizada no endocolo. A endocervicoscopia com grande aumento, após preparação com estrogênios, é indispensável. Entre as mulheres que não podem fazer o tratamento de reposição hormonal, os falsos positivos da citologia ligados à carência de estrogênio podem ser igualmente observados.

Por fim, a *adolescente* também pode ser difícil de ser explorada em razão de uma zona de transformação imatura ou francamente endocervical.

Colposcopia de rastreamento

A colposcopia de rastreamento não é admitida como procedimento de primeira escolha pelos motivos que sugerimos anteriormente, isto é, a falta de especificidade da colposcopia entre as mais variadas pacientes [9]. É significativo o risco de colocar à disposição dos médicos não experientes o colposcópio para avaliar os colos; isso pode levar a sobrediagnósticos, sobretratamentos e estresse às pacientes. Entretanto, a prática sistemática de uma colposcopia pós-teste de HPV_{HR} positivo persistente é justificada.

Conclusão

- A nova colposcopia, especialmente para os profissionais pouco experientes, pode incluir a adição do teste de HPV após esfregaço anormal.
- Para otimizar a eficácia do diagnóstico colposcópico, várias medidas são necessárias:
  - o ensino e o credenciamento são vias que provaram dar certo;
  - a realização de biópsias dirigidas apropriadas ou a ressecção da zona de transformação, em função dos aspectos colposcópicos e da topografia da lesão, é indispensável;
  - a adesão a um protocolo de triagem das pacientes e de tratamento é necessária;
  - por fim, a introdução do teste de HPV para melhor avaliação dos aspectos colposcópicos e para aumentar sua especificidade é uma via promissora.

Referências

1. Solomon D, Davey D, Kuman R, et al. The 2001 Bethesda System: terminology for reporting results of cervical cytology. JAMA 2002;287:2114-9.
2. Kirby AJ, Spiegelhalter DJ, Day NE, et al. Conservative treatment of mild/moderate cervical dyskaryosis: long-term outcome. Lancet 1992;339:828-31.
3. Raffle AE. Invasive cervical cancer after treatment of cervical intraepithelial neoplasia. Lancet 1997;349 (9069):1910.
4. Hopman EH, Voorhurst FJ, Kenemans P, et al. Observer agreement on interpreting colposcopic images of CIN. Gynecol Oncol 1995;58:206-9.
5. Sellors JW, Niewinen P, Vesterinen E, Paavonen J. Observer variability in the scoring of colpophotographs. Obstet Gynecol 1990;76:1006-8.
6. Stoler MH, Schiffman M. Interobserver reproducibility of cervical cytologic and histologic interpretations. JAMA 2001;285:1500-5.
7. Higgins RV, Hall JB, McGee JA, et al. Appraisal of the modalities used to evaluate an initial abnormal Papanicolaou smear. Obstet Gynecol 1994;84:174-8.
8. Baldauf JJ, Dreyfus M, Ritter J, Philippe E. An analysis of the factors involved in the diagnostic accuracy of colposcopically directed biopsy. Actu Obstet Gynecol Scand 1997;76:468-73.
9. Mitchell MF, Schottenfeld D, Tortolero-Luna G, Cantor SB, Richards-Kortum R. Colposcopy for the diagnosis of squamous intraepithelial lesions: a meta-analysis. Obstet Gynecol 1998;91:626-31.
10. Solomon D, Schiffman M, Tarrone R. Comparison of three management strategies for patients with atypical squamous cells of undetermined significance. J Natl Cancer Inst 2001;93:293-9.
11. Cox JT, Wilkinson EJ, Lonky N, Wawman A, Tosh R, Tedeschi C. Management guidelines for the follow-up of atypical squamous cells of undetermined significance (ASC-US). J Lower Gen Tract Dis 2000;4:99-105.
12. Manos MM, Kinney XK, Hurley LB, et al. Identifying women with cervical neoplasia. JAMA 1999;281:1605-10.
13. Cox T, Lorincz AT, Schiffman MH, Sherman ME, Cullen A, Kurman RJ. Human papillomavirus testing by hybrid capture appears to be useful in triaging women with a cytologic diagnosis of atypical squamous cells of undetermined significance. Am J Obstet Gynecol 1995;172:946-54.
14. Ferris DG, Wright Jr. TC, Litaker MS, et al. Triage of women with ASC-US and LSIL on Pap smear reports. J Fam Pract 1998;46:125-34.
15. Kim JJ, Wright TC, Goldie S. Cost effectiveness of alternative triage strategies for atypical squamous cells of undetermined significance. JAMA 2002;287 (18):2382-90.
16. Monsonego J, Pintos J, Semaille CI. The role of HPV ADN testing as a secondary triage for colposcopy. Personnal communication
17. Sherman ME, Solomon D, Schiffman M. Qualification of ASC-US: a comparison of equivocal L. SIL and equivocal HSIL cervical cytology in the ASC-US LSIL Triage Study (ALTS). Am J Clin Pathol 2001;117 (1):96-102.
18. Duska LR, Flynn CF, Chen A, Whall-Strojwas D, Goodman A. Clinical evaluation of atypical glandular cells of undetermined significance on cervical cytology. Obstet Gynecol 1998;91:278-82.
19. Eddy GL, Wojtowycz MA, Piraino PS, Mazur MT. Papanicolaou smears by the Bethesda system in endometrial malignancy. Obstet Gynecol 1997;90:999-1003.
20. Chhieng DC, Elgert P, Cohen JM, Cangiarella JF. Clinical significance of atypical glandular cells of

undetermined significance in postmenopausal women. Cancer 2001;93:1-7.
21. Jones BA, Novis DA. Follow-up of abnormal gynecologic cytology: a college of American pathologists Q-probes study of 16 132 cases from 306 laboratories. Arch Pathol Lab Med 2000;124:665-71.
22. Cullimore JE, Luesley DM, Rollason TP, et al. A prospective study of conization of the cervix in the management of cervical intraepithelial glandular neoplasia (CIGN): a preliminary report. Br J Obstet Gynecol 1992;99:314-8.
23. Kim TJ, Kim HS, Park CT, et al. Clinical evaluation of follow-up methods and results of atypical glandular cells of undetermined significance (AGUS) detected on cervicovaginal pap smears. Gynecol Oncol 1999;73:292-8.
24. Wright TC, Cox TJ, Massad SL, Twiggs LB, Wilkinson EJ. 2001 Consensus Guidelines for the management of women with cervical cytological abnormalities. JAMA 2002;287:2120-9.
25. Robertson JH, Woodend BE, Elliott H. Cytological changes preceding cervical cancer. J Clin Pathol 1994;47:278-9.
26. Robertson JH, Woodend BR, Crozier EH, Hutchinson J. Risk of cervical cancer associated with mild dyskaryosis. BMJ 1988;297:18-21.
27. Atypical Squamous Cells of Undetermined Significance/Low-Grade Squamous Intraepithelial Lesions Triage Study (ALTS) Group. Human papillomavirus testing for triage of women with cytologic evidence of low-grade squamous intraepithelial lesions. J Natl Cancer Inst 2000;92:397-402.
28. Kinney WK, Manos MM, Hurley LB, Ransley JE. Where's the high-grade cervical neoplasia? Obstet Gynecol 1998;91:973-6.
29. Massad LS, Collins YC, Meyer PM. Biopsy correlates of abnormal cervical cytology classified using the Bethesda system. Gynecol Oncol 2001;82:516-22.
30. Davey D, Austin M, Birdsong G, et al. ASCCP patient management guidelines pap test specimen adequacy and quality indicators. J Lower Genital Tract Disease 2002;6(3):195-9.
31. Leinonen M, Nieminen P, Kotaniemi-Talonen L, Malila N, Tarkkanen J, Laurila P, et al. Age-specific evaluation of primary human papillomavirus screening vs conventional cytology in a randomized setting. J Natl Cancer Inst 2009 Dec 2;101 (23):1612-23.
32. Ronco G, Giorgi-Rossi P, Carozzi F, Confortini M, et al. New Technologies for Cervical Cancer screening (NTCC) Working Group. Efficacy of human papillomavirus testing for the detection of invasive cervical cancers and cervical intraepithelial neoplasia: a randomised controlled trial. Lancet Oncol 2010 Mar;11 (3):249-57.
33. Wright Jr TC, Massad LS, Dunton CJ, Spitzer M, Wilkinson EJ, Solomon D. 2006 American Society for colposcopy and cervical pathology-sponsored consensus conference 2006 Consensus guidelines for the management of women with abnormal cervical cancer screening tests. Am J Obstet Gynecol 2007;197 (4):346-55.
34. Wright Jr TC, Stoler MH, Sharma A, Zhang G, Behrens C, Wright TL, ATHENA (Addressing THE Need for Advanced HPV Diagnostics) Study Group. Evaluation of HPV-16 and HPV-18 genotyping for the triage of women with high-risk HPV + cytology-negative results. Am J Clin Pathol 2011;136(4):578-86.
35. Monsonego J, Hudgens MG, Zerat L, Zerat JC, Syrjänen K, Halfon P, et al. Evaluation of oncogenic human papillomavirus RNA and DNA tests with liquid-based cytology in primary cervical cancer screening: the FASE study. Int J Cancer 2011;129(3):691-701.
36. Monsonego J, Hudgens MG, Zerat L, Zerat JC, Syrjänen K, Smith JS. Risk assessment and clinical impact of liquid-based cytology, oncogenic human papillomavirus (HPV) DNA and mRNA testing in primary cervical cancer screening (The FASE Study). Gynecol Oncol 2012;125(1):175-80.
37. Rijkaart DC, Berkhof J, Rozendaal L, van Kemenade FJ, et al. Human papillomavirus testing for the detection of high-grade cervical intraepithelial neoplasia and cancer: final results of the POBASCAM randomised controlled trial. Lancet Oncol 2012 Jan;13(1):78-88.
38. Castle PE, Stoler MH, Wright Jr TC, Sharma A, Wright TL, Behrens CM. Performance of carcinogenic human papillomavirus (HPV) testing and HPV16 or HPV18 genotyping for cervical cancer screening of women aged 25 years and older: a sub analysis of the ATHENA study. Lancet Oncol 2011;12(9):880-90.
39. Naucler P, Ryd W, Törnberg S, Strand A, et al. Efficacy of HPV DNA testing with cytology triage and/or repeat HPV DNA testing in primary cervical cancer screening. J Natl Cancer Inst 2009 Jan 21;101(2):88-99.
40. Stoler MH, Wright Jr TC, Sharma A, Apple R, Gutekunst K, Wright TL, ATHENA (Addressing THE Need for Advanced HPV Diagnostics) HPV Study Group. High-risk human papillomavirus testing in women with ASC-US cytology: results from the ATHENA HPV study. Am J Clin Pathol 2011;135:468-75.
41. Monsonego J. Multicentric intra-epithelial neoplasia. J Reprod Med 1998;43(7):609-10.
42. Monsonego J, Zerat L, Catalan F, Coscas. Genital human papillomavirus infections: correlation of cytological, colposcopic and histological features with viral types in women and their partners. Int J STD AIDS 1993;4(1):13-20.
43. Monsonego J. Spontaneous screening: benefits and limitations in new development in cervical cancer screening and preventive. [Franco E, Monsonego J, editors.]. Oxford: Blackwell Science;1997. p. 220-4

Colo normal

Capítulo 5

J. Marchetta

Este capítulo, apesar de sua aparente banalidade, é, sem dúvida, um dos mais importantes da fisiologia e da fisiopatologia do colo, pois permitirá entender a formação da *zona de transformação* do colo, zona que adquire toda a sua importância no desencadeamento das patologias cervicais, pois é nesse nível, e somente nele, que nascem estados pré-cancerosos e, assim, os casos de câncer do colo. Essa zona é verdadeiramente *o ponto central da carcinogênese* e parece, portanto, essencial assimilar perfeitamente seu processo de constituição.

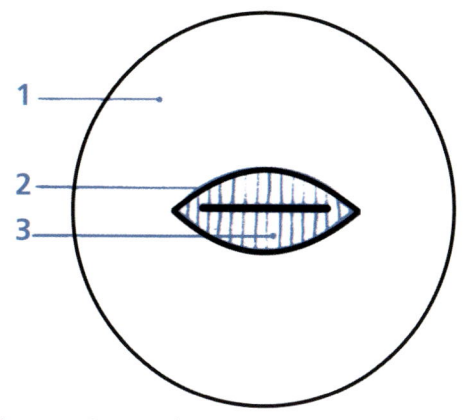

Figura 5.1. Esquema de um colo normal.
A junção escamocolunar está no orifício externo anatômico. 1: epitélio malpighiano; 2: junção; 3: epitélio colunar.

Definição

O colo "normal" corresponde a uma situação precisa e meio incerta, que constatamos, na verdade, muito raramente, isto é, que a junção entre os dois epitélios que recobrem o colo coincida exatamente com o orifício externo anatômico (figura 5.1).

Vamos analisar esses dois epitélios um pouco mais de perto, pois observaremos algumas de suas particularidades interessantes mais adiante (figura 5.2).

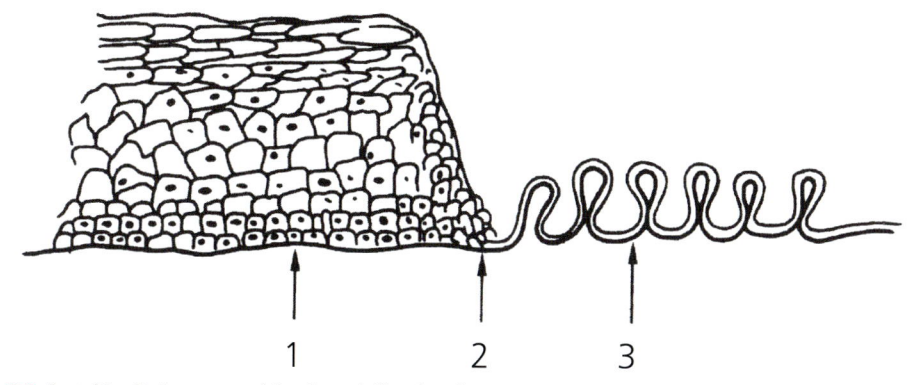

Figura 5.2. Corte histológico esquemático dos epitélios do colo.
Observe o aspecto da junção, que tem as mesmas características da camada basal do epitélio malpighiano.
1: epitélio malpighiano; 2: junção; 3: epitélio colunar.

> O epitélio malpighiano é formado por suas clássicas três camadas: a mais profunda é composta por células jovens e ativas que garantem a proliferação na espessura; a camada média corresponde à zona madura constituída por células ricas em glicogênio; a camada superficial é a do envelhecimento celular.

É um epitélio ativo, agora permanente em seus limites em uma frente celular análoga em sua camada profunda, apresentando uma tendência espontânea à proliferação para empurrar seu vizinho, o epitélio colunar. O epitélio malpighiano não possui qualquer receptividade hormonal.

> O epitélio colunar é, em contraparida, dependente de estrogênios. Formado por uma camada de células mucíparas, toda estimulação estrogênica favorece sua extensão na superfície, exteriorizando-o, portanto, do orifício externo do colo para fazê-lo proliferar no exocolo.

Devemos destacar que a membrana basal desse epitélio não é retilínea como a do epitélio malpighiano, mas formada por dobras sucessivas, de modo que a zona colunar nos aparece como "papilar", mas é descrita como "glandular" pelos histologistas (o observador clínico vê, de fato, grande quantidade de pequenas papilas, ao passo que o histologista constata depressões cheias de muco no córion, que chama, assim, de glândulas).

> Assim, a junção escamocolunar encontra-se no meio de um conflito permanente entre o epitélio malpighiano, que sempre busca se proliferar, e o epitélio colunar, que se exterioriza sob influência hormonal. Portanto é, assim, uma zona instável e móvel, uma linha de confronto, jamais estática e sempre com atividade celular.

O colo normal é, pois, aquele em que a arquitetura epitelial tem a oportunidade de ser perfeita e estável.

A carência de estrogênio, como se encontra na menopausa, induz uma ascensão da junção escamocolunar no endocolo (o epitélio colunar atrófico deixa o campo livre para o epitélio malpighiano se expandir).

O período de atividade genital é, em contrapartida, propício aos estados de hiperestrogênio (anovulação, pílula, partos etc.) e expõe, portanto, à extensão epitelial colunar no exocolo. Na prática, 45% dos colos apresentam essa situação, terminando na instalação do ectrópio.

Ectrópio

Ele se define como o transbordamento do epitélio colunar glandular de mais de 5 mm na periferia do orifício externo anatômico (figuras 5.3 e 5.4).

Pode ser congênito, mas, em geral, é adquirido:

- aos poucos, sob influência dos estrogênios;
- brutalmente, pelo estado obstétrico e pelo parto.

As papilas colunares podem, portanto, facilmente ser observadas na superfície do exocolo.

Com o ácido acético, as papilas adquirem aspecto ligeiramente mais brilhante; a aplicação de lugol leva a observar a iodo-negatividade dessa zona ectópica e permite reconhecer a posição muito exteriorizada da junção escamocolunar.

Observaremos que as papilas do ectrópio se espalham de maneira regular, são pequenas, empilhadas umas nas outras. O epitélio malpighiano aparenta ser muito mais espesso, liso, regular e adquire até certa saliência no nível da junção com relação à zona papilar (essa noção é interessante de ser observada, pois, como voltaremos a ver nas lesões condilomatosas, as proliferações papilares periorificiais de origem viral ficam, ao contrário, em relevo com relação ao plano do epitélio malpighiano).

Sendo um epitélio frágil e sensível, o ectrópio secreta um muco abundante, expõe as sobreinfecções, pode, facilmente, erodir e sangrar.

Aprendemos anteriormente a conhecer o epitélio malpighiano e a entender que este não permanece passivo perante seu vizinho colunar. Propenso a proliferar em suas bordas, suas fronteiras, não deixará o epitélio colunar ocupar por muito tempo a superfície exocervical. Ectrópio recém-formado, o epitélio malpighiano se lança na reconquista do terreno perdido por um processo de proliferação, comprimindo o epi-

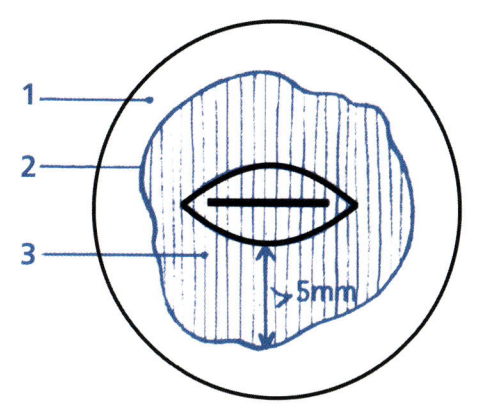

Figura 5.3. Esquema do transbordamento do epitélio glandular sobre o exocolo: constituição do ectrópio.
1: epitélio malpighiano; 2: junção; 3: epitélio colunar.

A metaplasia (meta = mudança) malpighiana corresponde à restauração de uma situação fisiologicamente desejável, graças a um processo de substituição progressiva, centrípeta e irreversível do epitélio colunar pelo epitélio malpighiano.

Devemos salientar que "metaplasia" é um termo mais histológico. Clínica ou colposcopicamente falando, as expressões corretas são: transformação ou remanejamento, reparação, cicatrização, regeneração, reepitelização etc.

O processo da metaplasia é um fenômeno espontâneo que se desencadeia a partir da constituição do ectrópio. Alguns fatores podem intervir para ativá-lo, principalmente a acidez vaginal (propriedades usadas, às vezes na terapêutica, para acelerar a cicatrização de um ectrópio).

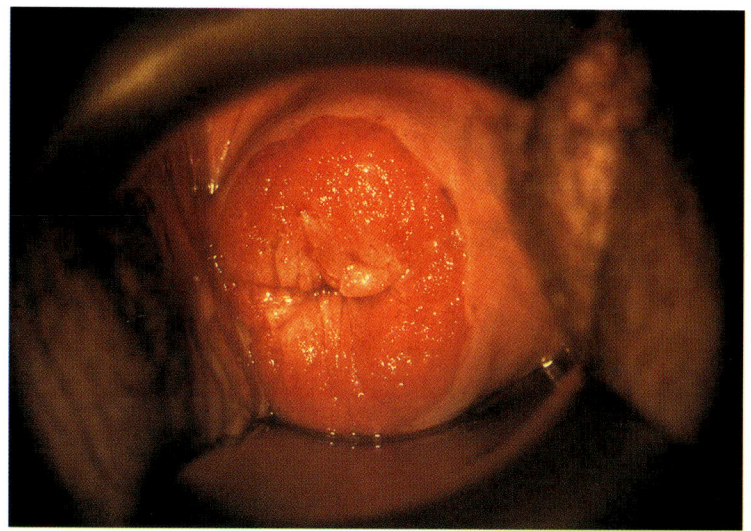

Figura 5.4. Ectrópio típico.

télio colunar para o seu orifício externo de origem. Este fenômeno de reconstrução corresponde à metaplasia malpighiana.

Metaplasia malpighiana

O processo de reepitelização do ectrópio é um longo e penoso trabalho que exigirá entre 5 e 15 anos.

Se a metaplasia for perfeita, o novo epitélio malpighiano que reconquistou a ectocérvice é de estrutura estritamente normal. As faixas epiteliais de recuperação têm constituição tipicamente malpighiana, corretamente madura, o que significa que não reagem ao ácido acético e que são perfeitamente iodo-positivas (figuras 5.5 e 5.6).

Colposcopia

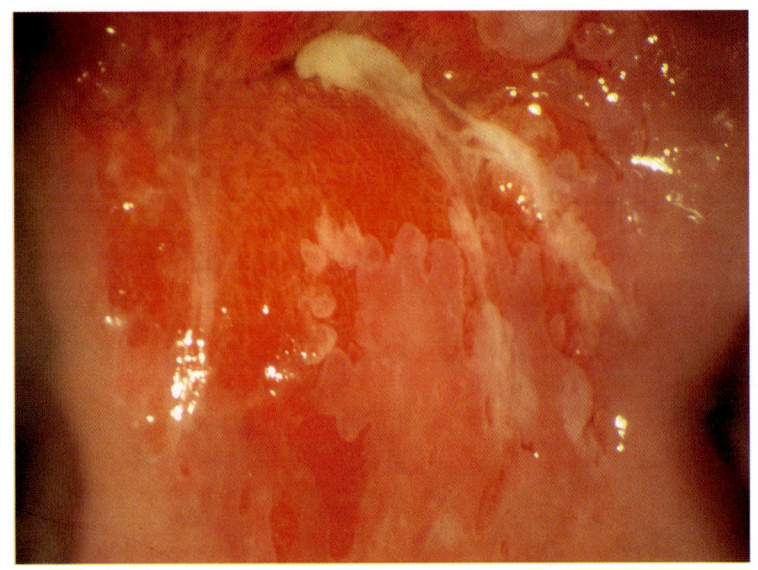

Figura 5.5. Faixa de metaplasia malpighiana não modificada pelo ácido acético.

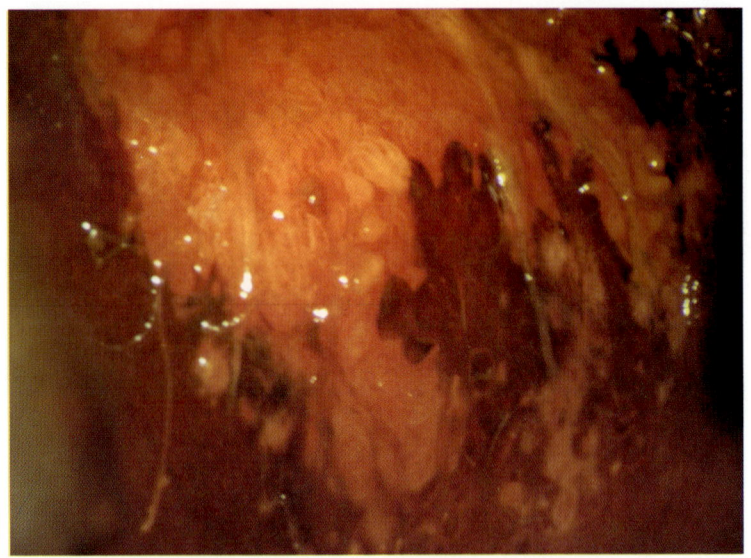

Figura 5.6. A mesma faixa iodo-positiva, portanto, madura (representando metaplasia típica).

O epitélio metaplásico não pode, portanto, ser reconhecido no exame direto nem na colposcopia (a metaplasia em evolução apenas é identificada pela disposição geográfica das faixas epiteliais no colo que estão avançando para o orifício externo).

É a transformação típica.

Zona de transformação normal e suas sequelas

Já entendemos que o processo de metaplasia permite a cobertura do colo, desde a periferia do ectrópio até o orifício externo, por um epitélio malpighiano neoformado.

Capítulo 5. Colo normal

Assim, a situação epitelial do colo que examinamos é a seguinte (figuras 5.7 e 5.8):

- epitélio malpighiano chamado de nativo (figura 5.7: **1**) na periferia, correspondente ao epitélio que nunca sofreu a invasão do ectrópio e que era limitado, por dentro, pela ex-zona de junção (figura 5.7: **2**) entre ele e o ectrópio;
- nova linha de junção escamocolunar (figura 5.7: **4**) que agora se encontra mais próxima do orifício externo do colo e que corresponde aos limites internos do epitélio metaplásico. Por dentro, o epitélio colunar (figura 5.7: **5**);
- entre a ex-zona de junção (ou seja, o epitélio malpighiano nativo) e a linha de junção atual, existe a superfície do colo recoberta pelo processo metaplásico. Essa zona é chamada de *zona de transformação* (figura 5.7: **3**). Se não comportar nenhuma patologia e a reconstrução for próxima da normal, dizemos que se trata de uma zona de *transformação típica*.

Teoricamente, essa zona não pode ser reconhecida no exame clínico, nem mesmo na colposcopia, mas frequentemente comporta sequelas que correspondem aos rastros do combate travado pelo epitélio malpighiano metaplásico para reconquistar o terreno perdido durante a proliferação do ectrópio.

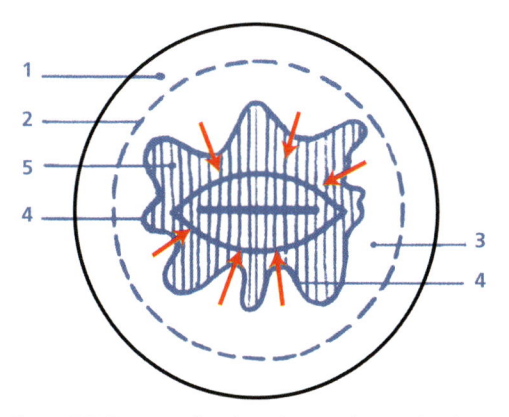

Figura 5.7. Esquema do colo após metaplasia malpighiana que chegou ao orifício externo anatômico com constituição da zona de transformação (ver texto).

Para entender a constituição dessas sequelas, convém precisar que o processo metaplásico pode ocorrer segundo dois mecanismos:
- metaplasia direta ou por deslizamento;
- metaplasia indireta ou *in situ*.

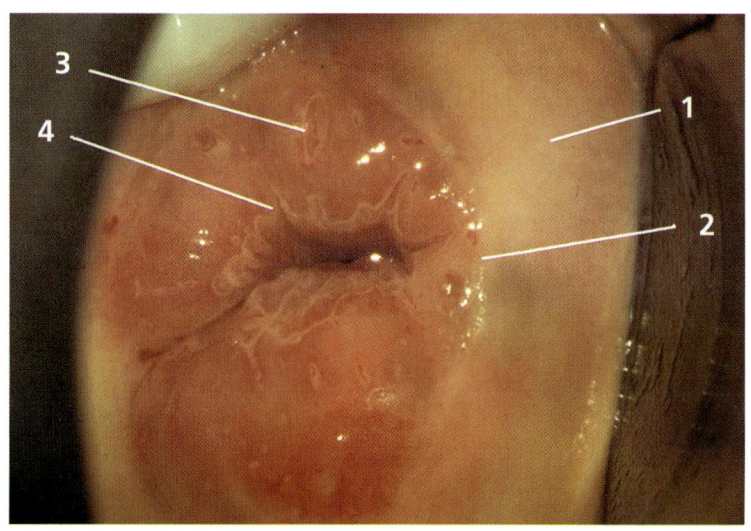

Figura 5.8. A zona de transformação.
Observe o aspecto espesso e regular do malpighiano nativo (1); a ex-junção do ectrópio (2); a cor rosada da zona de transformação com suas sequelas – ilhotas residuais (3); a junção atual perto do orifício externo festonada (4).

Metaplasia direta ou por deslizamento

É o processo mais frequente. A partir das bordas do ectrópio, ondas sucessivas de epitélio malpighiano irão se alastrar em direção ao orifício externo do colo. Elas avançam por linguetas que deslizam sob o epitélio colunar. As células multiplicam-se, empilham-se, diferenciam-se e amadurecem, provocando a esfoliação do epitélio colunar, erguido por essa proliferação.

Porém, nessa zona de reconquista, como geralmente acontece quando um território perdido deve ser reconquistado, nem tudo se passa de maneira bem regular, e as marcas dos combates são inúmeras. Algumas são muito importantes, pois entrarão em jogo de modo considerável na gênese das patologias cervicais, especialmente quando o colo for exposto ao papilomavírus.

> Entre as principais sequelas da transformação, devem-se notar:
> - os cistos de Naboth e as glândulas abertas;
> - as ilhotas residuais glandulares;
> - a junção festonada;
> - a progressão endocervical.

Cistos de Naboth e glândulas abertas

Muitas vezes, na pressa de avançar, o epitélio metaplásico não faz uma pausa para deslizar sob o epitélio glandular, mas avança, cobrindo-o. Assim, acabará deixando em profundidade, sob seu verniz malpighiano, as glândulas do epitélio colunar.

Se essas glândulas forem totalmente recobertas, serão capturadas no córion. Sua secreção mucosa não pode mais escorrer, e a glândula irá se esticar sob o epitélio. Ela constitui um cisto de Naboth (figura 5.9). Esses cistos podem ser de tamanho variável, às vezes mínimo, às vezes muito volumoso. Na superfície do cisto, correm vários vasos do córion, que se encontra entre o epitélio de superfície e a glândula mais profunda, vasos bem visíveis em razão do aspecto translúcido do muco subjacente.

Se o epitélio de cobertura deixar no nível da glândula um pequeno orifício que permita ao muco escorrer, forma-se uma glândula aberta (figura 5.10).

Esses pequenos buracos não devem ser confundidos, na colposcopia, com orifícios glandulares fechados, pois estes últimos podem trazer um valor patológico, ao contrário dos orifícios de glândulas em uma superfície metaplásica.

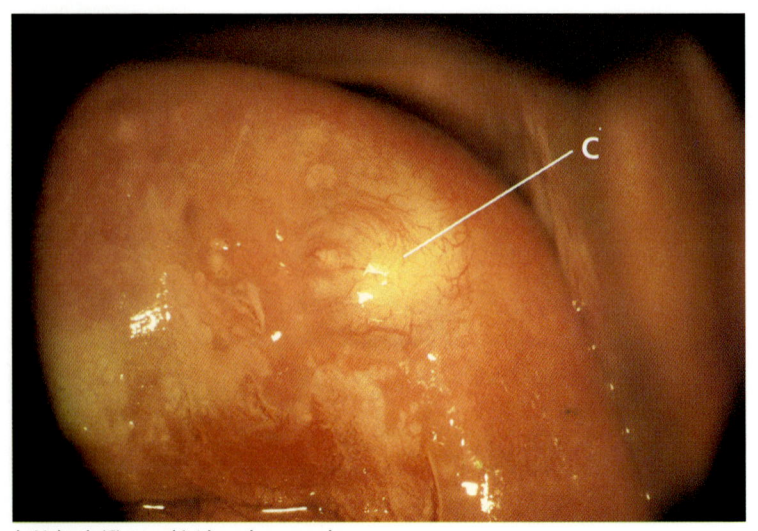

Figura 5.9. Cisto de Naboth (C), translúcido, sobre o qual correm vasos.

Capítulo 5. Colo normal

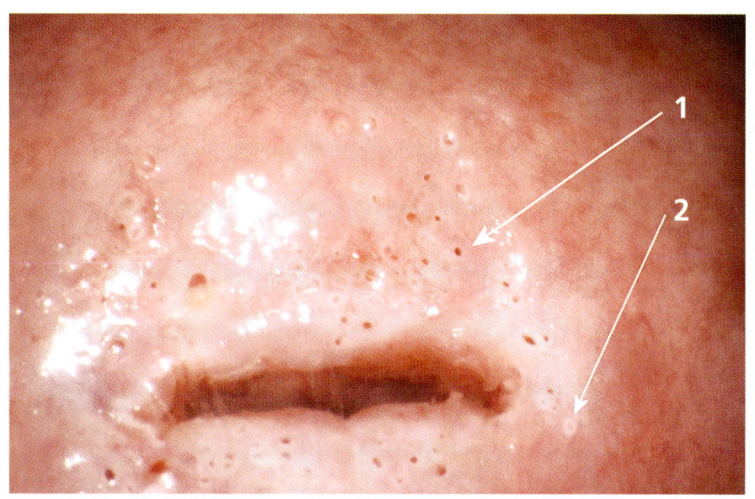

Figura 5.10. Diferencie esse "buraco" (1), correspondente a um orifício de glândula aberto, e este orifício glandular fechado (2).

Ilhotas residuais glandulares

Durante o processo de cobertura do ectrópio, tudo se passa como se as faixas de epitélio metaplásico encontrassem, diante delas, algumas bolsas de resistência por parte do epitélio glandular. Em vez de insistir, o epitélio de progressão contorna essas bolsas, que permanecem, portanto, em forma de ilhotas colunares. Essas ilhotas podem ser pequenas e dispersas (figuras 5.11 e 5.12) ou, ao contrário, representadas por grandes zonas glandulares, mas sempre permanecem totalmente contornadas pelo epitélio malpighiano. Sobretudo, é importante observar que, no nível de cada ilhota residual, cria-se uma junção escamocolunar que poderemos reconhecer na colposcopia pelo fino contorno branco característico sob ácido acético.

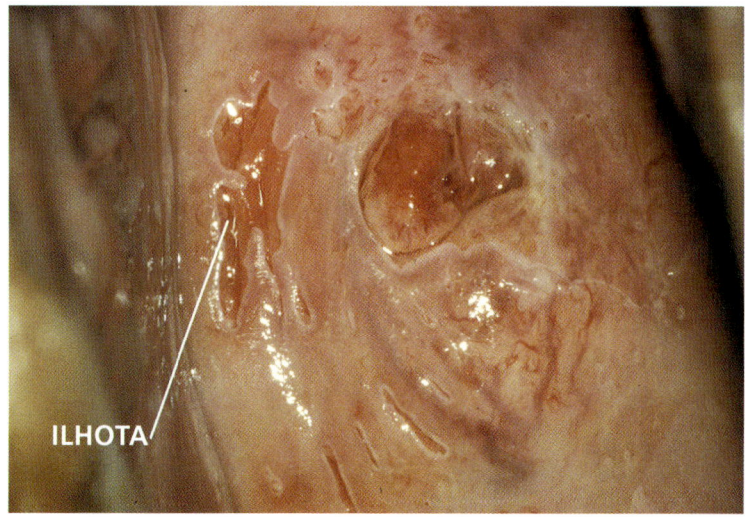

Figura 5.11. Grande ilhota residual que não foi movida durante a metaplasia.

Colposcopia

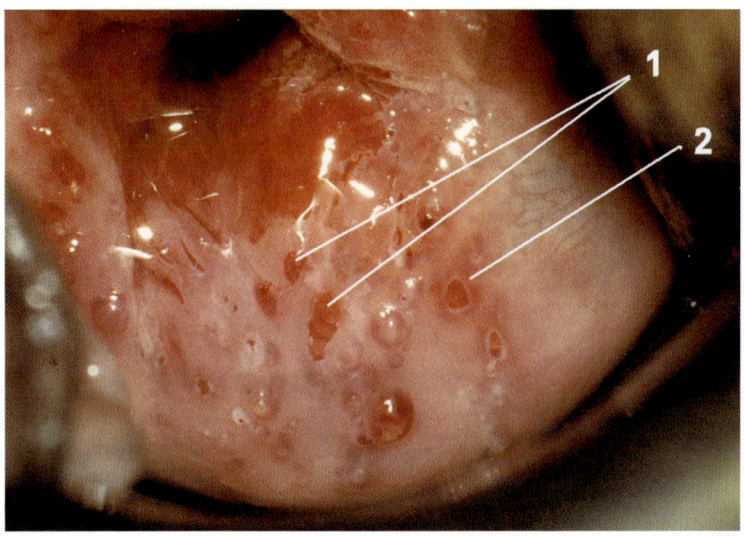

Figura 5.12. Várias ilhotas glandulares residuais (1) na zona de transformação.
Observe, sob ácido acético, o fino contorno branco que cerca cada ilhota (2), representando uma junção escamocolunar.

Junção festonada

Nem todas as faixas de epitélio metaplásico progridem na mesma velocidade na frente de reconquista, pois algumas avançam mais energicamente do que outras, que demoram a progredir. Assim, a nova junção escamocolunar não apresenta mais essa disposição concêntrica bem regular, como era vista na borda do ectrópio ou em um colo que não tenha sofrido qualquer perturbação. Agora sua topografia é irregular, contornada, festonada (figuras 5.13 e 5.14), às vezes de maneira muito significativa. Ela geralmente se torna difícil de acompanhar. Pode, até mesmo, perder seu caráter de linha bem desenhada e encontra-se mais diante de uma "faixa" ou "zona" de junção.

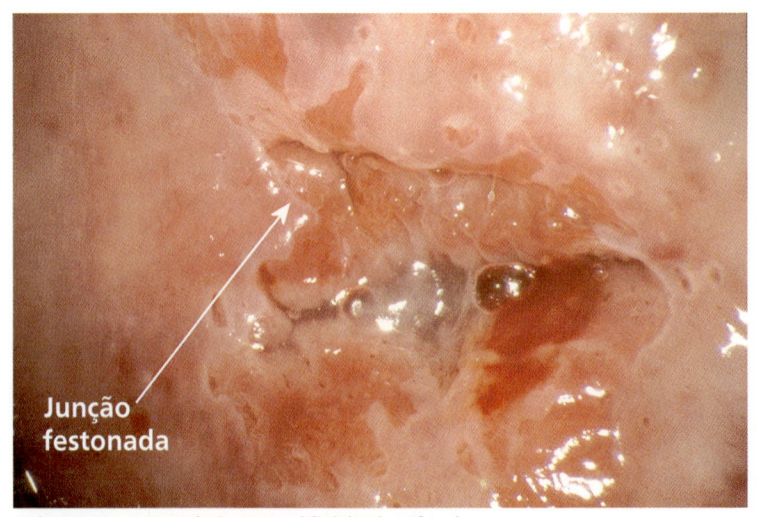

Figura 5.13. Junção bastante contornada, às vezes, difícil de identificar bem.

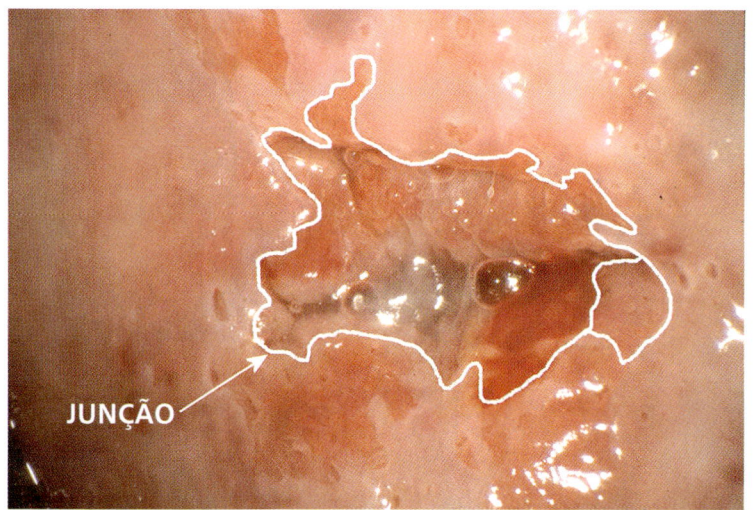

Figura 5.14. Mesmo colo da figura 5.13: a linha de junção foi salientada. Às 3 horas, é de definição incerta em decorrência da metaplasia.

Progressão endocervical

É raro que, durante uma reconquista de terreno perdido, o vencedor tenha a sabedoria de parar em suas antigas fronteiras.

Por isso o processo de metaplasia, chegando ao orifício externo do colo, continua avançando e começa sua ascensão pelo canal cervical. A junção irá, assim, progressivamente se encontrar ascensionada no endocolo, e sua identificação tornar-se-á cada vez mais difícil.

> Assim se constitui o colo remanejado, liso na periferia (epitélio malpighiano nativo), cheio de sequelas em toda a sua zona de transformação, comportando uma junção escamocolunar irregular e geralmente endocervical (figuras 5.15 e 5.16).

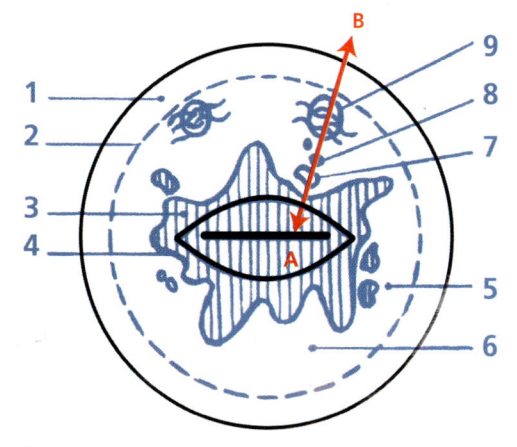

Figura 5.15. Esquema do colo remanejado.
1: epitélio malpighiano nativo; 2: ex-junção com o ectrópio; 3: epitélio colunar; 4: junção atual; 5 e 6: zona de transformação; 7: ilhota residual; 8: glândula aberta; 9: cisto de Naboth.

Entretanto, essa transformação, ainda que comportando sequelas, não contém nenhum elemento patológico e trata-se, portanto, de uma *transformação típica*.

Sob o olhar do observador, a zona de transformação às vezes é fácil de ser identificada, pois o epitélio, muitas vezes mais fino nesse nível (figura 5.8), forma uma zona periorificial mais rosada do que no nível do epitélio malpighiano nativo, que é mais espesso.

Às vezes a importância das sequelas nessa zona pode preocupar em uma primeira abordagem (glândulas abertas que dão impressões de orifício glandular, cistos de Naboth bastante grandes, cobertos de vasos, ou de pequeno volume, formando estranhos pontos brancos, múltiplas ilhotas glandulares proporcionando um aspecto heterogêneo etc.). Uma análise colposcópica mais refinada não falhará, pois não encontraremos nessa zona qualquer sinal suspeito de gravidade.

Colposcopia

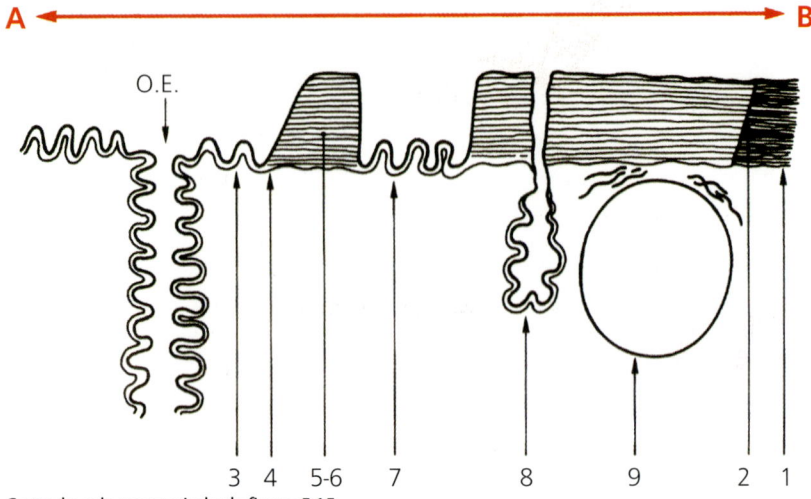

Figura 5.16. Corte do colo remanejado da figura 5.15.
1: epitélio malpighiano nativo; 2: ex-junção com o ectrópio; 3: epitélio colunar; 4: junção atual; 5 e 6: zona de transformação; 7: ilhota residual; 8: glândula aberta; 9: cisto de Naboth.

Metaplasia indireta

Nesse mecanismo, a reconstrução do epitélio malpighiano nasce dentro do próprio epitélio colunar, e não ao redor (figura 5.17).

Nascido a partir das células de reserva situadas sob as células colunares, esse novo epitélio pode, na prática, partir de qualquer lugar e estender-se desordenadamente, mais ou menos reunido pelas faixas de metaplasia direta. Esse mecanismo pode existir tanto na superfície do colo quanto dentro do canal cervical e, portanto, passar despercebido na observação.

Os dois fenômenos podem coexistir, e alguns veem neles um único e mesmo processo, se formos considerar que a proliferação celular da frente malpighiana se origina, na verdade, da multiplicação das células subcolunares de reserva na linha de junção entre os dois epitélios.

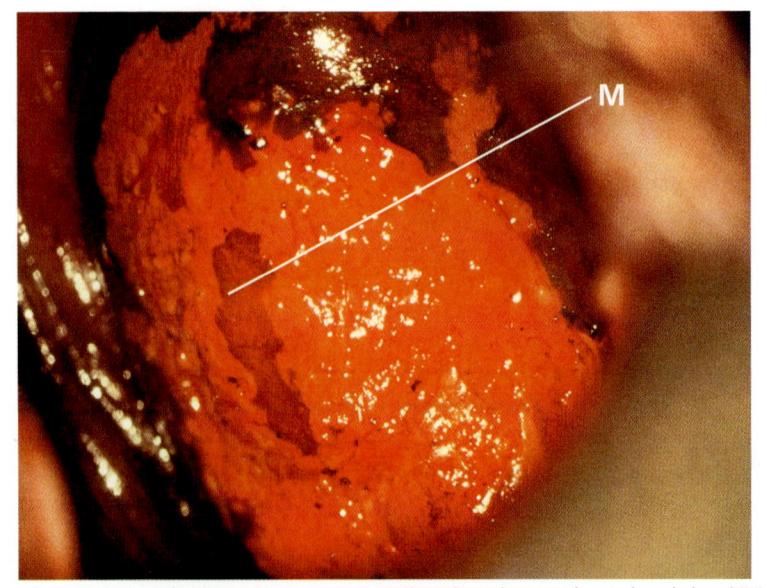

Figura 5.17. Faixa de metaplasia malpighiana *in situ* em um epitélio colunar bem evidenciado pelo lugol (M).

Conclusão

- Portanto, entendemos, pela análise do colo normal e de sua transformação, que a metaplasia malpighiana, gerando a instauração de uma zona de transformação da qual lembraremos como principais sequelas a formação de ilhotas residuais e uma junção muito festonada, permitiu sobremultiplicar as junções escamocolunares.
- O papilomavírus, agente patogênico essencial no desencadeamento dos processos displásicos, só penetra em um epitélio pela camada basal para ser replicado no nível da camada de maturação. O epitélio malpighiano, recoberto com sua camada superficial, defende-se bem contra o vírus, exceto no nível da junção, que é seu verdadeiro "calcanhar de Aquiles": nesse nível, de fato, vimos (figura 5.2) que o epitélio malpighiano apresenta uma frente celular análoga a uma camada basal.
- Assim, pela multiplicação das junções em seu nível, a zona de transformação representa o local privilegiado para penetração do papilomavírus. Por isso, é no nível dessa região, e somente nesse nível, que nascerão os processos displásicos, e é aí que se situa o foco da carcinogênese.
- A triagem dos estados pré-cancerosos do colo se baseia, assim, em uma análise dessa zona, e é essencialmente em seu nível que devem ser realizados os esfregaços de rastreamento.

Transformações atípicas

Capítulo 6

J. Marchetta ■ J.-P. Bilhaut

Na "história" do colo normal que descrevemos, assistimos a um processo de metaplasia normal; assistimos, portanto, a uma transformação típica.

Infelizmente, na zona de transformação, desvios podem ser observados e gerar transformações atípicas, que iremos abordar.

> Esses desvios procedem de dois processos radicalmente diferentes:
> - um que poderíamos qualificar de parapatológico e que corresponde, em geral, a uma reepitelização distrófica do ectrópio, sendo o epitélio subnormal certamente diferenciado, mas desprovido de glicogênio, comportando, às vezes, uma queratinização na superfície: é o que chamamos de transformação atípica de grau I (ZTA I). Encontramos no colo um nítido desvio em relação a uma transformação típica sem, entretanto, observar sinais de gravidade, pois é um processo de cicatrização, mesmo sendo distrófico;
> - o outro é francamente patológico. É a transformação atípica de grau II (ZTA II). Não se trata mais de um desvio do fenômeno da metaplasia, mas uma verdadeira proliferação patológica que se desenvolve no colo, em geral a partir da junção, e estende-se progressivamente para a periferia, processo correspondente, na maioria das vezes, a displasias mais ou menos graves. Nessas zonas anormais, ao contrário das ZTA I, são observados sinais de gravidade que vamos detalhar.

Transformação atípica de grau I (ZTA I)

Fisiopatologia

Vimos como um colo ocupado por um ectrópio "cicatriza" de acordo com um processo de metaplasia que, na colposcopia, chamamos de transformação. Esta é dita "típica" quando o epitélio malpighiano neoformado, que reocupou o terreno exocervical invadido pelo epitélio colunar do ectrópio, reconstituiu-se conforme a mesma organização histológica que um epitélio malpighiano normal, caracterizado por maturação correta com carga em glicogênio, dando-lhe uma iodo-positividade no teste de Schiller (figura 6.1).

Porém, ocorre, com frequência, que o epitélio malpighiano metaplásico favorece quantidade em vez da qualidade, e tudo se passa como se amontoasse suas células sem fazer uma pausa para se estruturar corretamente.

Histologicamente, as células certamente são células epiteliais, mas desprovidas de glicogênio, o que é uma noção muito importante, pois explica a iodo-negatividade dessas zonas (figura 6.2).

Em seu avanço rumo ao orifício externo, o tecido malpighiano de reparação procede mais por "recobertura" do epitélio colunar papilar do que por deslizamento sob esse epitélio. A multiplicação celular malpighiana preencherá esses espaços interpapilares (figura 1.10), e o enchimento desses espaços acaba esmagando as papilas, que se empilham e juntam-se.

Colposcopia

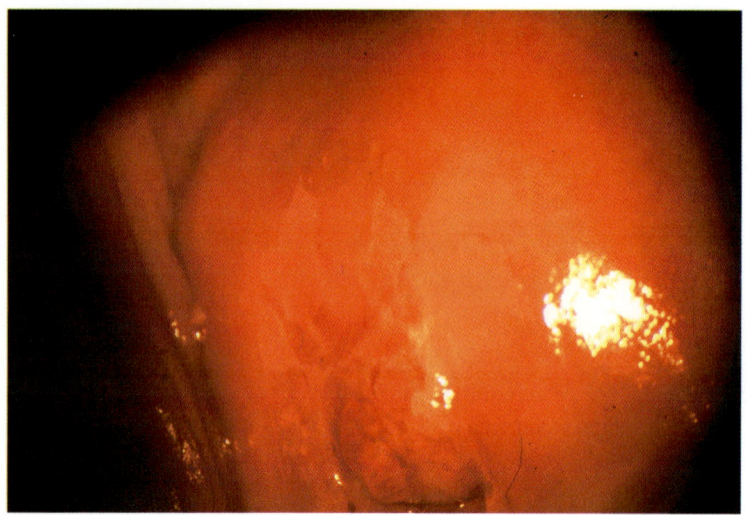

Figura 6.1. ZTA I. Acidofilia discreta.

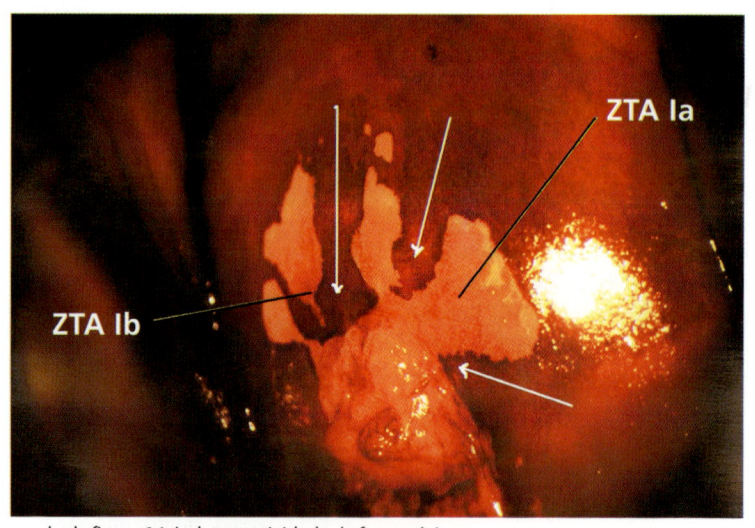

Figura 6.2. Mesmo colo da figura 6.1. Iodo-negatividade de forma típica.
As setas brancas indicam os trajetos das faixas de transformação típica, cercando as zonas imaturas, explicando a topografia das zonas de ZTA I.

Este fenômeno é importante, pois explica a formação de certas imagens colposcópicas de ZTAs I, principalmente os aspectos pontilhados e em mosaico.

Por fim, no plano dinâmico, entendemos que o processo de metaplasia é centrípeto, uma vez que a recobertura do ectrópio é feita da periferia para o orifício externo. As zonas de metaplasia imaturas vão se encontrar contornadas por progressão idêntica de epitélios maduros, enfileirando rumo ao centro do colo, e essas zonas maduras vão, portanto, cercar aos poucos as faixas de epitélios imaturos à medida que se aproximam do orifício externo (figuras 6.1 e 6.2). Isso explicará a disposição topográfica das ZTAs I, triangulares na base periférica e com ponta centro-cervical.

Assim se forma uma transformação imatura, da qual salientaremos algumas características importantes:
- o epitélio malpighiano imaturo começa bruscamente, quase célula a célula, ao lado do epitélio malpighiano maduro;
- o epitélio malpighiano imaturo apresenta células quase idênticas do fundo até a superfície, portanto, com algumas atividades nucleares de superfície (figura 1.10);
- uma discreta paraqueratose na superfície;
- a ausência total de carga em glicogênio.

Estádios

A fisiopatologia nos permitiu entender que se tratava de um tecido evolutivo, mas que acaba por se estabilizar quando o processo de metaplasia alcança seu objetivo, ou seja, o orifício externo do colo.

Para explicar as características evolutivas desses tecidos, a transformação atípica de grau I foi separada em dois estádios evolutivos colposcópicos, mas que fazem parte de um único e mesmo processo:
- o "estádio a" corresponde a um estádio inicial e de evolução em curso;
- o "estádio b" corresponde a uma evolução concluída, portanto, estável.

Devemos salientar que não existe noção de gravidade entre os estádios a e b, mas a simples diferença de evolução no tempo.

Critérios colposcópicos

ZTA Ia

Sem preparação

Sem preparação, uma ZTA I não é visível.

Com ácido acético

- Ligeira acidofilia (figura 6.1) em razão da espessura tecidual, da ligeira atividade celular de superfície e da paraqueratose. Assim, esta acidofilia é pouco marcada, lisa, regular, sem relevo, sem sinais de gravidade, isto é, sem orifícios glandulares fechados, ainda que possam existir alguns quando o epitélio metaplásico passa por cima do epitélio colunar e esquece de preencher algumas glândulas ou espaços interpapilares. O centro desses orifícios é, contudo, pouco marcado, os orifícios são dispersos, separados uns dos outros, pouco numerosos e nunca apresentam deformação. Estão situados, basicamente, na zona de progressão.
- Nenhuma atipia vascular.
- Pontilhados e mosaicos: o processo fisiopatológico de preenchimento dos espaços interpapilares explica a observação, nessas ZTA I, de aspectos pontilhados (figura 1.8) – correspondendo cada ponto à persistência de uma papila – e de mosaicos (figura 6.3) – as muretas quadriculadas são formadas pela aglomeração das papilas esmagadas. Entretanto, esse mosaico é bem regular, seus pavimentos bem desenhados e as muretas formam quadriculados bem fechados, critérios esses que o distinguem dos mosaicos de origem displásica, em que os pavimentos são mais irregulares e geralmente abertos.

Com Iugol

- Aspecto iodo-negativo em razão da ausência de carga em glicogênio deste tecido.
- Contornos nítidos. A zona imatura está, de fato, separada do epitélio malpighiano normal por um limite muito nítido, praticamente de uma célula a outra.
- Sua disposição topográfica é particularmente bem evidenciada pelo teste de Schiller: aspecto triangular de base periférica e ponta central. De fato, o processo sempre parte das bordas do ectrópio e da transformação normal, que viaja mais rapidamente em direção centrípeta, fecha aos poucos a zona imatura, que acaba em ponta na direção do centro do colo (figuras 6.2 e 8.8).

ZTA Ib

Ela apresenta, exatamente, as mesmas características colposcópicas que a ZTA Ia, mas a reepitelização, ao alcançar o orifício externo anatômico, para. Essa ZTA I é chamada de b, pois sua junção é feita com o epitélio colunar situado no orifício do colo, o que marca o final do processo de transformação.

Colposcopia

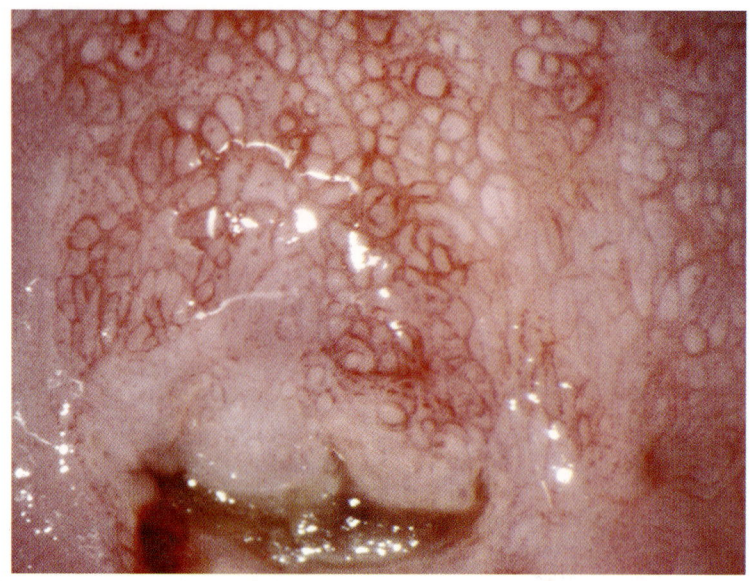

Figura 6.3. Mosaico de ZTA I com alguns pontilhados.

Nesse estádio, às vezes se constata que a ponta da ZTA I não alcança mais a junção (figura 6.2) e que existe uma pequena zona madura, portanto, iodopositiva, entre essa ponta e a junção.

Algumas formas clínicas

A zona de metaplasia imatura às vezes busca amadurecer. Isso pode-se produzir na borda, mas, com frequência, de maneira irregular no próprio interior da ZTA I. Essa busca por maturação com recarga irregular de glicogênio geralmente é induzida por HPV. A ZTA I adquire, neste caso, aspectos iodo-negativos heterogêneos (figura 6.4) – voltaremos com mais detalhes a essas descrições quando abordarmos as viroses (ver capítulo).

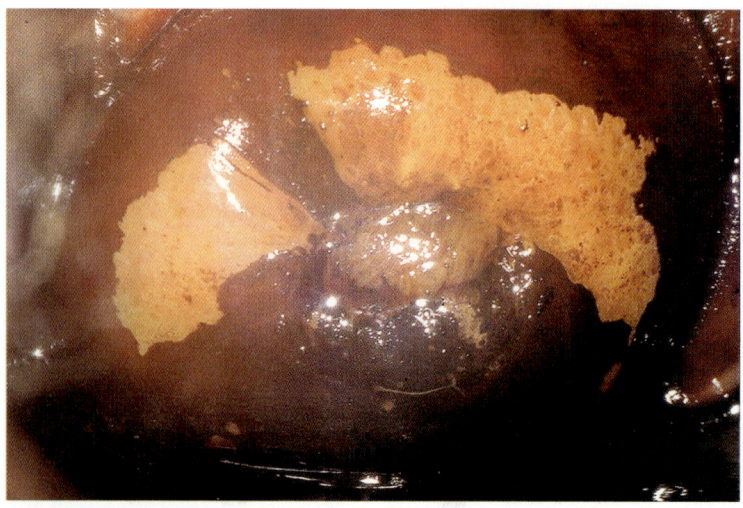

Figura 6.4. Grande zona de ZTA I heterogênea.
Observe a topografia centrípeta das zonas iodo-negativas.

A ZTA I corresponde quase sempre a uma zona condilomatosa acompanhada de uma reação displásica leve. Essa situação explica a baixa especificidade da colposcopia, pois uma zona de ZTA I pode, portanto, conter uma patologia inicial.

As ZTAs I podem-se estender de um a quatro quadrantes, adquirindo, neste último caso, um aspecto circunferencial em torno do epitélio glandular residual periorificial (figuras 6.5 e 6.6). Essas imagens, geralmente em pontilhado ou em mosaico (figura 6.3), às vezes são impressionantes, pois ocupam o colo inteiro. É sua regularidade, seu aspecto pouco marcado e uma tendência à iodo-positividade heterogênea que tranquilizam, e daí concluir-se ser uma ZTA I (a zona de gravidade sempre é francamente iodo-negativa; o aspecto em lugol é, pois, um elemento fundamental do diagnóstico diferencial).

Algumas ZTAs I antigas podem-se queratinizar. A zona adquirirá, portanto, aspecto leucoplásico no exame sem preparação, não será modificada pelo áci-

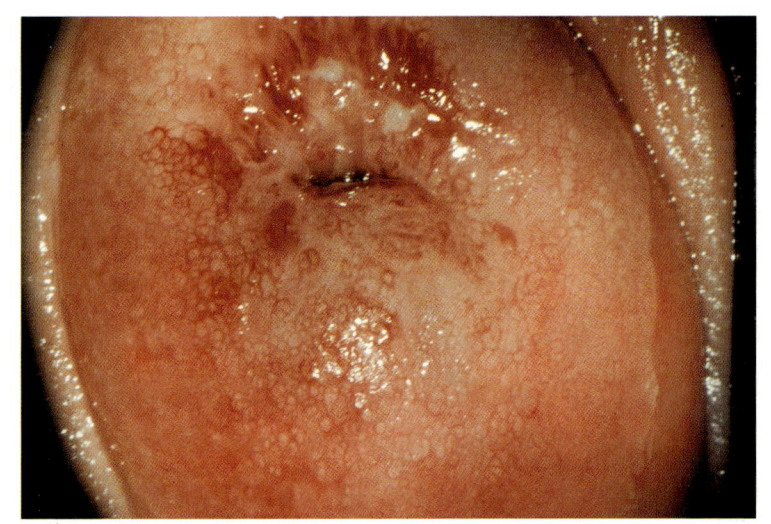

Figura 6.5. ZTA I circunferencial ocupando todo o colo.

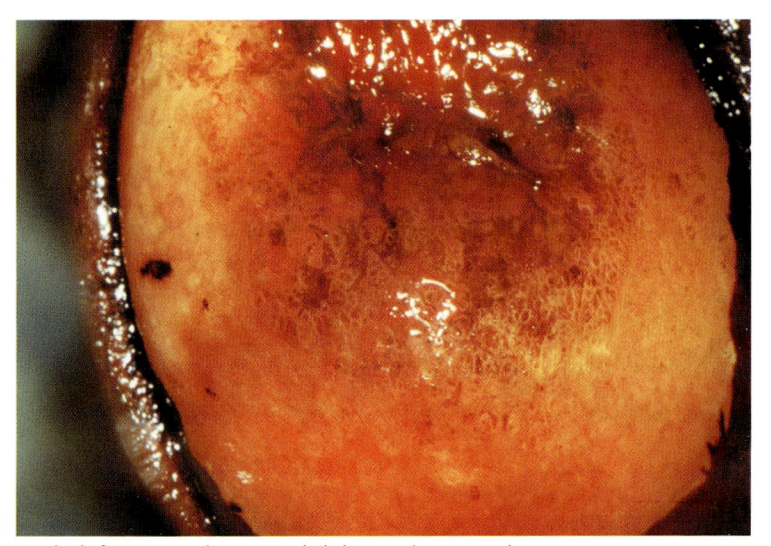

Figura 6.6. Mesmo colo da figura 6.5. Iodo-negatividade heterogênea central.

do acético e conservará seu caráter iodo-negativo com bordas nítidas.

> Para concluir, lembremos que a ZTA I não é um estádio preliminar de uma ZTA II. Ainda que os dois quadros possam coexistir num mesmo colo, não existe entre eles qualquer vínculo de causalidade conhecido.

Transformação atípica de grau II (ZTA II)

Fisiopatologia

Terminam por aqui processos de "reparação": as ZTAs II são zonas de "proliferação" patológica.

Termina o caráter plano dos epitélios de regeneração. As ZTAs II comportam sempre a noção de epitélio vegetante, dando-lhe certo relevo mais ou menos marcado com relação ao resto do colo.

Diante de uma ZTA II, uma biópsia é sempre necessária, pois há 70% de chances de se encontrar em seu nível um processo displásico.

> Lembremos dois pontos importantes:
> - a ZTA II não é uma forma agravada da ZTA I;
> - o termo ZTA II não tem correspondência alguma com o de NIC II.

Estádios

A classificação das ZTAs II segundo a *Société Française de Colposcopie* reconhece três graus: ZTA IIa, b ou c. Não detalharemos demais esses três graus, que não trazem um valor diagnóstico importante, mas que vêm, talvez, complicar um pouco a assimilação dessas noções pelo jovem colposcopista. Esses três estádios correspondem, na verdade, aos graus mais ou menos marcados da destruição epitelial, indo:

- do epitélio ainda intacto (ZTA IIa) com simples aspecto congestivo periorificial;
- passando por um princípio de erosão com predominância das zonas vermelhas ou de aspectos leucoplásicos (ZTA IIb);
- até o processo destrutivo com córion alterado e ulceração (ZTA IIc). As zonas vermelhas predominam e a reação acidófila não consegue mais se expressar.

É importante, antes de mais nada, realizar o diagnóstico colposcópico de transformação atípica de grau II baseando-se no conhecimento de sinais de gravidade.

Critérios colposcópicos

Exame sem preparação

O aspecto é dominado pela inflamação, portanto, por zonas vermelhas que podem ir até a ulceração.

Com ácido acético

Acidofilia: corresponde à extrema riqueza proteica das células displásicas. É branca fosca, espessa, irregular, em sobrelevação com relação ao tecido normal. Os contornos geralmente são mal definidos na zona de progressão (figura 6.7).

Topografia da zona lesional: traduz o processo expansivo e proliferativo que partiu da junção próxima ao orifício externo e estendendo-se no colo até sua periferia (figuras 1.10, 6.7 e 6.8). A zona patológica apresenta, pois, uma base maior perto do orifício externo e estende-se de maneira centrífuga, triangular, de topo periférico (é, portanto, uma topografia tipicamente inversa das ZTAs I).

Imagens de mosaico e pontilhado (figura 6.8):

- os pontilhados correspondem aos avanços conjuntivovasculares do córion no epitélio patológico (figura 1.9);
- os mosaicos são construídos pelo afundamento das massas de epitélio proliferativo em profundidade. Esse mosaico geralmente é bem marcado, feito de pavimentos irregulares e muito mais patológicos quando estes estão abertos, isto é, formados apenas por três lados (traduzindo a reunião das massas tumorais entre eles). Os pavimentos de mosaico geralmente são marcados, em sua parte central, por um traço vermelho que corresponde a uma expansão vascular totalmente desfavorável (figura 6.8).

Tendência à progressão endocervical das lesões (figura 6.9): a junção entre a zona patológica e o epitélio colunar está no endocolo, às vezes apenas em uma parte de seu contorno. A altura da ascensão endocer-

Capítulo 6. Transformações atípicas

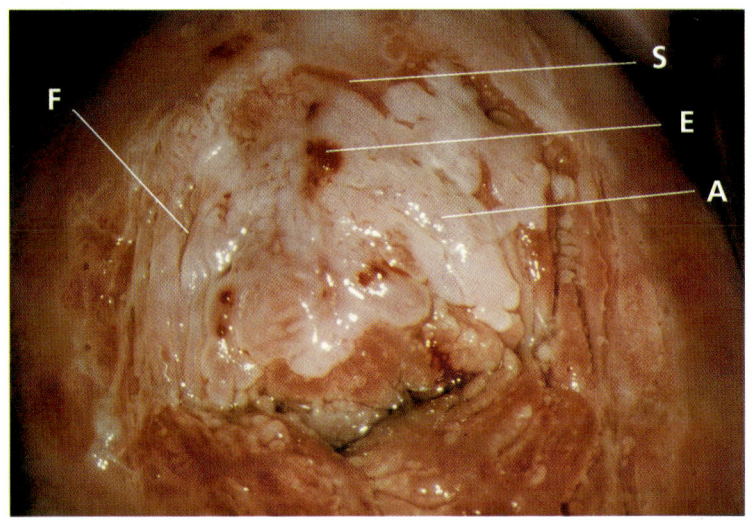

Figura 6.7. Acidofilia intensa (A) de ZTA II com erosão (E), saliência vermelha (S) e falhas (F).

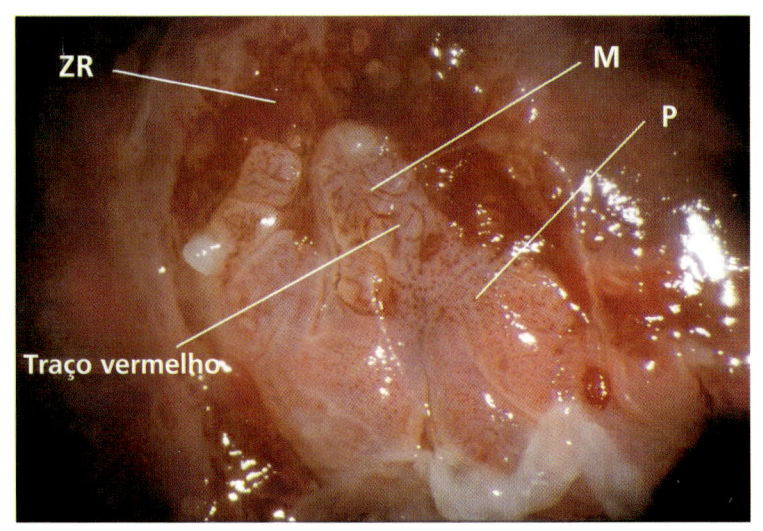

Figura 6.8. Mosaico (M) e pontilhado (P) de ZTA II contornados por uma zona vermelha (ZR).

Colposcopia

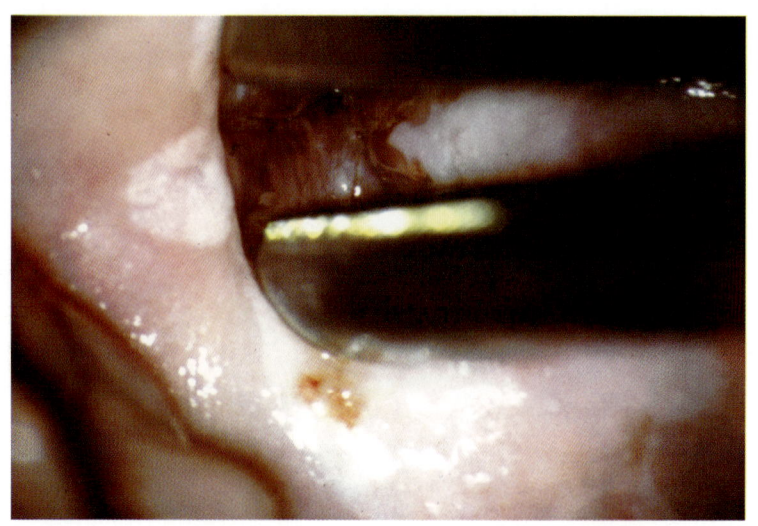

Figura 6.9. ZTA II (acidofilia espessa, erosões) com ascensão endocervical (em uma verdadeira seta!).

vical deve, sempre, ser perfeitamente anotada no relatório, pois essa noção adquirirá muito valor durante o tratamento.

Orifícios glandulares fechados: de maneira espessa, podem-se encontrar deformados em fenda (figura 6.10 e ver figura 8.22), deformação de valor desfavorável importante. No máximo, podem-se criar verdadeiras falhas de alguns milímetros de comprimento.

Zona vermelha perilesional: a congestão do córion sublesional é importante, mas a espessura e a intensidade da acidofilia mascaram essa vermelhidão coriônica. Em contrapartida, na periferia da zona patológica, a inflamação do córion que transborda a zona acidófila pode ser novamente observada em forma de um contorno vermelho que cerca a acidofilia (figuras 6.8 e 6.12: ZR). Este aspecto está no oposto daqueles das ZTA I, em que as zonas vermelhas estão sempre dentro da zona acidófila. Essa disposição da zona vermelha nas ZTA II é descrita sob a forma de "gota vermelha" perilesional.

Região leucoplásica: geralmente situada dentro da própria zona patológica (figura 6.11). Ela representa um grau mais avançado de ZTA II e impõe sempre uma biópsia em seu nível.

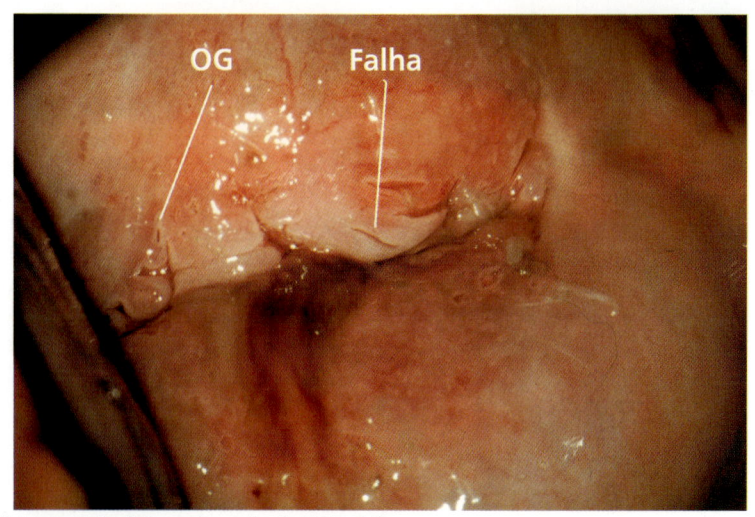

Figura 6.10. Orifício glandular deformado em fenda (OG) e falha.

Capítulo 6. Transformações atípicas

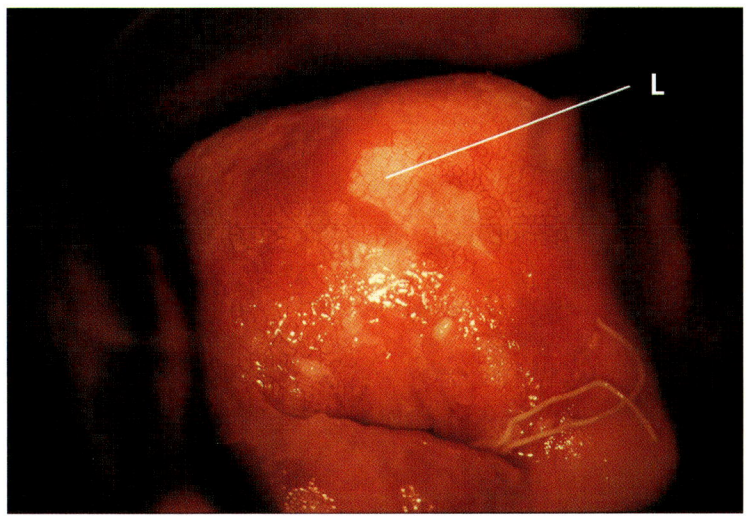

Figura 6.11. Leucoplasia de gravidade (L) em um mosaico extenso.

Imagens vasculares patológicas:
- a mais característica é o aspecto de grande vaso rígido sem arborescência em um trajeto relativamente curto, traduzindo o crescimento desse vaso para a superfície por meio de um processo patológico subjacente (figura 1.6);
- pode-se tratar, também, de irregularidades quanto a formas (aspecto em forma de grampo para cabelo ou saca-rolhas) ou tamanhos, sendo que os vasos podem ser até 10 vezes maiores que os vasos geralmente observados (figura 6.12).

Com lugol

A zona de ZTA II certamente aparece iodo-negativa, uma vez que o epitélio patológico não apresenta maturação correta; portanto, não há carga em glico-

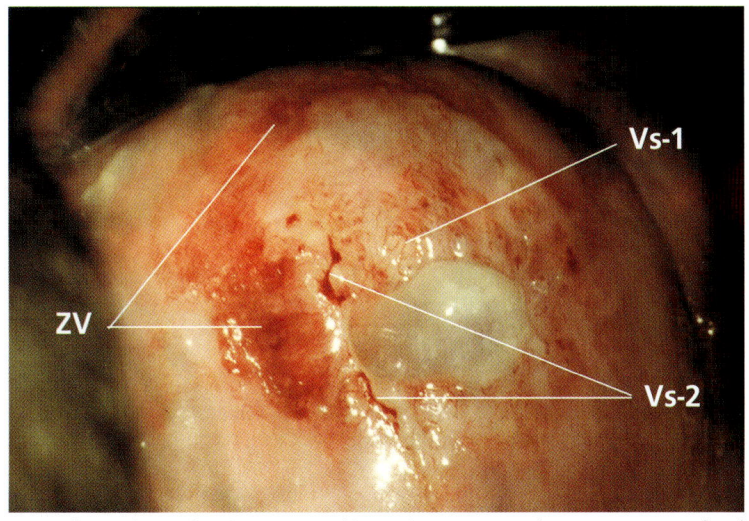

Figura 6.12. Zona vermelha perilesional (ZV) e vasos patológicos (Vs-1: contornados como grampos de cabelo; Vs-2: de calibre aumentado e deformado).

Colposcopia

gênio. Trata-se sempre de uma iodo-negatividade franca e nunca de um aspecto iodo-heterogêneo (a eventual infestação por HPV não se traduz mais num epitélio displásico avançado). Às vezes as imagens de mosaico ou pontilhado podem, ainda, ser observadas com lugol.

A iodo-negatividade grave toma um aspecto amarelo-pálido, geralmente representando a necrose do tecido (figura 6.13). Convém reparar bem nessa característica, pois, dentro de uma região iodo-negativa, é preciso, obrigatoriamente, concentrar a biópsia nesses aspectos amarelo-pálido, no nível dos quais se abriga, em geral, o máximo de gravidade.

Os *limites das zonas iodo-negativas de uma ZTA II* são imprecisos. Isso não parece particularmente evidente para o jovem observador, pois esse aspecto "impreciso" corresponde ao desnível entre a lesão proliferativa e o epitélio normal, o que dá, portanto, uma impressão de menor nitidez comparada a uma ZTA I (figura 1.14).

Devemos lembrar que ZTA I e ZTA II podem estar associadas ao mesmo colo, e essa situação não é rara. Nesse caso, as zonas ZTA I são periféricas; as zonas de ZTA II são mais centrais (figura 6.14).

O diagnóstico de ZTA II baseia-se em uma análise colposcópica rigorosa da zona patológica que deve proceder por etapas sucessivas:

- o aspecto global da zona sempre em ligeira sobrelevação;
- a topografia que se estica de forma centrífuga no exocolo;
- a pesquisa intensiva dos sinais de gravidade com um máximo de anomalias próximo ao orifício externo.

As ZTAs II são de interesse primordial em colposcopia, e é mais importante identificar uma ZTA II com relação a uma ZTA I para sempre realizar sua biópsia do que diferenciar as ZTAs II entre a, b ou c.

Lembremos, por ora, essa terminologia da Société Française de Colposcopie, que tem o mérito de diferenciar os processos de cicatrização distrófica (ZTA I) dos processos lesionais proliferativos (ZTA II), mas entendamos que o essencial é reconhecer as zonas que apresentam perturbação que podemos qualificar como "menores" com relação às zonas que abrigam perturbações "maiores".

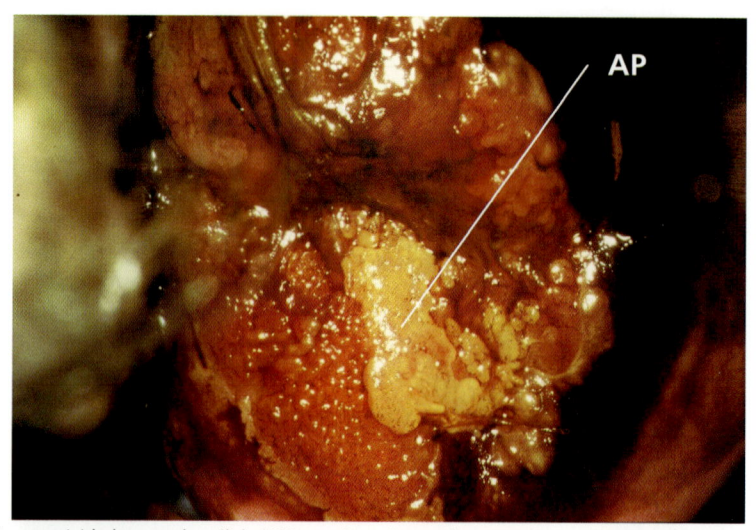

Figura 6.13. Iodo-negatividade amarelo-pálida (AP) em relevo dentro de uma iodo-negatividade alaranjada.

Capítulo 6. Transformações atípicas

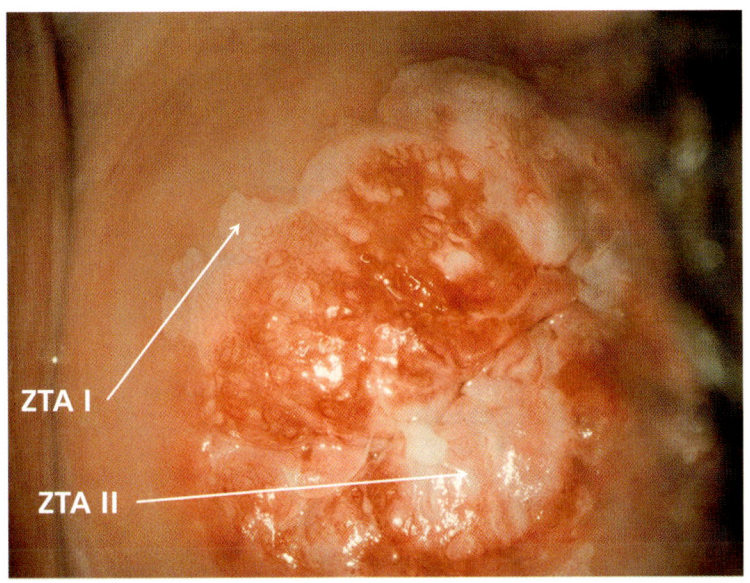

Figura 6.14. Associação ZTA I e ZTA II.
A ZTA I está na periferia do colo. A ZTA II é central, sai do endocolo e é cercada por um contorno vermelho perilesional.

Colposcopia das lesões infecciosas não virais

CAPÍTULO 7

J.-P. Bilhaut

Embora a observação colposcópica das lesões infecciosas não virais não desfrute, certamente, da mesma popularidade de interesse junto aos ginecologistas que aquela das lesões virais por HPV, nem por isso apresenta menos importância.

Ela é mais frequente na prática do que a virose. As imagens colposcópicas enriquecem a clínica e melhoram a eficácia do diagnóstico.

Em vários casos, pode-se economizar a cultura bacteriológica com uma probabilidade suficiente para decidir sobre a escolha terapêutica. A observação colposcópica traz, além disso, interessantes elementos fisiopatológicos sobre a reação das mucosas à infecção.

Estudaremos, sucessivamente, as lesões clássicas de erosão e de ulceração, bem como as cervicites secundárias, para desenvolver mais na segunda parte o estudo das colpites, que apresentam maior importância clínica.

Para realizar uma observação válida, o exame colposcópico deve ser integrado ao exame clínico, encontrar seu papel sistematicamente junto ao posicionamento do espéculo, após a observação da leucorreia e o exame a fresco, mas também após as coletas bacteriológicas para eventual cultura, bem como a citologia, pois os reagentes iodados são incompatíveis com as culturas bacteriológicas.

As coletas histológicas ocorrem ao final do exame.

Erosões e ulcerações

Trata-se de uma destruição aguda do epitélio malpighiano e glandular e, às vezes, de seu córion, sob a influência de uma inflamação infecciosa ou de traumatismo.

Erosões

A erosão (figura 7.1) define-se, classicamente, como um desaparecimento do epitélio sem atingir o córion subjacente. Aquelas que nos interessam aqui são de origem inflamatória e representam o estágio máximo da descamação reacional às infecções. O diagnóstico é orientado pelo contexto infeccioso e a associação eventual a uma colpite vaginal. A erosão não tem caráter etiológico específico: todas as infecções agudas ou crônicas podem causar uma erosão. O diagnóstico diferencial é feito com a erosão distrófica (p. ex., por atrofia do epitélio), traumática (contato um pouco agressivo com o espéculo) e, eventualmente, neoplásica, assim como ocorre com o herpes.

Ulcerações

As ulcerações (figura 7.2), que corroem mais ou menos profundamente o córion, são mais raras no contexto infeccioso não viral, se excetuarmos as lesões clássicas e raras da tuberculose e da sífilis. O diagnóstico diferencial é feito com o câncer e a ulceração das

Colposcopia

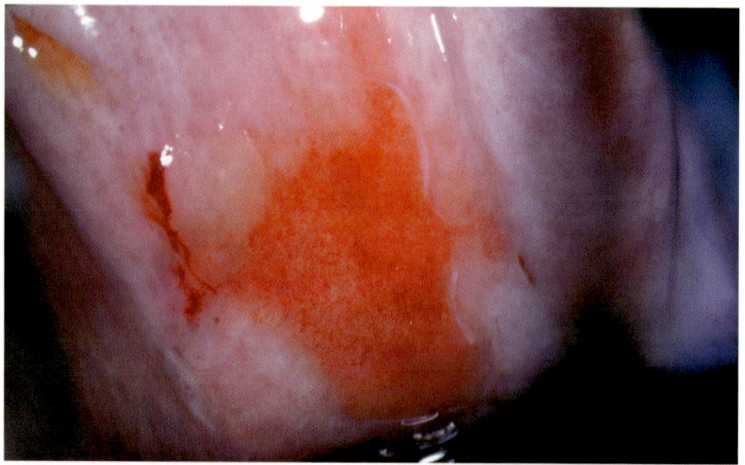

Figura 7.1. Erosão epitelial desnudando o córion.

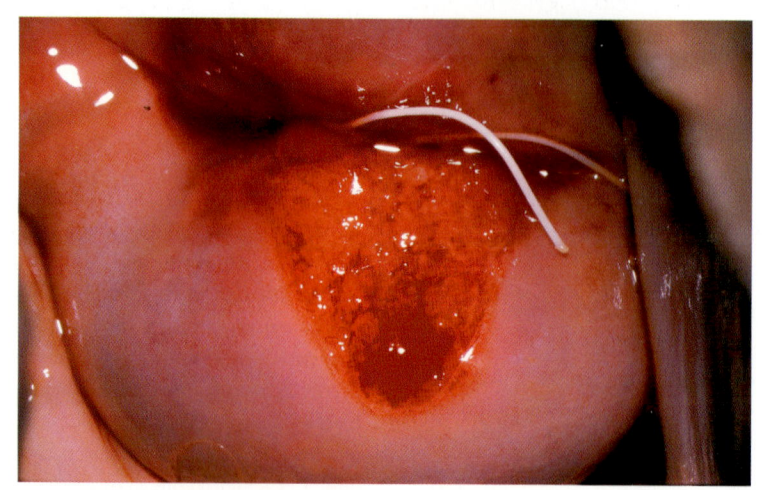

Figura 7.2. Ulceração com alteração hemorrágica do córion.

transformações atípicas destrutivas, em que o contexto colposcópico faz a diferença. De fato, embora o câncer invasivo possa ser ulcerante, quase sempre existem sinais de transformação atípica na periferia da ulceração e sinais de gravidade, e não se trata de uma ulceração isolada, ao contrário das lesões infecciosas. Vamos diferenciar das lesões traumáticas, cáusticas ou provocadas. As ulcerações infecciosas são efêmeras e, em geral, não específicas.

A infecção secundária de um ectrópio ou de uma lesão cervical distrófica ou displásica aproxima-se das erosões e ulcerações. O diagnóstico necessita de uma prova terapêutica, isto é, um tratamento anti-infeccioso local de 2 semanas que deve devolver aos tecidos infectados seu aspecto inicial e reconhecível na colposcopia.

Colpites

Na acepção colposcópica do termo (que significa vaginite), elas representam as imagens colposcópicas com relação direta com a reação inflamatória do tecido malpighiano e de seu córion sob a influência da infecção dita primária, ou seja, um tecido anteriormente sadio.

As colpites são formadas, essencialmente, por um pontilhado geralmente invisível a olho nu, mas reconhecível pelo colposcópio após ácido e lugol. Algumas colpites focais podem formar grandes pontilhados visíveis sem ampliação, mas representam apenas pequena parcela das colpites.

A representação visual dos elementos clássicos da inflamação infecciosa são:

- descamação epitelial;
- inflamação conjuntiva onde se observa turgescência vascular;
- hipertrofia dos eixos e uma reação linfoplasmocitária em camadas.

Fernand Coupez as descreveu em detalhes ao tentar lhes dar uma especificidade etiológica. É preciso reconhecer que esta especificidade é apenas relativa, mas de probabilidade muitas vezes suficiente para orientar a escolha do tratamento enquanto se aguarda, eventualmente, o resultado das culturas.

São descritas quatro formas colposcópicas frequentes.

Colpite de pontos vermelhos

A colpite de pontos vermelhos (figura 7.3) apresenta fino pontilhado vermelho sobre o fundo rosado ou branco do epitélio estratificado. Ela se difunde, às vezes, com uma dupla alça capilar. Esta, frequentemente, causada pelo *Trichomonas* (regras dos 70: 70% das colpites de pontos vermelhos são atribuídas ao *Trichomonas*, 70% das tricomoníases causam tal colpite). Seu diagnóstico diferencial pode ser feito com o pontilhado que se observa após ácido acético sobre fundo branco acidófilo.

Colpite de pontos brancos

A colpite de pontos brancos, fino pontilhado branco em relevo com alça capilar, é quase sempre ocasionada por uma levedura, ela é mais rara, e seu diagnóstico diferencial é o relevo papilar de Hinselmann (pequenas papilas brancas focalizadas em uma zona do colo, geralmente periorificiais).

Colpite focal

A colpite focal (figura 7.4) é composta por manchas, às vezes visíveis a olho nu, sendo que estas correspondem a amontoados linfoides subepiteliais. Ela pode ser uma forma evolutiva da colpite de pontos vermelhos, e sua etiologia é quase sempre uma tricomoníase ou um germe anaeróbio.

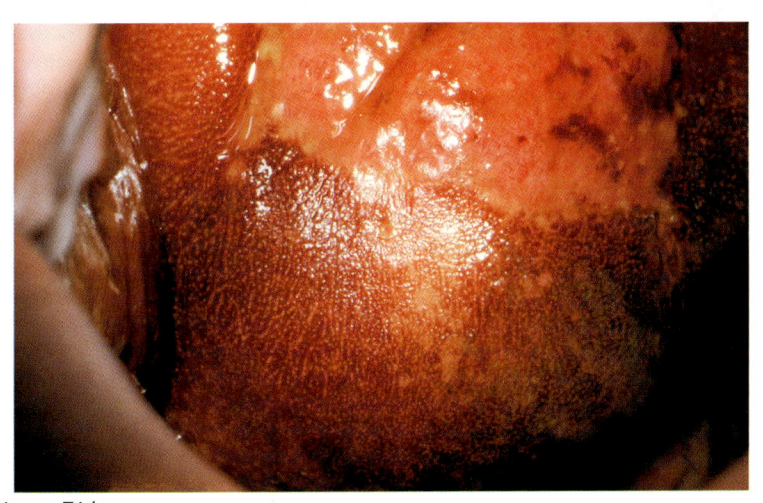

Figura 7.3. Colpite por *Trichomonas*.

Colposcopia

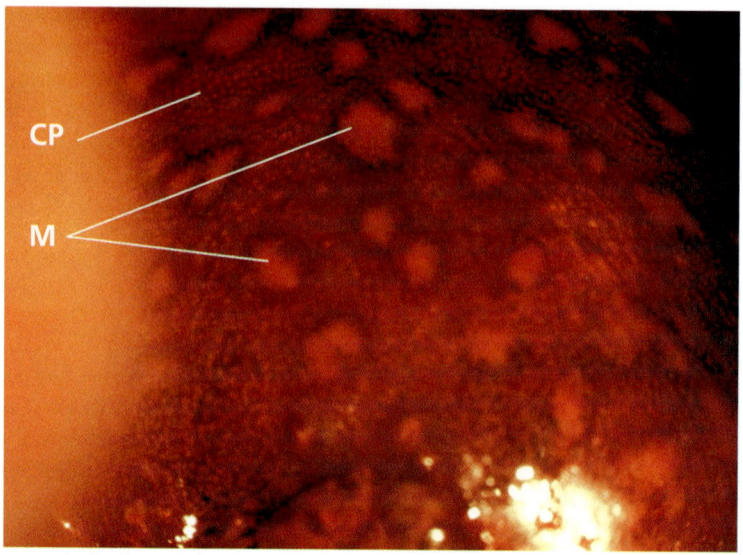

Figura 7.4. Colpite macular focal associada a uma colpite pontilhada (CP). Observe as manchas (M) linfoides.

Colpite mista

A colpite mista associa as formas anteriores, muitas vezes pontos vermelhos, e colpite focal. Ela se aproxima da colpite atípica ou muito fina que, às vezes, é encontrada com *Chlamydia*. É pouco específica.

Colpites raras

São descritas quatro formas raras de colpite.

Colpite micropapilar

A colpite micropapilar (figura 7.5) apresenta papilas digitiformes muito finas. Ela é pouco específica, e o diagnóstico é feito com as colpites papilares hiperplásicas e em associação à infecção por HPV. Bacteriologia é necessário.

Colpite vesicular

A colpite vesicular é composta por vesícula sobrelevada sobre fundo de epitélio estratificado. Ela é muito rara, pois certamente é muito fugaz.

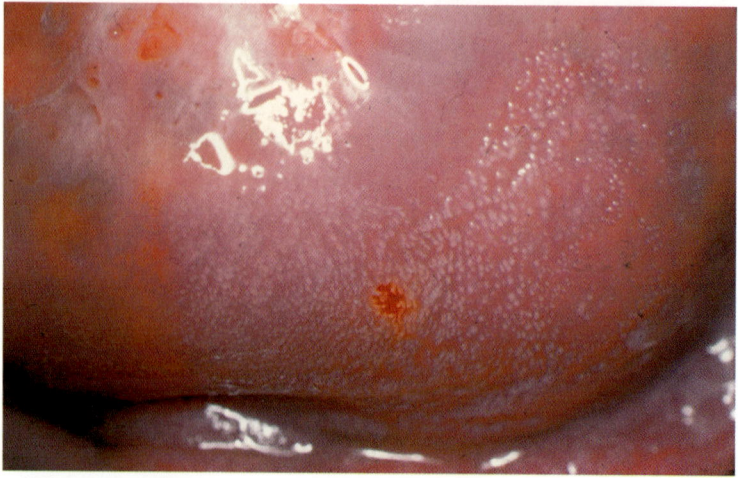

Figura 7.5. Colpite do tipo micropapilar.

Colpite enfisematosa

A colpite enfisematosa (figura 7.6) é muito curiosa. Uma bolha eleva o epitélio e aumenta, tocando a vagina e o colo. Ela é, em nossa experiência, de etiologia tricomoniásica em todos os casos.

Colpite descamante

A colpite descamante é, certamente, uma forma evolutiva que se vê nos estados infecciosos que perduram. Imagens de colpites são observadas entre vastas regiões descamadas iodo-negativas. Ela não é específica, mas frequentemente se deve ao *Trichomonas* ou aos germes anaeróbios.

O diagnóstico diferencial das colpites é feito, essencialmente, com:
- pontilhado, que é observado no contexto de uma região acidófila;
- algumas formas de virose por HPV, como a condilomatose lenticular difusa ou as colpites papilares;
- clássico relevo papilar de Hinselmann, do qual se aproxima a colpite do pós-parto.

Conclusão

Muito raramente utilizada na clínica corrente, a observação colposcópica das infecções não virais não traz ao ginecologista informações diretamente exploráveis para determinar o procedimento a ser adotado. Ela exige uma formação e rigor em sua leitura, mas permite, assim, um diagnóstico melhor e mais rápido.

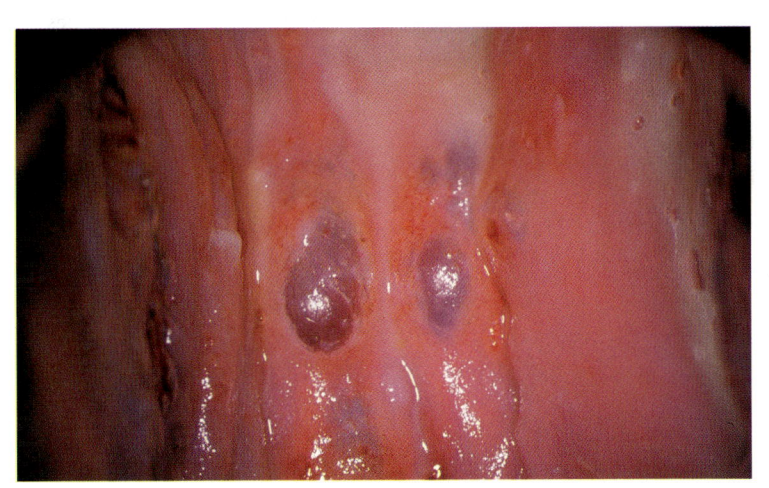

Figura 7.6. Bolhas de colpite enfisematosa.

Colposcopia das viroses e das displasias

Capítulo 8

J. Marchetta

O exame de uma paciente suspeita de estar infectada por HPV não deve se limitar ao colo uterino, mesmo que se saiba que são as localizações cervicais que expõem, preferencialmente, a displasia e a carcinogênese. Este exame deve envolver a totalidade do revestimento malpighiano genital, desde a junção escamocolunar do colo até o orifício anal, passando pela vagina, a vulva e o períneo.

Expomos aqui os sinais colposcópicos virais por HPV unicamente cervicais, o estudo da vagina e da vulva serão objeto dos capítulos 10 e 11.

As lesões virais podem ser macroscopicamente visíveis, e o colposcópio só é útil para melhor visualizá-las, analisá-las e defini-las. Porém, essas lesões podem ser microscópicas, e o colposcópio torna-se, então, indispensável para revelá-las, portanto, descobri-las, identificá-las e analisá-las.

Condilomas acuminados do colo

Podem também ser denominados papilomas, mas o termo condilomas designa, mais precisamente, a origem viral por HPV dessas lesões.

O cenário é dominado pela hiperpapilomatose, sendo cada papila formada de um eixo conjuntivovascular que eleva o epitélio de superfície. O agrupamento de papilas amontoadas umas contra as outras forma uma "verruga" chamada aqui de condiloma.

As papilas podem ser volumosas, esparsas ou agrupadas, ou mais discretas, até mesmo mínimas, compondo formas micropapilares que iremos detalhar.

Papilas volumosas

Digitações que comportam um eixo vascular às vezes visível sob a forma de um ponto vermelho no topo da papila (figura 8.1), ou de um pequeno traço vermelho em todo o seu comprimento, se a papila for vista de lado.

Essas papilas podem-se agrupar sob a forma de agregados condilomatosos, mas a análise com maior aumento reconhece bem as digitações aglutinadas umas nas outras.

O ácido acético branqueia as papilas e as retrai levemente, o que as separa umas das outras. O branqueamento faz, deste modo, desaparecer a visibilidade do eixo conjuntivovascular.

Quando o agregado papilomatoso está no sítio periorificial (figura 8.2), realiza-se o diagnóstico diferencial com um ectrópio. É o branqueamento com ácido acético que permite a diferenciação, bem como o aspecto sobrelevado da lesão com relação ao epitélio plano malpighiano adjacente (indicamos, na descrição do ectrópio, o aspecto inverso, isto é, essa impressão de ligeira sobrelevação do epitélio malpighiano com relação à zona das papilas).

Com lugol, a coloração aparece heterogênea nas zonas condilomatosas em razão da aderência preferencial do iodo no topo das papilas (figura 8.3).

Colposcopia

Quando o agrupamento papilar é particularmente amontoado e envelhece, é possível observar um aspecto encefaloide comportando zonas densas separadas por falhas longas e irregulares.

Pode-se tratar, também, de aspectos leucoplásicos, placas brancas vivamente brilhantes e que apresentam sempre a assinatura do HPV em razão de seu aspecto papilar de superfície. Ao contrário das leucoplasias de defesa, a placa não pode ser desprendida do córion subjacente e permanece fixa, apesar das tentativas de mobilização por meio de uma espátula.

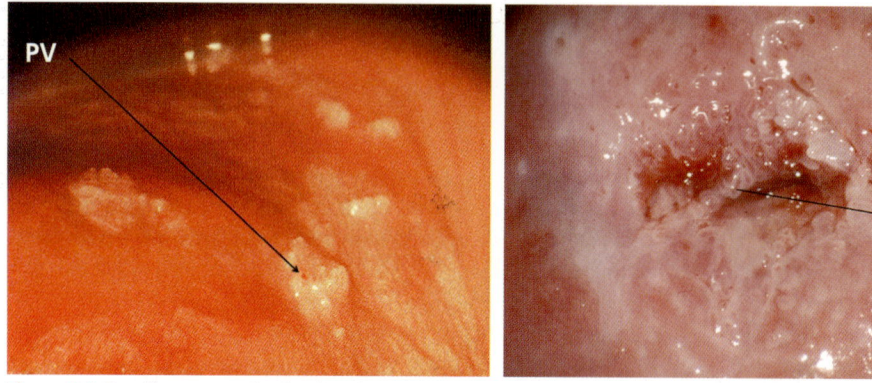

Figura 8.1. Condilomas acuminados do colo.
Observe o ponto vermelho (PV) no topo e ao longo de uma papila.

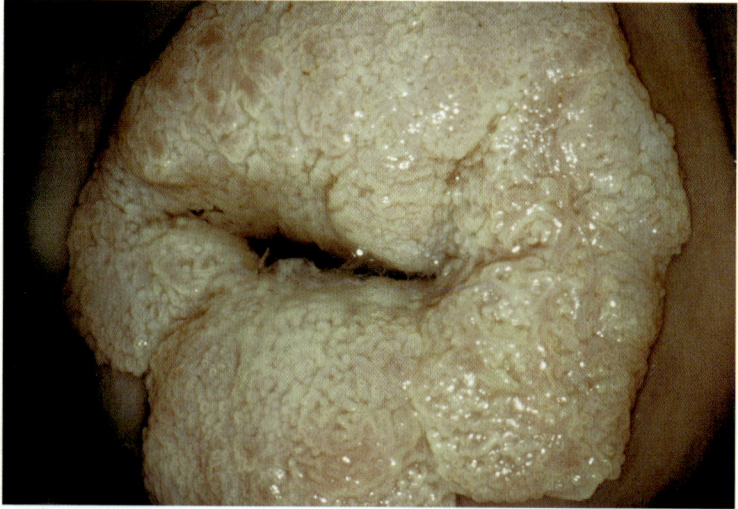

Figura 8.2. Condiloma periorificial volumoso.
Observe seu relevo (borda esquerda).

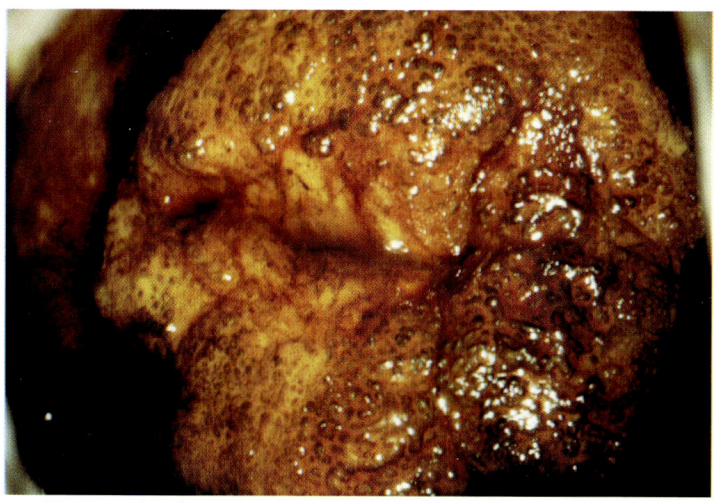

Capítulo 8. Colposcopia das viroses e das displasias

Figura 8.3. Mesmo condiloma com lugol.

Em todas essas formas, o uso de um colposcópio não é estritamente indispensável, uma vez que as lesões são espontânea e macroscopicamente visíveis. Entretanto, o aparelho permite fazer um mapeamento mais preciso delas.

Formas micropapilares

Como o eixo conjuntivovascular que eleva o epitélio de superfície é muito mais curto, as lesões são representadas por pequenas sobrelevações em papilas curtas e arredondadas, das quais algumas podem estar no limite da visibilidade.

Nessas formas, as papilas geralmente permanecem individuais, não se reagrupando mais em agregados condilomatosos.

Difusas, elas formam uma dispersão micropapilar na superfície do colo. Agrupadas, compõem zonas micropapilares geralmente de maneira incisiva, com formas e tamanhos muito variáveis no colo.

O ácido acético branqueia as papilas (figura 8.4, ver também figura 1.7).

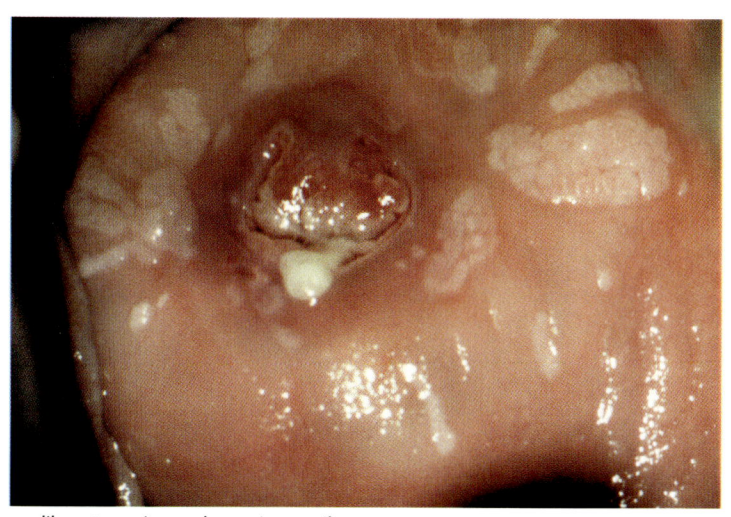

Figura 8.4. Zonas condilomatosas. Leve relevo micropapilar.

Colposcopia

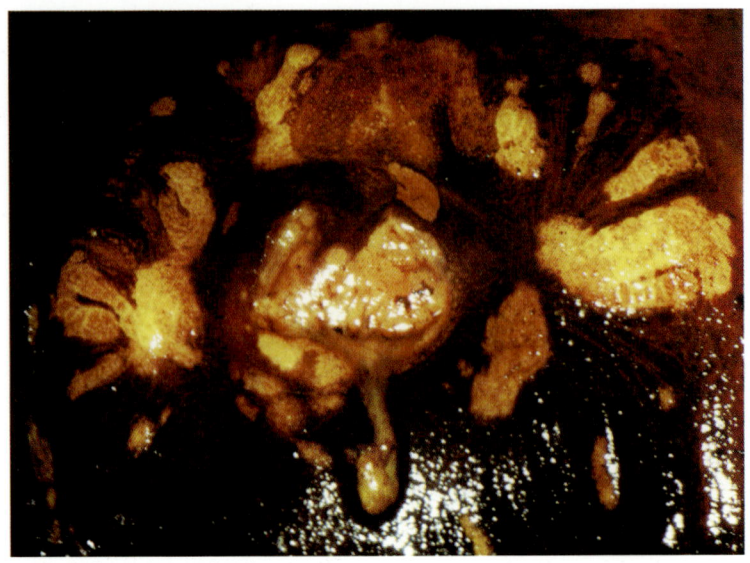

Figura 8.5. Mesmo colo da figura 8.4 com lugol.

O lugol cora as zonas patológicas de maneira heterogênea (figura 8.5).

Aqui o colposcópio se torna indispensável em razão do afastamento do colo com relação ao nosso olhar, pois o exame direto corre o risco de não identificar várias zonas micropapilares.

Lesões microscópicas por HPV

Neste caso não se trata mais do aspecto papilar, as zonas patológicas são planas e não visíveis ao exame sem preparação.

Ácido acético

A reação acidófila observada deve-se à acantose malpighiana induzida por HPV.

São zonas brancas, relativamente espessas, algumas vezes brilhantes, de contornos nítidos (figura 8.6: **1**). Às vezes a impregnação de ácido acético permite encontrar ali na superfície um aspecto micropapilar bastante discreto (figura 8.8).

A zona branca pode ser única, mas são observadas com frequência diversas outras manchas brancas no colo (figura 8.6: **2**), às vezes esparsas, assentadas

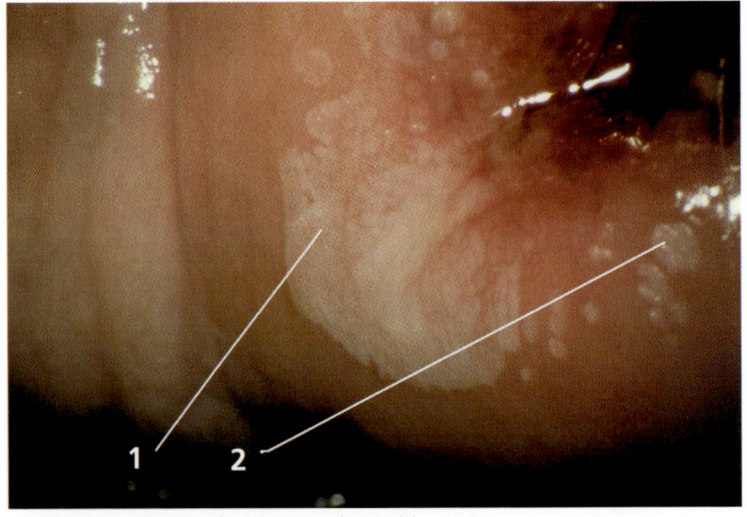

Figura 8.6. Placa condilomatosa (1) e manchas em gotas de cera (2).

como gotas de cera. Elas não possuem disposição geográfica especial.

Algumas zonas brancas podem adquirir aspectos de pavimentos multifocais, uma espécie de mosaico grosseiro de contornos geralmente arredondados, correspondentes a condilomas inversos (condilomas endofíticos), isto é, massas condilomatosas com tendência a desenvolverem-se em profundidade e infiltrarem-se no córion.

Lugol

A semiologia colposcópica do colo infectado por HPV é particularmente rica e tentaremos descrever seus diferentes aspectos da maneira mais exaustiva possível.

Aspectos do lugol no nível das zonas condilomatosas

As zonas lesionais que comportam uma importante hiperacantose, que se revelavam acidófilas sob ácido acético, são nitidamente iodo-negativas.

Um aspecto característico é representado pelas imagens de mosaico invertido (figura 8.7) (o termo "invertido" corresponde ao fato de que o mosaico clássico observado com ácido acético é formado por quadrados brancos contornados por um traço mais escuro e vermelho, ao passo que, neste caso, o pavimento do mosaico é marrom, pois está tingido pelo iodo, e o contorno vermelho aparece mais claro).

Frequentemente, a infecção por HPV situa-se no nível das zonas de metaplasia imatura (ZTA I anteriormente descrita). A penetração do HPV nesse epitélio imaturo induzirá sua maturação, mas de modo bastante desigual em sua superfície, sendo que algumas zonas amadurecem bem rápido; outras iniciam apenas uma maturação incompleta; algumas, por fim, permanecem totalmente imaturas.

O iodo irá, pois, corar fortemente as zonas que chegaram à maturação, fracamente as zonas cuja maturação é incompleta ou inicial, e não cora as zonas que permaneceram imaturas. Assim, a superfície dessas zonas irá se tornar iodo-heterogênea. Será constatada uma aderência "suja" e irregular do lugol de fato característica (figura 1.16) e que só se encontra praticamente nessa situação. Ainda que deva ser confirmada por biópsia, a presença de HPV é praticamente sempre reconhecida pela colposcopia (figura 8.8).

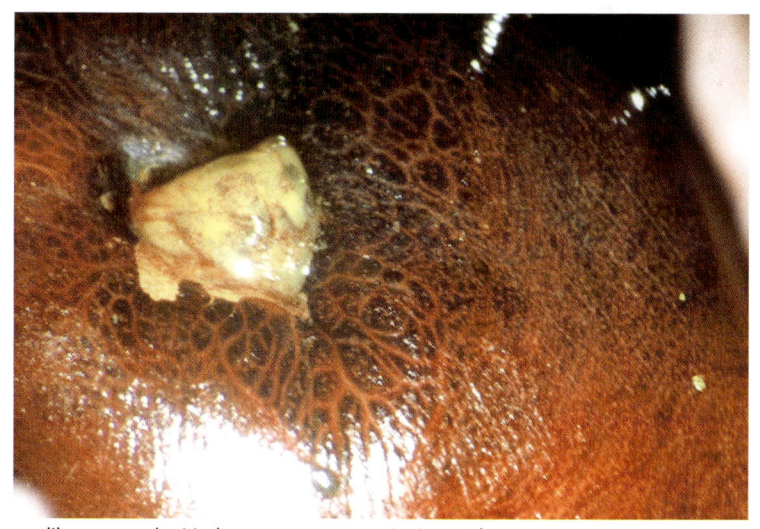

Figura 8.7. Foco condilomatoso adquirindo aspectos em mosaico invertido.

Colposcopia

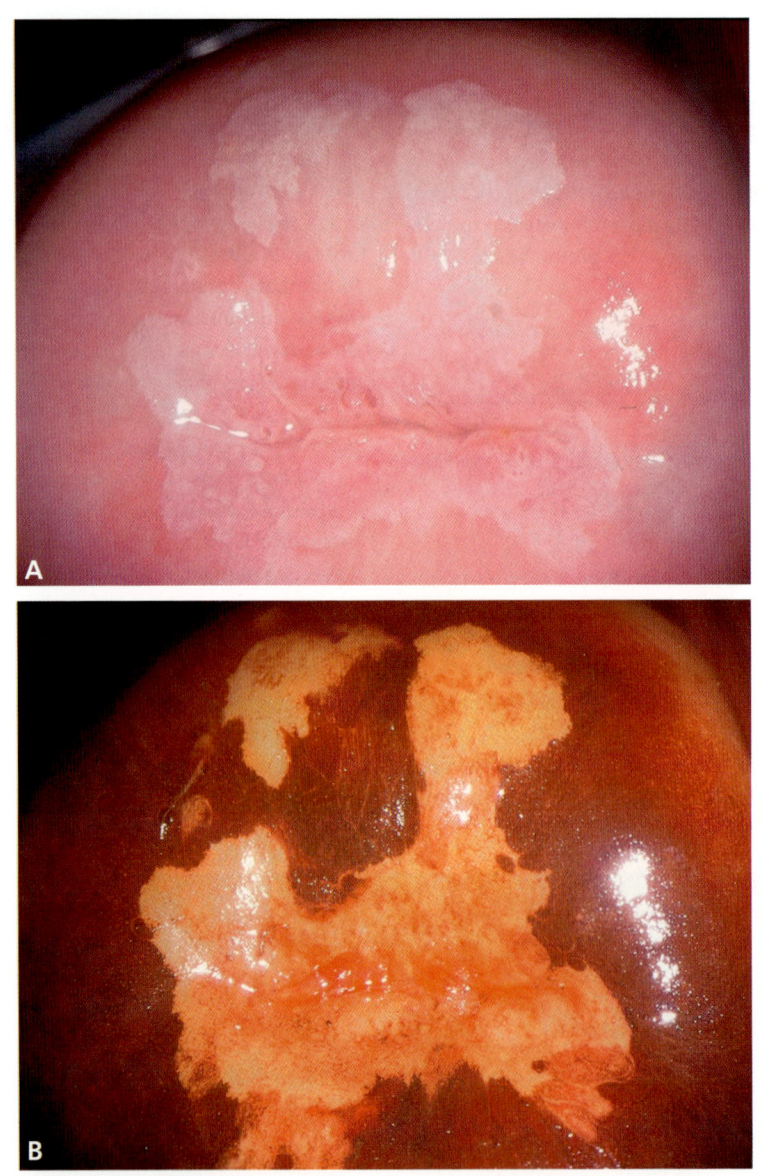

Figura 8.8. Imagens virais em uma ZTA I.
a. Disposição geométrica típica de uma ZTA I, mas acidofilia nítida e alguns aspectos micropapilares.
b. Mesmo colo de a, iodo-negativo ligeiramente heterogêneo. Sobreinfecção viral provável de uma ZTA I.

Inflamação ou colpites virais

Fora dos focos condilomatosos propriamente ditos, a inflamação do córion induzida pela infecção cervical por HPV traduz-se por desenvolvimentos vasculares que ascendem no epitélio de superfície. As imagens serão muito variadas, pois essa vascularização que se inscreve em um epitélio geralmente afinado pode ser vertical ou horizontal e circular no epitélio, desenhando, assim, trajetos diversos.

Os aspectos vasculares verticais provocam a *colpite pontilhada* (figura 8.9). Trata-se de uma dispersão de pequenos pontilhados vermelhos, às vezes localizados em torno da lesão principal, às vezes espalhados por todo o colo, chegando, como veremos, até a vagina. Ela não é específica do HPV, mas geralmen-

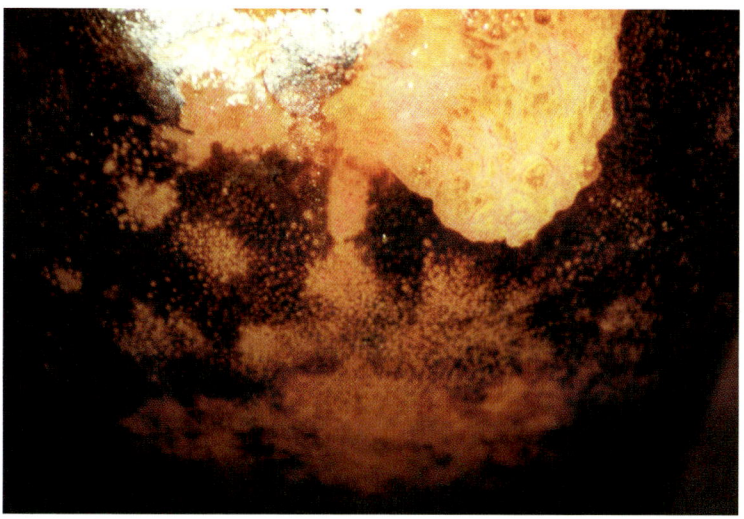

Capítulo 8. Colposcopia das viroses e das displasias

Figura 8.9. Colpite pontilhada.

te é muito diferente das colpites de pontos vermelhos, de pontos grandes, que podemos observar nas colpites infecciosas.

Os aspectos vasculares horizontais fornecem descrições múltiplas:

- *aspecto reticulado* (figura 8.10) que vai, às vezes, até longas estrias que circulam na superfície do colo;
- *aspecto irradiado*, quando o retículo converge para o orifício cervical externo (OCE). É neste caso que se pode realizar um diagnóstico diferencial, às vezes difícil com os aspectos sequelares pós-conização e, principalmente, pós-*laser*, já que este último tende a provocar certa retração superficial do colo centrada no OCE e causa discretas estrias radiais convergentes com lugol (figura 13.4);
- *aspecto em cacho*, em círculo (figura 8.11), formando imagens circinadas (do latim *circinus*: círculo) ou aneladas (quando vários círculos se sucedem uns após os outros);

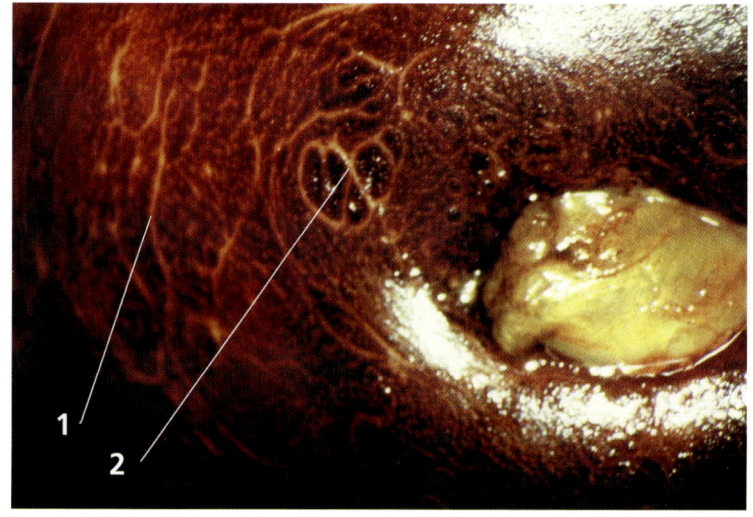

Figura 8.10. Colpite reticulada.
Observe as estrias extensas (1) e os aspectos circinados (2).

Colposcopia

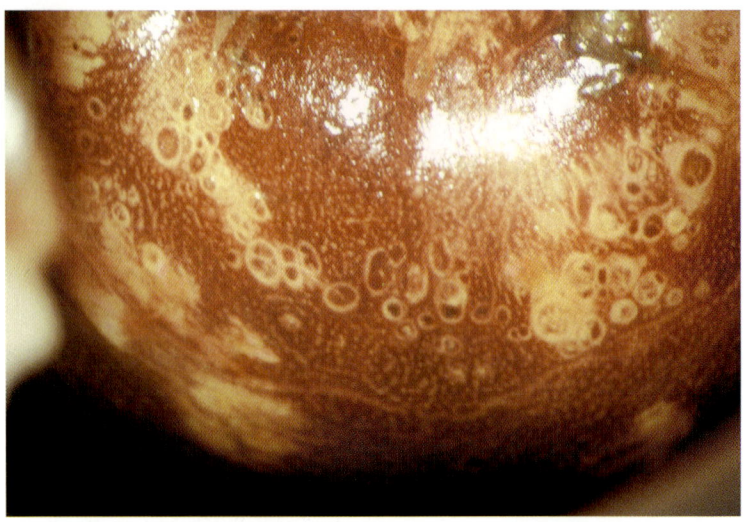

Figura 8.11. Aspectos circulares particularmente marcados e típicos.

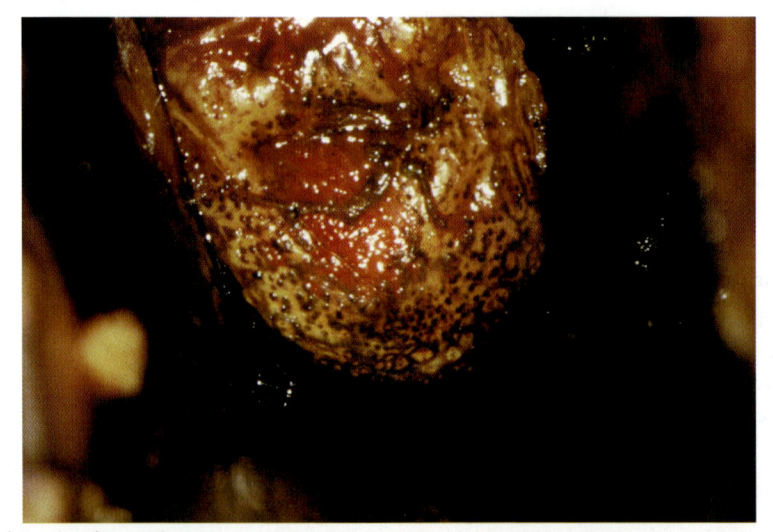

Figura 8.12. Colpite macular.

- *aspecto tigroide ou aspecto macular* (figura 8.12), diferente das colpites infecciosas pelo fato de a mancha ser de cor castanha.

> Essas colpites virais geralmente se estendem na superfície do colo, inúteis para fazer biópsia e tratar. Elas podem, por vezes, após a destruição de zonas patológicas, representar a persistência do HPV no colo.

Acabamos de descrever os aspectos colposcópicos das lesões condilomatosas puras ou acompanhadas por reação displásica leve (que é um corolário quase constante em um foco condilomatoso).

Porém, o acometimento cervical por HPV oncogênico induz o desenvolvimento de displasias de alto grau, seja imediatamente, seja por agravamento progressivo.

Displasia viral

O acometimento de um epitélio malpighiano por um vírus HPV, mesmo que este não seja oncogênico, gera um aspecto displásico das camadas basais do epitélio, não ultrapassando o terço interior e realizando, portanto, uma NIC I. Os sinais condilomatosos são observados nas camadas mais superficiais, onde se encontram os coilócitos e as células disceratóticas. A associação condiloma-displasia é dita vertical, e os sinais colposcópicos observados não são muito diferentes dos que acabamos de descrever.

Com o fator tempo, na presença de um HPV oncogênico, a displasia agrava-se, ao passo que os sinais de virose se atenuam. A situação pode chegar a um diagnóstico histológico de NIC III na biópsia, mas o anatomopatologista não pode mais identificar os sinais virais.

É nestas situações que o exame colposcópico poderá identificar as zonas de gravidade para realizar sua biópsia e reconhecer a etiologia viral em outras zonas do colo. A associação displasia-condiloma é dita, então, horizontal.

A descrição colposcópica significa, na verdade, detalhar as características das zonas de ZTA II no nível das quais a biópsia é indispensável e tem 90% de chances de encontrar uma displasia.

No exame sem preparação

São reconhecidas, principalmente, zonas vermelhas.

Com ácido acético

Predomina a acidofilia espessa, geralmente fosca, irregular, adquirindo aspectos pontilhados, de mosaicos e comportando sinais de gravidade como orifícios glandulares deformados, falhas, trajetos vasculares suspeitos.

Em um estágio mais avançado, as zonas cobrem-se de erosão ou imagens leucoplásicas.

No estádio de gravidade que faz suspeitar a microinvasão, o epitélio é destruído e aparecem as ulcerações.

Com lugol

A iodo-negatividade é sempre franca, homogênea e adquire, em geral, um aspecto amarelo-pálido no nível do qual se deve privilegiar a biópsia.

A preocupação do examinador, diante dessas zonas de gravidade, é buscar a eventualidade de uma microinvasão ou de uma invasão inicial, cujos sinais de suspeita são desenvolvidos no parágrafo seguinte.

Sinais colposcópicos de invasão

Por J. Gondry

Em nível mundial, com 465.600 novos casos por ano e 200.000 mortes no mundo todo, o câncer do colo do útero está em segundo lugar nos casos de câncer entre as mulheres. Este câncer é raro antes dos 20 anos. Depois, sua frequência aumenta regularmente até chegar à média etária do diagnóstico de 57 anos.

Na França, o câncer do colo do útero é o quarto câncer a atingir as mulheres, atrás do câncer de mama, cólon/reto e corpo uterino. O câncer do colo do útero foi responsável por 632 mortes na França em 1995. Assim como em nível mundial, a incidência é maior na faixa etária entre 50 e 70 anos, em que atinge 25 a cada 100.000 mulheres.

Câncer invasivo

Suas circunstâncias de descoberta são majoritariamente os sinais clínicos clássicos, metrorragias provocadas, leucorreias purulentas estriadas de sangue: as dores ou os sinais de compressão são reveladores de casos de câncer já bastante evoluídos.

É o exame clínico, geralmente em uma paciente não acompanhada ou cujo Papanicolaou foi feito há muito tempo (em 88% dos casos não há Papanicolaou anterior), que permitirá sugerir muito fortemente o diagnóstico diante de um colo com ulceração de bordas irregulares, fundo necrótico, margens sobre-elevadas e desiguais, às vezes uma verdadeira cratera, que destrói todo o colo e faz seu relevo desaparecer. O tumor em expansão pode ser de tamanho variável, frequentemente friável e hemorrágico, podendo tomar conta de todo o fundo vaginal. A propagação para a vagina pode ser percebida sob a forma de endurecimento das paredes.

A biópsia feita sob simples controle visual confirmará facilmente o diagnóstico. Os únicos erros podem ser cometidos em caso de sobreinfecção maior com destruição do tecido durante uma primeira infecção por herpes, por exemplo, mas devemos nos lembrar de que o terreno e, em especial, a idade são diferentes.

Câncer microinvasivo

Embora o diagnóstico clínico do câncer invasivo (> Ib) seja relativamente fácil, isso nem sempre ocorre com o câncer microinvasivo (Ia), que é, por definição subclínico. No estádio Ia1, a extensão da lesão é inferior a 7 mm na superfície, e o grau de invasão é inferior a 3 mm. O estádio Ia2 corresponde a uma profundidade de lesão entre 3 e 5 mm para uma superfície sempre inferior a 7 mm.

A faixa etária de descoberta dos casos de câncer microinvasivos situa-se entre 38 e 48 anos. A tabela 8.1, retirada de Wetrich [1], mostra aumento do risco de microinvasão conforme a idade.

O câncer microinvasivo é relativamente raro: a proporção de câncer microinvasivo com relação aos casos de câncer invasivo situa-se, conforme as séries, entre 5 e 19%, ou seja, em média, um câncer microinvasivo a cada 10 casos de câncer invasivo. O Ia1 é cerca de 4 vezes mais frequente do que o Ia2.

O diagnóstico clínico é, por definição, impossível, mas encontra-se uma baixa porcentagem de metrorragias provocadas, que é difícil não ligar à patologia cervical (6,4% para Larsson [2]).

Da mesma forma, o exame do colo com espéculo nada sugere, mesmo que alguns autores tenham descrito um aspecto inquietante do colo em 10% dos casos de câncer microinvasivo.

Circunstâncias de descoberta

O Papanicolaou continua sendo, atualmente, o primeiro elemento de orientação nos casos de câncer microinvasivo. Nesses casos, os falsos negativos são raros, pois o esfregaço se revela positivo em mais de 90% dos casos. Na série de Kolstad [3], 55,5% das pacientes com um câncer microinvasivo foram detectadas por um Papanicolaou de rotina sem nenhum sinal sugestivo.

Portanto, é, principalmente, diante de um esfregaço de alto grau que a indicação da colposcopia será proposta, e é pelo estudo semiológico colposcópico que o diagnóstico de microinvasão poderá ser sugerido. É, evidentemente, a histologia que especifica o diagnóstico, mas aqui a biópsia com a pinça limitada em tamanho será insuficiente. Ampla exérese, mais frequentemente em forma de eletrorressecção ou conização com estudo em cortes seriados, será necessária.

Toda uma série de critérios colposcópicos foi descrita, mas, antes, é preciso lembrar que dispomos, em geral, de duas informações antes da realização da colposcopia:
- a idade, já que o risco de câncer microinvasivo aumenta com ela;
- a citologia, que pode ter valor de orientação.

Critérios semiológicos colposcópicos que sugerem a microinvasão

Quadro colposcópico grave

De fato, trata-se, com mais frequência, de uma transformação de grau IIb (figura 6.6), até mesmo IIc, do que de um grau IIa. É o que Coupez [4] já vinha

Tabela 8.1. Risco de microinvasão em função da idade [1]

Idade	Nº de casos	Microinvasão	Invasão	Chance de microinvasão ou invasão (%)
15-18	190	1	0	0,53
19-20	348	0	0	0
21-25	717	5	2	0,98
26-30	350	5	0	1,4
31-40	241	3	4	2,9
41-50	100	3	3	6
> 50	87	6	10	18

notando e o que foi encontrado na série de Boulanger [5,6]. Com o ácido acético, existe até mesmo, conforme Coupez, uma tendência à inversão da relação zona branca/zona vermelha com vastas zonas sem reação ao ácido acético pelo desaparecimento do epitélio. Essa ausência epitelial pode-se manifestar por meio de uma tendência hemorrágica espontânea ou durante o tamponamento com soro fisiológico, ou durante a aplicação de ácido acético (figura 8.13).

Ulceração

A ulceração é, muitas vezes, precedida por mudança de cor, espontaneamente visível, de cor amarelo-alaranjada, e pode ser encontrada longe da zona de junção. Essa zona alaranjada corresponde, na verdade, a uma necrose do tecido com iminência de ulceração. Muitas vezes esta zona sangra com a aplicação do ácido acético (figura 8.14). A ulceração constatada é, assim, muito suspeita. Trata-se de uma perda de substância com bordas mal definidas dentro da qual são evidenciados, com bastante frequência, vasos irregulares (figura 8.15). Uma infecção aguda (geralmente viral) ou traumatismos podem simular a ulceração neoplásica.

Mudança de relevo

Uma ectopia colunar é uma zona vermelha periorificial que se encontra em um plano embaixo daquele do epitélio malpighiano que tenta recobri-lo. Em caso de neoplasia intraepitelial de alto grau, a zona vermelha congestiva está em sobrelevação com relação ao epitélio sadio. Quando a lesão invade o estroma, a superfície pode ser irregular, o que os anglo-saxões chamam de *mountain-range*, cadeia montanhosa (figura 8.16). Essa zona congestiva pode apresentar anfractuosidades importantes e marcada acidofilia. Não se deve confundir essas modificações teciduais ligadas à inflamação do estroma subjacente congestivo com as modificações epiteliais observadas nos condilomas acuminados, onde a imagem unitária é representada por digitação centrada por um vaso.

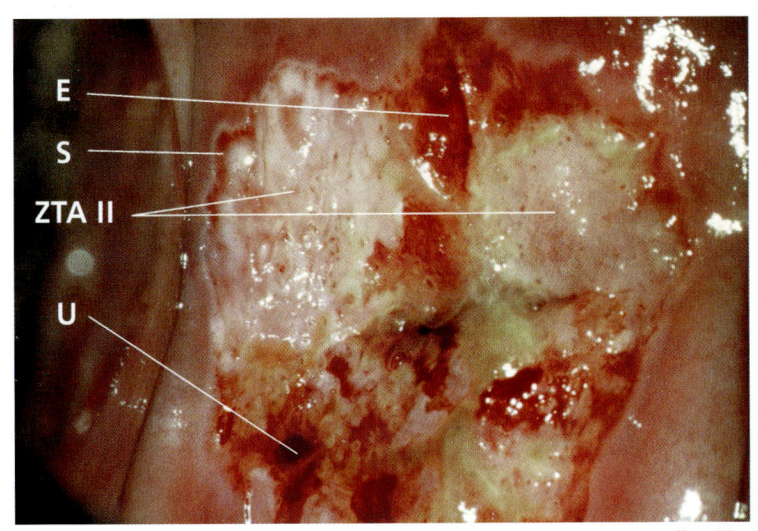

Figura 8.13. Sinais de gravidade com regiões de ZTA II, erosão (E), ulcerações (U), saliências vermelhas (S) e inversão da relação zona vermelha/zona branca.

Colposcopia

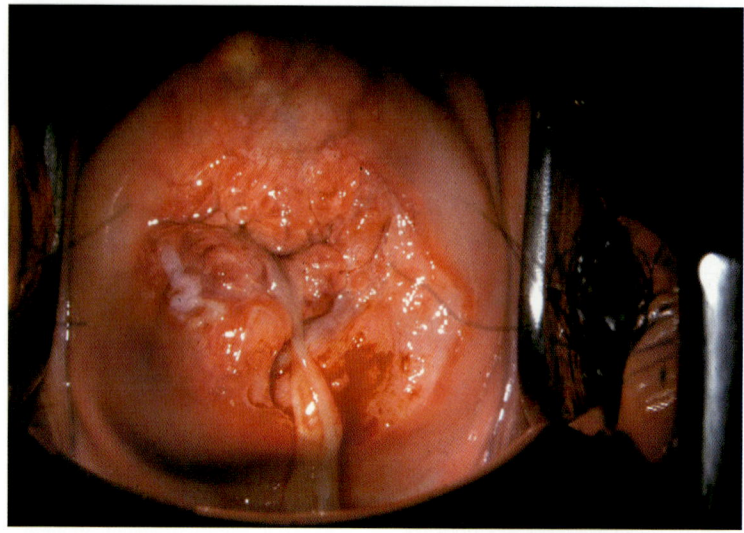

Figura 8.14. A zona alaranjada exulcera-se no tamponamento com ácido acético.

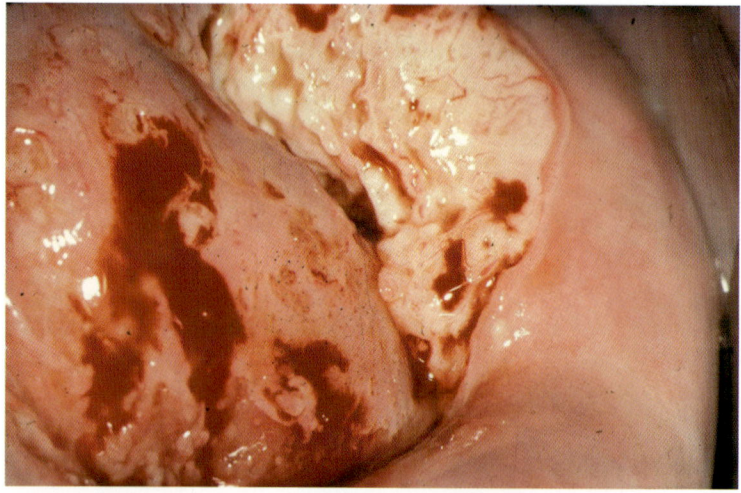

Figura 8.15. Mesmo colo da figura 8.14. A reação acidófila é intensa, com erosão e ulceração. Observe os vasos.

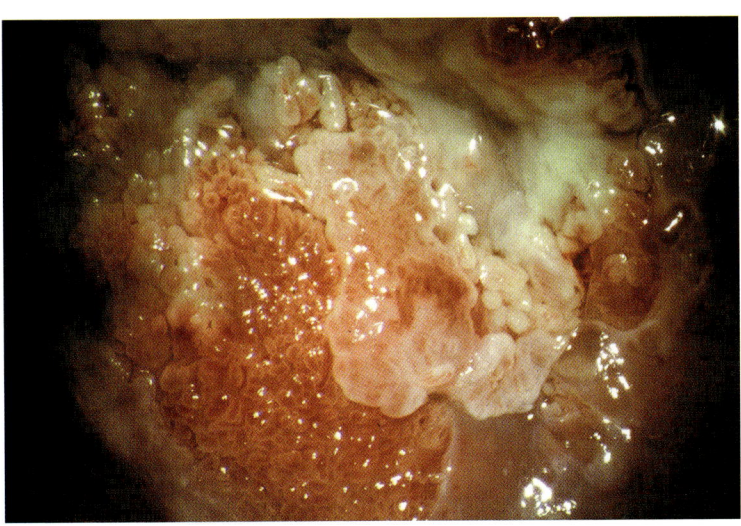

Capítulo 8. Colposcopia das viroses e das displasias

Figura 8.16. Zona patológica em "cadeia montanhosa".
Ver também o lugol neste colo na figura 6.13 (cor amarelo-pálida).

Mudanças vasculares

São explicadas pela intensa atividade metabólica que existe dentro dessa neoplasia. Existem irregularidades na distribuição, no trajeto e no calibre dos vasos: as imagens vasculares caóticas das quais Hinselmann falava.

Irregularidade na distribuição: é um sinal importante, mas não específico. Entretanto, diferentemente do que acontece na inflamação, onde a hipervascularização é difusa, aqui essa irregularidade de distribuição é limitada a uma zona nitidamente circunscrita.

Irregularidade no trajeto: os vasos que vêm do estroma e que são perpendiculares à superfície lesional formam um pontilhado. Os vasos nesse epitélio atípico são anárquicos em seu tamanho e sua distância intracapilar; é uma anomalia muito frequente nos casos de câncer microinvasivo. Os vasos paralelos ao epitélio produzem imagens de mosaico. Os pavimentos serão aqui irregulares, de tamanho variável pelo aumento da distância intracapilar (figura 6.8).

Irregularidade no tamanho: pode ser bastante marcada. Ao contrário das mudanças vasculares na superfície dos cistos de Naboth na reepitelização normal, em que a distribuição é arborescente, aqui os vasos sofrem mudanças brutais de direção (em forma de grampo de cabelo ou saca-rolhas, figura 8.17) ou, em outras partes, produzem grandes sinuosidades (figura 8.18). Anomalias são muito frequentemente observadas nos casos de câncer invasivo, mas podem já ser observadas no estádio de microinvasão. A tabela 8.2 de Sillman [7] mostra a frequência dos vasos atípicos relatada na literatura.

Colposcopia

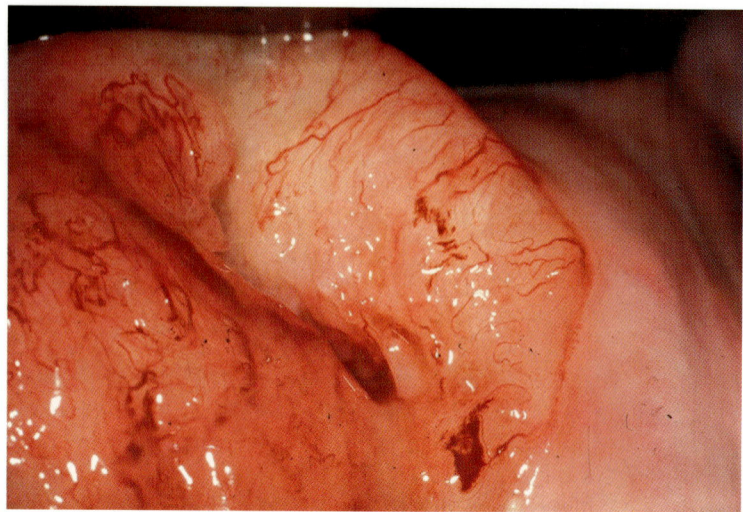

Figura 8.17. Inúmeros vasos atípicos visíveis sem preparação.

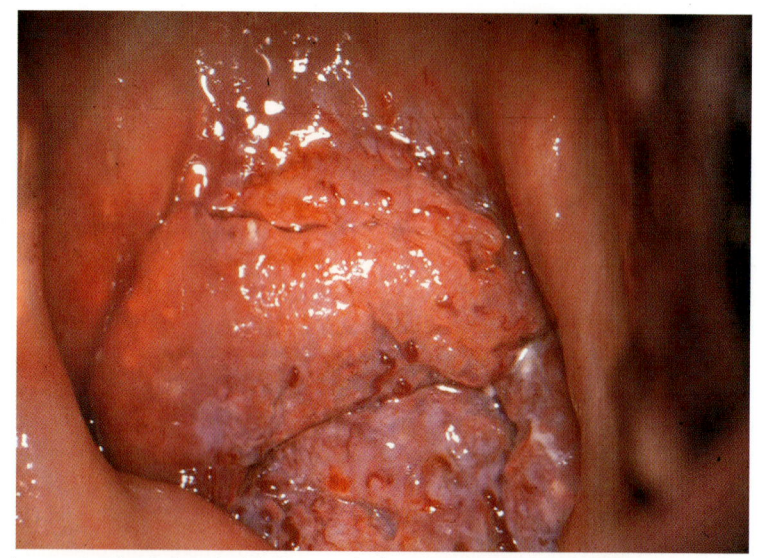

Figura 8.18. Aqui os vasos estão ainda mais visíveis com o ácido acético (incomum), irregulares em seu tamanho e trajeto.

Extensão da lesão

A extensão na superfície pode ser avaliada mais ou menos precisamente:

- ao notar o acometimento de um ou dois lábios do colo, como fez Burghardt [8];
- ao imaginar o colo dividido em oito partes (dois círculos concêntricos centrados pela ectocérvice separada em quatro) e avaliar o número de partes envolvidas pelas modificações epiteliais;
- ao medir precisamente a superfície: isto foi feito por Rome [9] e está reproduzido na tabela 8.3.

Capítulo 8. Colposcopia das viroses e das displasias

Tabela 8.2. Frequência dos vasos atípicos, revisão da literatura [7]

	Displasia grave (%)	Lesão *in situ* (%)	Microinvasivo (%)	Invasão (%)
Sillman	0	2,8	50	92
Johanison	0	2		
Ogawa	0	4	40	
Noda	0	3	67	67
Sugimori	39	6	33	
Vanmeir			0	> 3
Kuramoto			61	
Sasaki			30	
Tovell			88	
Total	0,15	3,2	51	88

Para resumir brevemente: quanto mais extensa for a lesão na superfície da ectocérvice, em direção à vagina, mais ela ascende na endocérvice e mais grave ela é.

Tabela 8.3. Extensão da superfície lesional em função do grau de atipia [9]

5 casos de câncer microinvasivo	180,8 mm^2 ± 62,2
64 NIC III	62 mm^2 ± 7,3
35 NIC I ou II	45,8 mm^2 ± 11,7

Todos esses cálculos fornecem as mesmas conclusões: quanto mais a lesão envolve uma superfície importante, maior é a probabilidade de evidenciar uma lesão microinvasiva (figura 8.19).

A extensão vaginal (figura 8.20) geralmente está correlacionada com a superfície lesional na ectocérvice. É um elemento de orientação importante, que raramente é assinalado na literatura, encontrado em 14% dos casos de nossa série em caso de câncer microinvasivo (para apenas 1,5% nas NIC III).

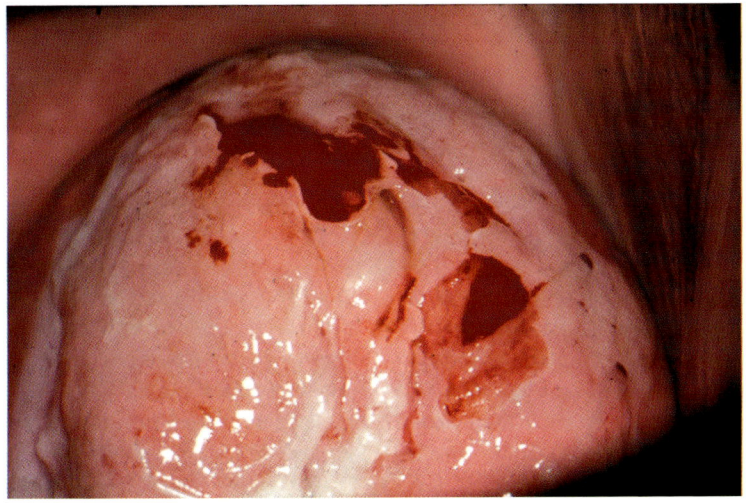

Figura 8.19. A reação acidófila ocupa toda a superfície da ectocérvice.

Colposcopia

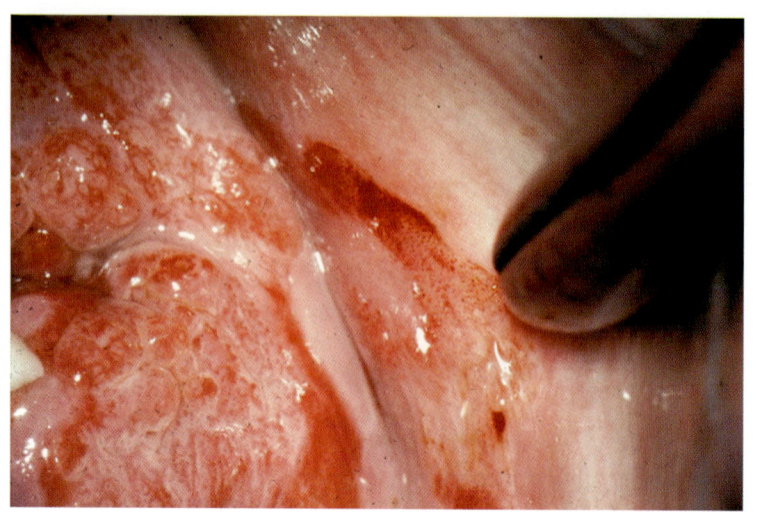

Figura 8.20. A lesão estende-se à parede vaginal.

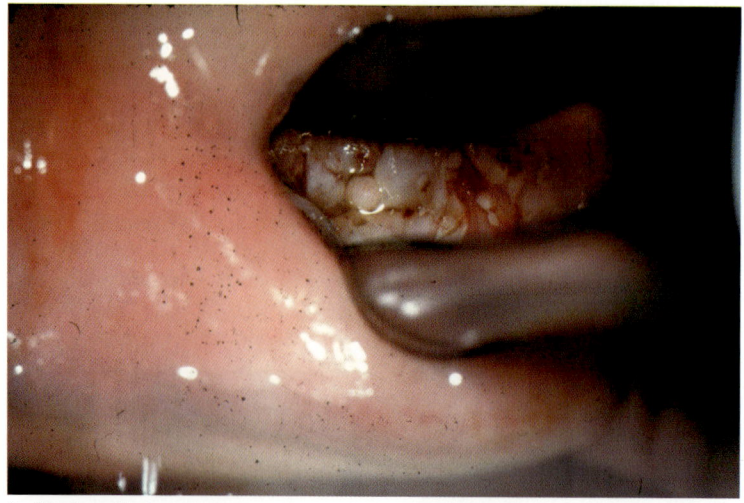

Figura 8.21. A lesão é endocervical.

A *extensão endocervical* (figura 8.21 e ver figura 6.9) é um ponto muito importante, pois é encontrada em 80% das microinvasões para Rome [9] (*versus* 38% para as lesões de alto grau). Em nossa série, a extensão endocervical é observada em 94% de nossos casos de câncer microinvasivo. O limite superior oculto no canal endocervical necessita, portanto, dos artifícios para evidenciar a junção. Com o auxílio de uma pinça para dissecção com ponta curva ou de um espéculo de Koogan ou de Burrke, o limite superior da lesão na endocérvice passa a ficar visível em mais da metade dos casos (58% em nossa série).

Orifícios glandulares fechados

Quando o epitélio displásico invade uma glândula, ele forma uma bucha que cerca mais ou menos profundamente o canal excretor da glândula. Este aspecto é reconhecido no colposcópio após ácido acético. Vê-se uma mancha branca, mais branca que o resto da lesão, levemente deprimida e centrada por um buraco ou uma fenda. Esse contorno branco pode aparecer como uma saliência que cerca o orifício da glândula (figura 8.22: OG1).

É grande, espesso, o orifício da glândula forma um ponto vermelho nessa zona branca espessa e redonda. Em outras partes, os orifícios aumentados geralmente têm grande eixo transversal que formam verdadeiras fendas glandulares (figura 8.22: OG2) que, cercadas, possuem um valor desfavorável. Esses aspectos são suspeitos e devem ser alvo de biópsia. Às vezes a destruição epitelial é tão grande que o córion é exposto e somente no nível dos orifícios de glândulas persiste epitélio patológico (figura 8.22: OG3). São observados aí vários orifícios de glândulas cercados de branco sobre um fundo vermelho congestivo com vasos patológicos (figura 8.22: V).

Dois outros sinais

A *saliência periférica perilesional* (figura 8.23 e figuras 1.1, 6.8 e 6.12) apresenta-se sob a forma de uma faixa vermelha discretamente sobrelevada que cerca a zona acidófila. Cartier insiste muito nesse sinal, que, no entanto, não é específico, pois às vezes também pode ser encontrado em quadros infecciosos ou em pós-terapêuticos.

A *forma poliédrica do orifício externo* não é fisiológica. Pontiforme na mulher nuligesta, o orifício torna-se alongado transversalmente na multigesta. Uma forma diferente pode representar a destruição ou mudanças importantes do estroma subjacentes observadas nos processos neoplásicos invasivos, mas essas modificações do orifício externo também podem ser observadas nos processos de cicatrização após tratamento de exérese ou destrutivo.

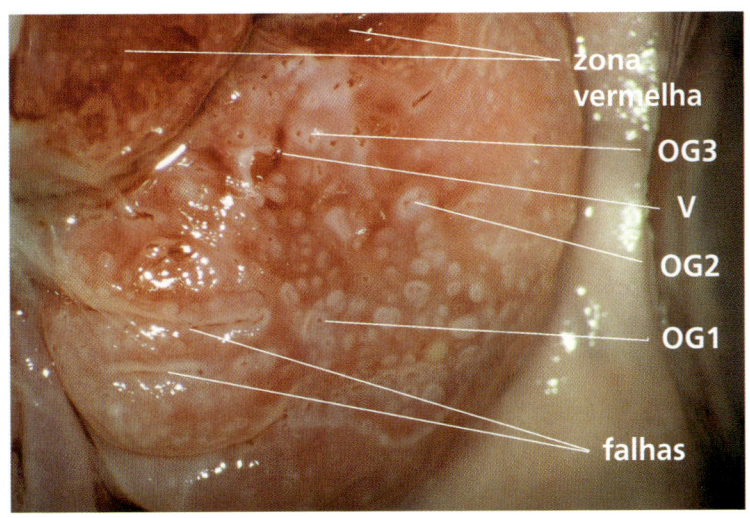

Figura 8.22. Importância dos OG fechados (OG1) dos quais alguns estão deformados em fenda (OG2) e outros se localizam em uma zona vermelha (OG3), todos próximos de um grande vaso patológico (V).

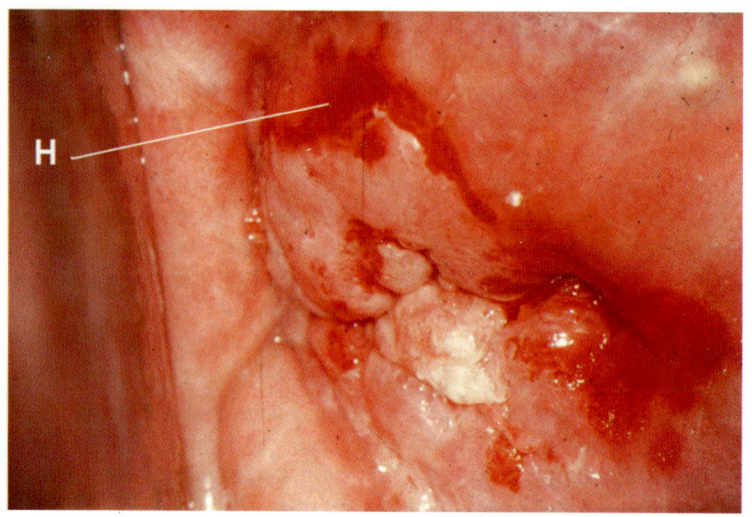

Figura 8.23. Halo congestivo (H) perilesional.

Conclusão

É possível realizar o diagnóstico de microinvasão à colposcopia? Na literatura, poucas publicações permitem responder a essa pergunta, a não ser a de Swan [10], que faz o diagnóstico na colposcopia 14 vezes em 20. Na realidade, não há critérios patognomônicos, mas existem associações de critérios topográficos, morfológicos e, principalmente, a associação de imagens elementares suspeitas que podem sugerir a favor da invasão, muito mais provável quando a paciente tem mais de 40 anos ou a citologia o sugeriu no início.

Referências

1. Wetrich DW. An analysis of the factors involved in the colposcopic evaluation of 2.194 patients with abnormal Papanicolaou smears. Am J Obstet Gynecol 1986; 154:1339-49.
2. Larsson G, Gullberg B, Grundsell H. Pronostics factors in early invasive carcinoma of the uterine cerix: a clinical histopathologic and statistical analysis of 343 cases. Am J Obstet Gynecol 1983;146:145-53.
3. Kolstad P, Stafl A. Atlas of colposcopy. 3rd ed. London: Churchill Livingstone.
4. Coupez F. Initiation à la colposcopie. Paris: Masson; 1990.
5. Boulanger JC, Gondry J, Sevestre H, Naepels P. Le cancer micro-invasif. In: *Colposcopie et pathologie génitale*. Paris: Arnette; 1993. p. 199-217.
6. Boulanger JC, Gondry J, Sevestre H, Verreman V, Baaklini N. Epitheliomas micro-invasifs du col utérin Intérêt de la colposcopie. Gynécologie 1990;41(5):353-7.
7. Sillman F, Boyce J, Fruchter R. The significance of atypical vessels and neovascularization in cervical neoplasia. Am J Obstet Gynecol 1981;139:154-9.
8. Burghardt E. Colposcopie et pathologie cervicale. Paris: Masson; 1985.
9. Rome RM, Urcuyo R, Nelson JH. Observations on the surface area of the abnormal transformation zone associated with intraepithelial and early invasive squamous cell lesions of the cervix. Am J Obstet Gynecol 1977;129:565-70.
10. Swan RM. Evaluation of colposcopic accuracy without endocervical curettage. Obstet Gynecol 1979;53:680-

Colposcopia e patologia glandular

CAPÍTULO 9

A. Guillemotonia

O adenocarcinoma do colo uterino está em franca ascensão. Há 20 anos, sua frequência estava estimada em 5% dos casos de câncer invasivo do colo, ao passo que, atualmente, representa 18 a 30% dos casos de câncer cervical.

Estudado mais particularmente nos EUA, na Noruega e no Reino Unido, esse aumento de frequência é encontrado em mulheres mais jovens, de menos de 35 anos.

O adenocarcinoma *in situ*, lesão pré-neoplásica de origem glandular, é raro: representa 2 a 7% dos adenocarcinomas invasivos, enquanto os carcinomas malpighianos *in situ* compõem entre 57 a 70% dos carcinomas epidermoides invasivos.

Parece que o adenocarcinoma *in situ* está sendo subavaliado, essencialmente em razão de uma falha de triagem e da dificuldade em diagnosticá-lo.

Fatores favorecedores

São os mesmos fatores que encontramos no câncer epidermoide do colo uterino.

O papel do tabagismo não pôde ser confirmado, mas a precocidade das primeiras relações sexuais e a multiplicidade dos parceiros são sugeridas.

Esse perfil epidemiológico particular coloca em evidência o papel de um agente transmitido sexualmente: o papilomavírus humano. É assim que, nos adenocarcinomas, o HPV é encontrado com uma taxa de prevalência de 52% para o HPV 18 e de 33% para o HPV 16. Essa taxa varia conforme a idade, sendo de 89% antes dos 40 anos, e 43% aos 60 anos [1].

A exposição do Dietilestilbestrol *in utero* é um fator que favorece adenocarcinomas "de células claras" da vagina e do colo.

Circunstâncias de descoberta

Adenocarcinoma *in situ*

Na maior parte das vezes, é na histologia de uma peça de conização realizada para o tratamento de uma lesão epidermoide (NIC II ou NIC III) que um adenocarcinoma do colo é encontrado (figura 9.1).

Está associado às lesões epidermoides de alto grau em 50% dos casos.

É a principal circunstância de descoberta, pois a triagem citológica do adenocarcinoma é, muita vezes, falha por natureza. Ela nasce no fundo dos recessos glandulares do endocolo, que são de difícil acesso para as coletas (esfregaços endocervicais ou curetagem). Além disso, as células colunares descamam pouco espontaneamente. Assim, os esfregaços só sugerem o diagnóstico em 45 a 65% dos casos [2].

As células glandulares atípicas podem ser associadas à presença de anomalias das células malpighianas. Foi o que mostrou uma revisão da literatura, em que esfregaços AGUS após exploração colpo-histológica correspondiam, em 66% dos casos, a lesões epidermoides; em 10,3% dos casos, a lesões de adenocarcinoma *in situ*; e em 18%, a lesões endometriais, das quais mais da metade eram casos de câncer [3].

Às vezes é a biópsia dirigida sob colposcopia em uma zona de transformação atípica de grau II que faz o diagnóstico. O esfregaço apoiado do endocolo com o auxílio de uma escova endocervical é mais eficaz que a curetagem do endocolo, mas esses dois métodos frequentemente dão resultado negativo. Por outro lado, a microcolposcopia do endocolo não é satisfatória. É em razão dessa dificuldade de triagem que o adenocarcinoma *in situ* é muitas vezes ignorado e subavaliado.

Adenocarcinoma invasivo

Em 60% dos casos, os sintomas são metrorragias, leucorreias abundantes, até mesmo verdadeiras hidrorreias.

A segunda circunstância de descoberta é a avaliação colpo-histológica feita depois de um esfregaço necrótico que sugere uma invasão. A impressão colposcópica encontra os sinais desfavoráveis do câncer invasivo sem poder diferenciar a origem glandular ou epidermoide. O diagnóstico é feito pelas biópsias dirigidas (figura 9.2).

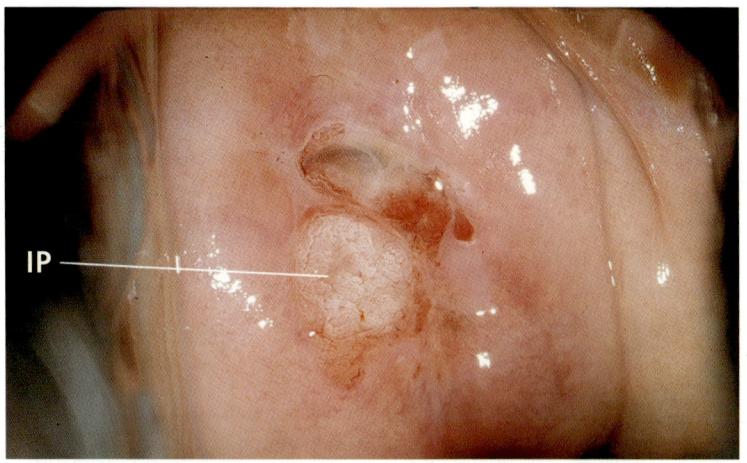

Figura 9.1. Ilhota papilar (IP) bastante acidófila que não interessa a zona de junção em mulher em menopausa, sem tratamento hormonal, examinada logo após um esfregaço de alto grau.
Biópsias dirigidas nas papilas: adenocarcinoma *in situ*.

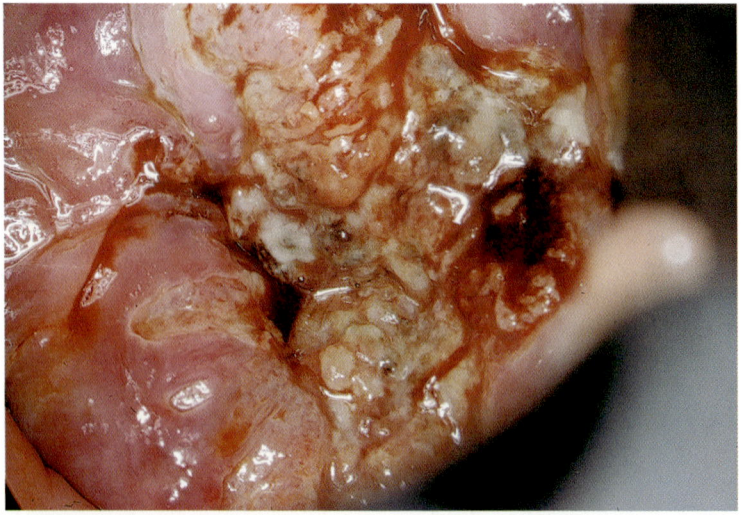

Figura 9.2. Aspecto de câncer papilar invasivo em mulher de 60 anos examinada logo após metrorragias pós-menopáusicas.
Biópsias dirigidas nas papilas irregulares friáveis: adenocarcinoma invasivo.

Colposcopia do adenocarcinoma

A colposcopia traz, neste caso, apenas uma fraca contribuição na abordagem do diagnóstico, e seu interesse é limitado. No entanto, os adenocarcinomas que se desenvolvem no endocolo nascem, em 70% dos casos, nas proximidades da zona de transformação. Portanto, serão acessíveis ao exame com colposcópio, desde que se evertam no nível do orifício externo do colo.

Adenocarcinoma *in situ*

Quando ainda está assintomático, é depois de um esfregaço anormal que a colposcopia verifica a integridade da junção escamocolunar e identifica a parte baixa do canal cervical.

> Toda anomalia dos elementos glandulares (papilas acidófilas, irregulares, fragilidade da mucosa colunar sangrando ao contato) deve alertar o colposcopista e sugerir adenocarcinoma [4].

Mudanças das papilas

A acidofilia marcada das papilas colunares, que no estado normal são "rosa-pálido" ou opalescentes, deve chamar a atenção do colposcopista. Pode-se tratar de um adenocarcinoma *in situ*, uma infecção ou uma simples metaplasia imatura de superfície, mas o diagnóstico diferencial só pode ser feito por biópsias.

A irregularidade do topo das papilas, sua grande variabilidade em tamanho e forma, a desorganização de sua implantação e o aparecimento de uma vascularização suspeita são elementos que sugerem um adenocarcinoma *in situ* na colposcopia (figura 9.3).

Um aspecto de ectrópio "suspeito", hipervascularizado, papilas acidófilas e irregulares devem, igualmente, ser alvo de biópsia.

Toda formação polipoide situada no orifício externo do colo que perdeu as características de um pólipo mucoso benigno pode sugerir o adenocarcinoma: a irregularidade da extremidade distal, a vascularização anormal ou o aspecto necrótico são elementos desfavoráveis (figura 9.3).

Mudanças dos orifícios glandulares

A presença de orifícios de glândulas deformados, aumentados, às vezes escancarados (figura 9.4), cercados por um halo branco, que estão concentrados no nível do orifício externo do colo, é, às vezes, a primeira prova de uma lesão glandular inicial. Devem ser alvo de biópsia.

Anomalias da zona de transformação

Às vezes, é diante de um quadro de transformação atípica de grau II sugerindo uma lesão displásica epidermoide que as biópsias dirigidas fazem o diagnóstico de adenocarcinoma *in situ*.

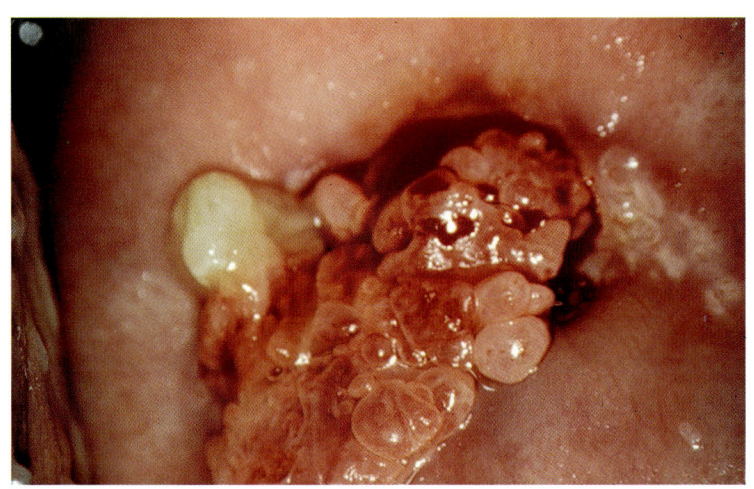

Figura 9.3. Aspecto de pólipo bastante irregular constituído por papilas irregulares acidófilas de tamanho desigual liberado pelo colo em mulher de 32 anos examinada após um esfregaço AGUS.
Biópsias dirigidas para essa formação pseudopolipoide: adenocarcinoma *in situ*.

Colposcopia

As imagens colposcópicas que podem fazer suspeitar a patologia glandular (figura 9.5) são as mudanças papilares do relevo da transformação atípica e a presença de vários orifícios de glândulas deformados, aumentados, de tamanho desigual [5].

Adenocarcinoma invasivo

A colposcopia encontra os aspectos característicos de um câncer invasivo (figura 9.6).

A vascularização torna-se anárquica; os vasos aumentam de volume, são muito irregulares, interrompem-se brutalmente, mergulhando no estroma, e é a existência de várias formações papilares associadas que sugerem a origem glandular do câncer. Essas papilas são deformadas, de tamanho desigual, vermelho-framboesa e sangram ao contato.

Em um estágio mais evoluído, os aspectos erosivos e vegetantes associam-se a um fundo de necrose, em forma de crateras e massas irregulares e frágeis.

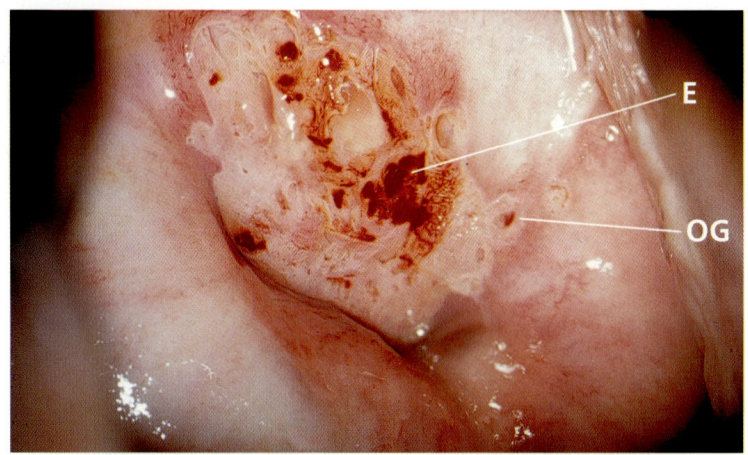

Figura 9.4. Transformação atípica de grau II comportando vários orifícios glandulares (OG) deformados, aumentados, irregulares, em mulher de 30 anos examinada depois de um esfregaço de alto grau.
Biópsias dirigidas no nível da junção endocervical situada a – 3 mm no endocolo e no nível da zona erosiva (E): adenocarcinoma *in situ*.

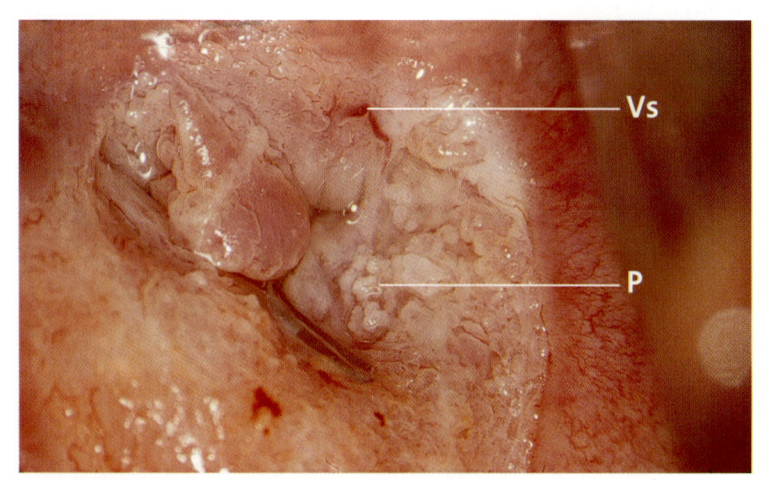

Figura 9.5. Transformação atípica de grau II com alteração papilar do relevo (P) e presença de vasos superficiais irregulares (Vs) em mulher de 31 anos examinada em decorrência de um esfregaço ASC-US.
Biópsias dirigidas para a zona de junção e os vasos irregulares: adenocarcinoma *in situ*.

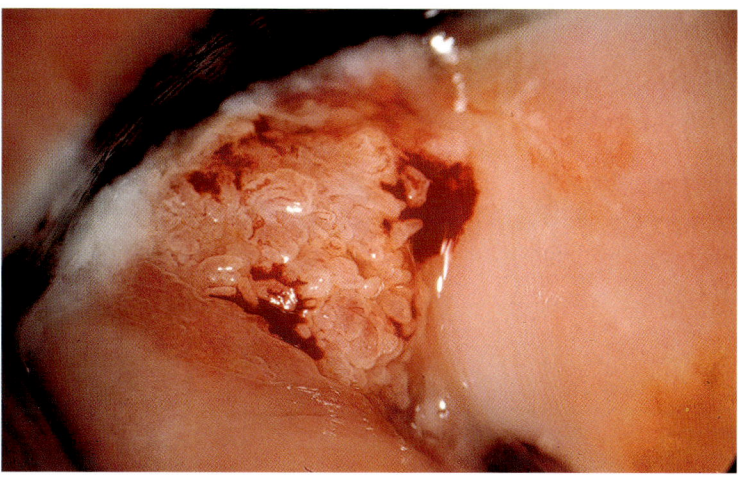

Figura 9.6. Formação papilar sangrando ao contato no exocolo, isolada da zona de junção, em mulher de 40 anos tratada por conização 3 anos antes em decorrência de NIC III (exérese em zona sadia).
Biópsias dirigidas para a zona papilar irregular: adenocarcinoma invasivo.

Nesse estágio é impossível fazer o diagnóstico diferencial com um câncer epidermoide invasivo na colposcopia. Apenas a histologia, por meio de várias biópsias de volume suficiente, pode diagnosticar o adenocarcinoma invasivo.

Conclusão

- Não existem critérios específicos do adenocarcinoma na colposcopia.
- Mudanças anormais dos diferentes elementos de origem colunar (papilas ou orifícios de glândulas) devem chamar a atenção do colposcopista depois de um esfregaço anormal.
- Quando essas mudanças se situarem no exocolo no nível do orifício ou no início do endocolo, devem ser obrigatoriamente alvo de biópsias. Se não forem acessíveis nas biópsias dirigidas, um esfregaço com o auxílio de uma escova endocervical ou uma curetagem são indicados.
- É preciso saber que, para afirmar o caráter *in situ* ou invasivo de um adenocarcinoma, o patologista deve dispor de coletas de tamanho suficiente, e é geralmente na peça de conização que se encontra o tamanho certo para realizar o diagnóstico.

Referências

1. Andersson S, Rylander E, Larsson B, Strand A, Silfversvard C, Wilà E. The role of human papillomavirus in cervical adenocarcinoma carcinogenesis. *Eur* J Cancer 2001;37(2):246-50.
2. Hopkins MP, Roberts JA, Schmidt RW. Cervical adenocarcinoma in situ. Obstet Gynecol 1988; 71:842-4.
3. Chin AB, Bristow RE, Korst LM, Walts A, Lagasse LD. The significance of atypical glandular cells on routine cervical cytologic testing in a community-based population. Am J Obstet Gynecol 2000;182 (6):1278-82.
4. Kelley J, Whitehouse HH, Dillard EA. The colposcopy clinic in a residency training program. Five years' experience with colposcopically directed biopsies followed by conisation or hysterectomy. J Repro Med 1983; 8:127-30.
5. Ueki M, Uedà M. Colposcopic appearances and the possibility of colposcopic diagnosis in early cervical adenocarcinomas. The CERVIX and The Lower Female Genital Tract 1994;12:11-5.

Colposcopia das lesões vaginais

Capítulo **10**

J.-L. Leroy

Após uma triagem citológica, a colposcopia insere-se em um procedimento diagnóstico das lesões cervicovaginais cuja natureza exata só pode ser afirmada pela histologia. A colposcopia é indispensável para a identificação dessas lesões a fim de orientar a biópsia. Em certos casos, a colposcopia é falha, pois a lesão não é muito bem visível.

Isso ocorre tanto para lesões vaginais como para lesões cervicais. A semelhança histológica entre o epitélio vaginal e o epitélio ectocervical faz com que neles sejam observadas as mesmas patologias e que o diagnóstico recorra aos mesmos meios.

A etapa vaginal da colposcopia é por demais ignorada ou escamoteada. De fato, este exame não é fácil, pois:

- a vagina é vista em fileira;
- as válvulas do espéculo escondem as faces anterior e posterior da vagina;
- na multípara, várias dobras limitam o acesso ao fundo de saco;
- uma eventual esclerose pós-operatória ou uma atrofia menopáusica representam outras fontes de dificuldade;
- por fim, é preciso individualizar a situação após histerectomia. A cicatrização predominante no centro dá lugar a dois recessos laterais estreitos no fundo vaginal. Sua exploração se torna muito mais difícil nas pacientes em menopausa.

Contudo, toda colposcopia deve comportar uma etapa vaginal, pois toda NIC pode ser associada a uma displasia vaginal NIVA. Essa displasia vaginal também pode existir isoladamente.

A colposcopia vaginal raramente é realizada de forma sistemática; é feita na avaliação de uma infecção por HPV das vias genitais baixas atual ou anterior. Pode também se tratar de um acompanhamento após tratamento de uma NIC de qualquer grau.

Na maioria das vezes, um Papanicolaou revela-se positivo com um grau mais ou menos grave. Queremos localizar e especificar a natureza histológica da lesão responsável, geralmente cervical, mas também vaginal. Além disso, as associações são possíveis.

O epitélio vaginal descama como o epitélio ectocervical, e os critérios citológicos de diagnóstico são idênticos. Haveria, porém, mais falsos positivos e falsos negativos para as lesões vaginais do que para as lesões cervicais.

Certamente as lesões cervicais são mais frequentes, mas:

- deve-se pensar em uma lesão vaginal toda vez que não se encontra lesão cervical como origem de um esfregaço positivo;
- deve-se pesquisar de maneira sistemática a associação de uma lesão vaginal a uma lesão cervical recém-identificada;
- pode-se discutir a utilidade dos Papanicolaous após histerectonomia.

Em termos de saúde pública, o rastreamento sistemático após histerectomia não é recomendado, pois a frequência de positividade citológica é muito mais baixa (1/633 contra 3/100). Entretanto, um rastreamento individual justifica-se, principalmente, se houver antecedente de displasia cervical. É possível, porém, observar um intervalo maior entre dois esfrega-

Colposcopia

ços. Também é possível usar o teste de Schiller com lugol se persistir uma secreção de estrogênio endógena ou um aporte exógeno.

Devemos citar a possibilidade de encontrar nesses esfregaços das células glandulares cuja origem é hipotética após histerectomia total, mas cujo significado não é, necessariamente, desfavorável.

> É preciso reconhecer os aspectos fisiológicos da vagina e as lesões distróficas sem risco prejudicial:
> - as papilas fisiológicas;
> - a atrofia menopáusica influenciada pela terapia estrogênica;
> - as infecções específicas ou não que irão revestir o mesmo aspecto de colpite no nível ectocérvice;
> - os pólipos e os cistos;
> - a adenose com presença de tecido glandular, frequentemente em metaplasia malpighiana. A noção de exposição no DES é cada vez menos encontrada;
> - a endometriose em um contexto traumático obstétrico ou pós-histerectomia, que se caracteriza por lesões ulceradas ou tumorais aumentadas no período menstrual ou pós-estrogênios;
> - por fim, a leucoplasia simples, as malformações, as erosões traumáticas ou não e o granuloma pós-operatório.
>
> É importante saber distinguir as lesões patológicas, mas, na dúvida, deve-se realizar uma biópsia.

Normalmente, faz-se uma aproximação entre a classificação histológica das displasias cervicais e das displasias vaginais. Na verdade, os critérios não são evidentes aos patologistas. É fácil para o clínico distinguir os NIVA (neoplasia intraepitelial vaginal) de baixo grau que correspondem a uma infecção por HPV e os NIVA de alto grau de risco invasivo.

Aspectos colposcópicos

NIVA de baixo grau ou condilomas puros

São as lesões mais frequentes. São observadas em um contexto de infecção genital por HPV mais ou menos generalizada – cervicovaginal e vulvar –, geralmente associada a um acometimento do parceiro. As pacientes são mais jovens (faixa etária 29,9 anos). Assim, o antecedente de histerectomia raramente é encontrado. Vamos distinguir vários aspectos.

Condiloma acuminado

É exofítico, típico, sem característica particular, com frequência múltiplo e de tamanho pequeno, localizando-se em todas as faces da vagina, principalmente no nível do terço superior e particularmente florescente durante a gravidez (figura 10.1). Ele ocupa, frequentemente, um fundo de saco (figuras 10.2 e 10.3), e é preciso saber procurá-lo bem, desdobrando esses fundos de saco.

Condiloma espiculado

Múltiplas vegetações finas (figura 10.4) localizadas em algumas zonas das paredes vaginais cujo aspecto ao lugol é heterogêneo. Deve ser diferenciado das papilas fisiológicas (figura 11.2), que fixam bem o lugol.

Condiloma microacuminado

Forma pequenas papilas arredondadas (figura 10.5), sobrelevadas, individuais, mas agrupadas, em geral, em uma zona localizada da vagina.

Condiloma plano

É a forma mais rara. É pouco visível sem preparação ou ligeiramente leucoplásica. O condiloma plano aparece com mais nitidez após ácido acético.

Com lugol, é uma zona iodo-negativa, às vezes heterogênea, cuja superfície pode ser ligeiramente irregular (figura 10.6).

Capítulo 10. Colposcopia das lesões vaginais

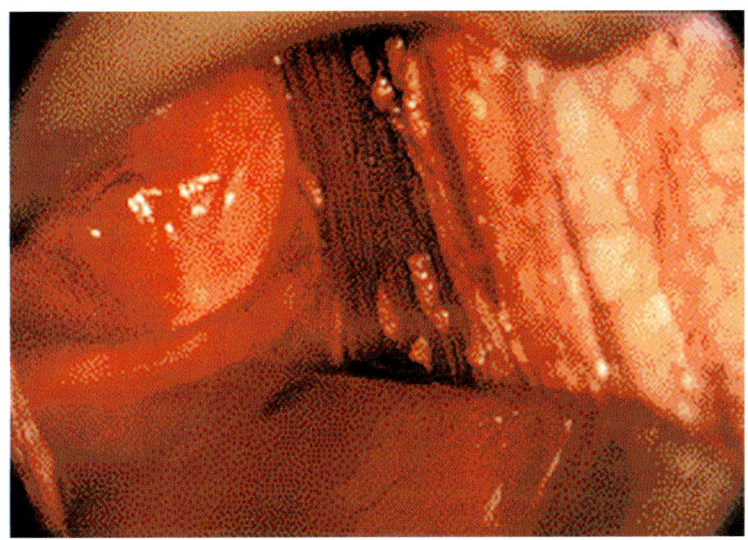

Figura 10.1. Condilomas acuminados da parede lateral esquerda da vagina descobertos sob lugol durante a retirada do espéculo.

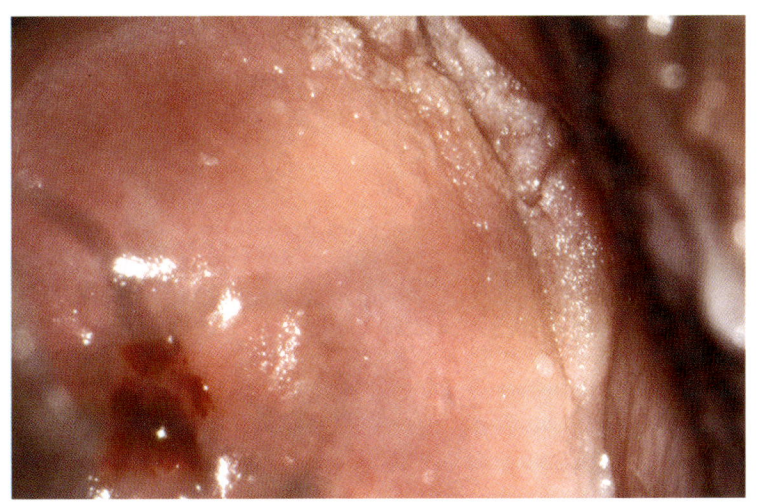

Figura 10.2. Condiloma acuminado em um fundo de saco vaginal.

Colpite condilomatosa

Realiza de maneira mais ou menos difusa, por toda a vagina, a associação de zonas espiculadas, zonas acidófilas mais ou menos verrucosas, zonas de colpite não específica, zonas mais evocadoras, mais bem visíveis com lugol com colpite invertida ou mosaico invertido. Com o tempo, ela pode desaparecer ou passar para a cronicidade, queratinizando-se.

NIVA (neoplasia intraepitelial vaginal)

Elas correspondem às displasias de alto grau: na histologia, NIVA II e III (figura 10.7). São mais raras que as NIC e são encontradas em pacientes mais velhas (idade média: 45,7).

Na colposcopia, a lesão é acidófila, completamente iodo-negativa, com uma superfície ligeiramen-

Colposcopia

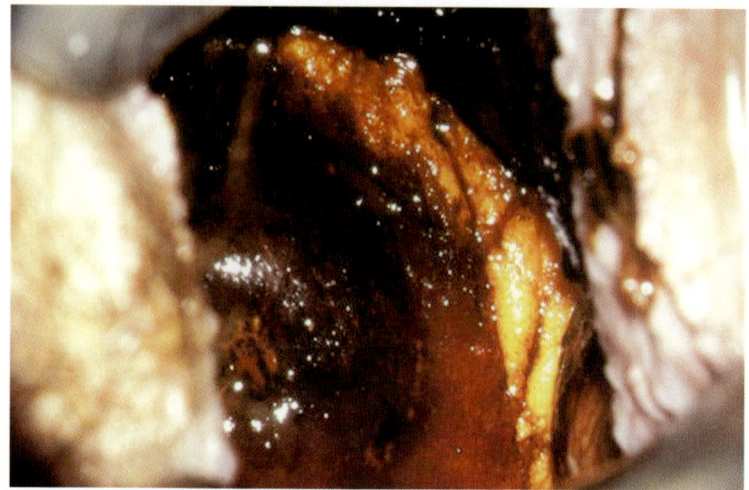

Figura 10.3. Mesma lesão da figura 10.2 com lugol.

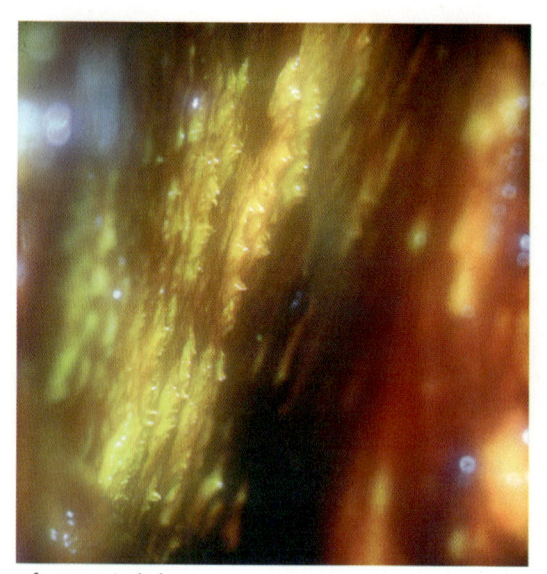

Figura 10.4. NIVA de baixo grau: forma espiculada.

Capítulo 10. Colposcopia das lesões vaginais

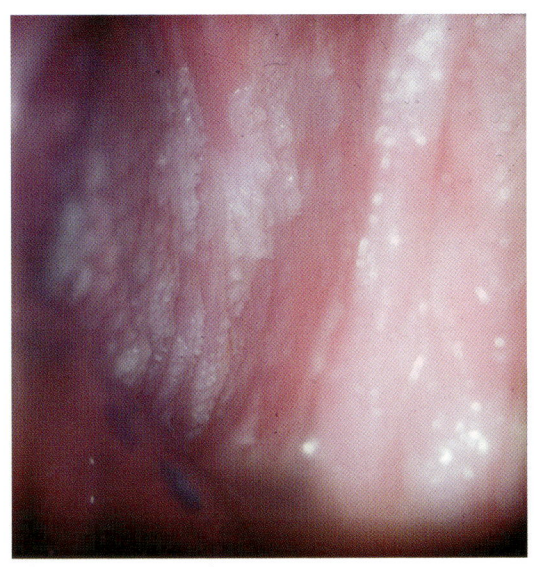

Figura 10.5. NIVA de baixo grau: forma microacuminada.

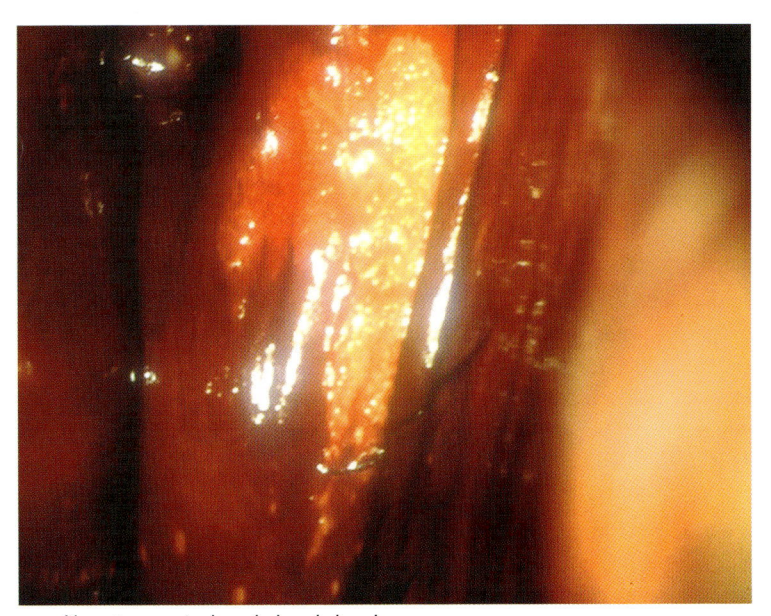

Figura 10.6. Zona condilomatosa vaginal revelada pelo lugol.

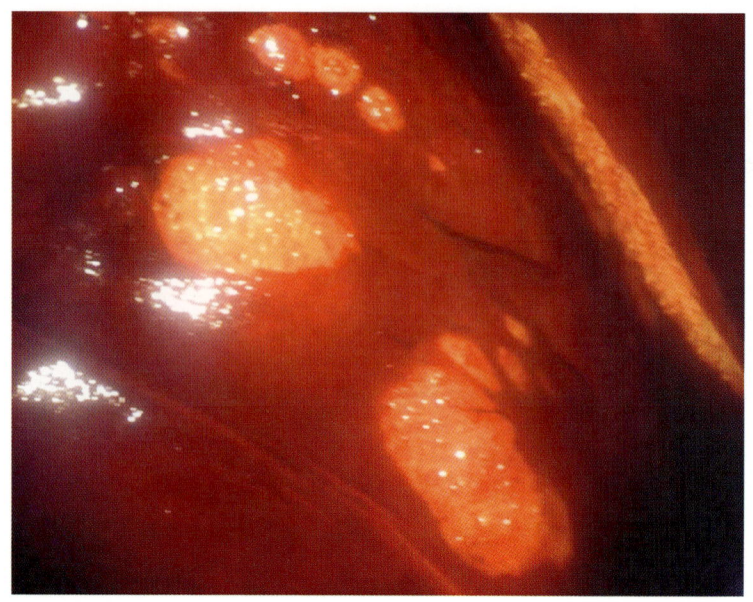

Figura 10.7. NIVA III multifocal.

te verrucosa. É unifocal, localizando-se no nível do fundo vaginal. Pode ser multifocal, mas as localizações no terço interior da vagina são raras.

Podem-se encontrar formas acuminadas de grande tamanho, mas com papilas irregulares e muito vasculares. A identificação será difícil se a lesão se localizar em um recesso lateral da vagina após histerectomia.

A associação dessas NIVA a uma NIC de alto grau é frequente (71%) em nossa experiência. Essa associação pode ser imediata ou tardia. A localização pode ser contígua a uma NIC e representar um prolongamento em um fundo de saco vaginal, associada a outra localização displásica genital baixa ou primitivamente vaginal.

Cerca de 50% das NIVA de alto grau aparecem após histerectomia, seja a lesão inicial displásica ou não. A descoberta pode ser tardia. Denomina-se lesão esquecida ou lesão *de novo*. Isso levanta o problema do rastreamento: seria preciso acompanhar os esfregaços pós-histerectomia ou preconizar o exame da vagina com lugol quando persistir uma secreção estrogênica exógena ou endógena? Em todos os casos, é necessário acompanhamento pós-histerectomia para lesão displásica.

A biópsia é sempre indicada nas lesões unifocais, mesmo que tenham aspecto acuminado. O caráter totalmente iodo-negativo da lesão é um argumento decisivo. Após tratamento, essas lesões serão acompanhadas, pois a evolução invasiva é possível, mesmo quando a mulher é jovem. Considerando a anatomia da vagina, o estágio de microinvasão (figura 10.8) é mais difícil de ser avaliado nesse nível.

Câncer invasivo da vagina

É, classicamente, um câncer da mulher mais velha; por outro lado, é muito raro. O câncer invasivo da vagina da paciente jovem geralmente é o adenocarcinoma de células claras após síndrome do DES. Entretanto, em séries recentes, encontramos 5 a 10% dos casos de câncer malpighianos aparecendo antes dos 40 anos.

Nossa experiência envolve três pacientes com idade entre 35 e 40 anos, encaminhadas por esfregaço anormal e portadoras de uma lesão vaginal invasiva. Essas lesões tinham aspecto grosseiramente acuminado, mas com papilas irregulares, uma vascularização abundante e anormal. Uma rápida colposcopia poderia concluir tratar-se de um condiloma banal, e é preciso lembrar a importância da biópsia de toda lesão vaginal suspeita. Essas pacientes eram, por outro lado, portadoras de lesões cervicais de alto grau ou invasivas ocultas.

Capítulo 10. Colposcopia das lesões vaginais

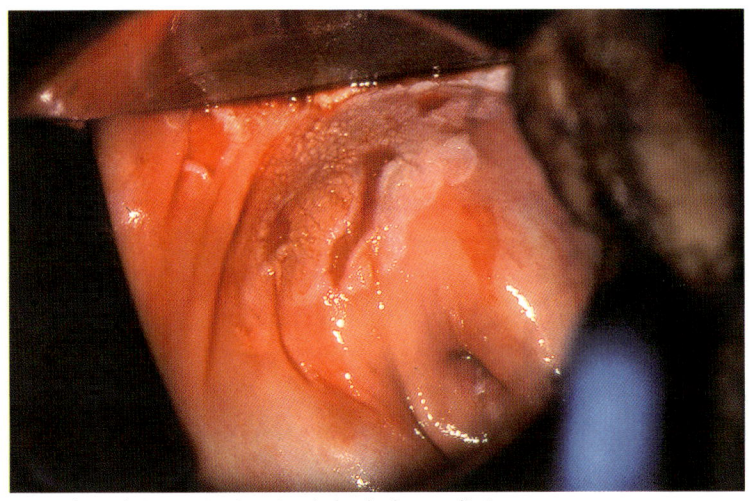

Figura 10.8. Importante lesão de NIVA microinvasiva do fundo de saco direito.

Epidemiologia

Fatores de risco das NIVA

São, na verdade, os mesmos da NIC:
- infecção HPV-persistente;
- tabagismo;
- múltiplos parceiros.

O antecedente de NIC ou câncer do colo é frequentemente observado em caso de NIVA com um risco relativo importante (RR: 6,69) que ainda é de 4,61 10 anos após a lesão cervical (Edgren, 2007).

A histerectomia para NIC é outro fator de risco principalmente para as NIVA de alto grau:

- a histerectomia, não mais que a conização, não protege contra a recidiva. O risco de NIVA pós-histerectomia por NIC II+ é de 0,6 a 7,4% (Shockaert, 2008) com intervalo médio de 35 meses (5-103);
- encontra-se um antecedente de histerectomia no momento do diagnóstico de NIVA de alto grau em um número significativo de casos (55% Rome; 69,7% Murta; 22% Dodge; 59,6% Leroy).

Por fim, vamos citar:

- déficit imunológico (HIV, tratamento imunossupressor para transplante);
- irradiação pélvica.

Terreno

Atribui-se ao déficit imunológico a difusão de lesões displásicas na vagina, mas essa afirmação pode ser relativizada. Em nossa experiência, encontramos um problema imunológico severo (HIV, tratamento imunossupressor para transplante de órgão ou quimioterapia antimitótica) em 7% das 313 NIVA e em 2,1% dos 3.062 NIC.

As patologias imunossupressoras são principalmente associadas a lesões de baixo grau particularmente recidivantes após tratamento, mas sem risco invasivo importante a curto prazo (tabela 10.1). Em caso de déficit imunológico, a recidiva pós-tratamento é quase inevitável às NIVA de baixo grau, levantando a discussão a respeito da legitimidade desse tratamento. É preciso saber aceitar lesões vaginais crônicas de baixo grau nessas pacientes.

Associações

Em uma série pessoal de 3.166 lesões cervicais displásicas ou invasivas precoces recrutadas em 2 décadas, de 1987 a 2007, na consulta de colposcopia do CHRU de Lille, encontramos 316 lesões vaginais, das quais 287 lesões vaginais associadas a uma lesão cervical e 29 lesões vaginais isoladas.

Sua gravidade foi desigual. Entre essas 316 localizações vaginais, encontramos (tabela 10.2):

- 261 condilomas puros ou NIVA de baixo grau;

Tabela 10.1. Distribuição da associação NIVA-NIC

Lesões do colo	NIVA baixo grau	NIVA alto grau	Vagina invasivo	Total colo
Nenhuma NIC	14	15		
NIC baixo grau	176	7		1.276
NIC alto grau	64	23	2	655
AIS	2	0		26
Microinvasivo	2	5		131
Invasivo	3	2	1	78
Total	261	52	3	316/3.166

AIS: adenocarcinoma *in situ*.

Tabela 10.2. Câncer invasivo após tratamento de NIVA

	NIVA baixo grau	NIVA alto grau
Silman, 1997		4/94
Rome, 2000	0/23	8/101
Dodge, 2001	1/81 (após 5-FU)	
Massad, 2007	0/17	0/19
Murta, 2007	0/25	
Leroy, 2007	0/261	2/52

- 52 NIVA de alto grau;
- 3 casos de câncer invasivo.

A idade média foi variável conforme a gravidade da lesão: 29,9 anos para as de baixo grau contra 45,7 anos para as de alto grau (extremos de 15 a 69 anos).

A sintomatologia funcional é nula, exceto se uma sobreinfecção causasse uma leucorreia não específica. Todas as pacientes nos foram referidas em razão de um esfregaço anormal, chegando ao diagnóstico histológico da lesão vaginal.

Risco invasivo das NIVA

O risco invasivo das NIVA parece ser consequência das NIVA de alto grau, como confirma a revisão da literatura. Um acompanhamento prolongado após o tratamento é, portanto, necessário.

Conclusão

- As NIVA de baixo grau como os condilomas vaginais levantam, principalmente, a questão de sua DST causadora. Têm excelente prognóstico, e o risco posterior de câncer parece mínimo. Elas podem ser simplesmente acompanhadas, pelo menos no início.

- As NIVA de alto grau são menos frequentes. São associadas às NIC de alto grau, mas podem existir isoladamente. É o que normalmente ocorre após uma histerectomia, mesmo tendo sido realizada por causa de uma lesão não displásica. Seu rastreamento não deve ser desprezado. Não se deve subestimar o risco invasivo dessas lesões, cuja ablação cirúrgica parece ser preferível a um tratamento destruidor.

- É necessário examinar a vagina durante toda colposcopia, reconhecer as displasias vaginais ou NIVA e propor um tratamento adaptado com, preferencialmente, um controle histológico das NIVA de alto grau. As NIVA de baixo grau podem ser respeitados. Em todos os casos, um acompanhamento prolongado é necessário.

Bibliografia

Aho M, Versterinen E, Meyer B, Purola E, Paavonen J. Natural history of vaginal intraepithelial neoplasia. Cancer 1991; 68:195-7.

Benedet JL, Wilson PS, Matisic JP. Epidermal thickness measurement in vaginal intraepithelial neoplasia. A basis for optimal CO_2 laser vaporization. J Reprod Med 1992; 37(9):809-12.

Diakomanolis E, Stefanidis K, Rodolakis A, Haidopoulos D, Sindos M, Chatzipappas I, et al. Vaginal intraepithelial neoplasia: report of 102 cases. Eur J Gynaecol Oncol 2002;23:457-9.

Dodge JA, Eltabbakh GH, Mount SL, Walker RP, Morgan A. Clinical features and risk of recurrence among patients with vaginal intraepithelial neoplasia. Gynecol Oncol 2001;83:363-9.

Indermaur MD, Martino MA, Fiorica JV, Roberts WS, Hoffman MS. Upper vaginectomy for the treatment of vaginal intraepithelial neoplasia. Am J Obstet Gynecol 2005;193:577-81.

Leroy JL. Les dysplasies vaginales ou VAIN. Quels traitements? Gynécol Prat 2009.

Massad LS. Outcomes after diagnosis of vaginal intraepithelial neoplasia. J Low Genit Tract Dis 2008; 12(1):16-9.

Murta EFC, Neves MA, Sempionato LRF, Costa MC, Maluf PJ. Vaginal intraepithelial neoplasia: clinical therapeutic analysis of 33 cases. Arch Gynecol Obstet 2005; 272:261-4.

Rome RM, England PG. Management of vaginal intraepithelial neoplasia: a series of 132 cases with long term follow-up. Int J Gynecol Cancer 2000; 10(5):382-90.

Sillman FH, Fruchter RG, Chen YS, Camilien L, Sedlis A, Mactigue E. Vaginal intraepithelial naoplasia: risk factors for persistence, recurrence and invasion and its management. Am J Obstet Gynecol 1997;176:93-9.

Exploração vulvar ou complementação necessária do exame colposcópico

Capítulo 11

Ph. Descamps ▪ J. Marchetta ▪ L. Catala

A vulvoscopia não faz parte, no sentido estrito do termo, da colposcopia, que corresponde à exploração do colo e da vagina. Entretanto, a exploração vulvar é o prolongamento lógico, e até mesmo indispensável, na avaliação cervicovaginal na patologia viral por HPV. De fato, os papilomavírus podem atingir todo o revestimento epitelial genital, e a região cervicovaginovulvar deve ser explorada como um todo indissociável.

Neste contexto, não é de surpreender que, em caso de patologia cervical, uma patologia vulvar seja encontrada em 1 a cada 5 mulheres e que uma NIC *(neoplasia intraepitelial cervical)* venha acompanhado de uma NIV *(neoplasia intraepitelial vulvar)* em 10% dos casos.

> Assim como no nível do colo, devemos especificar que a exploração vulvoscópica subentende três grandes dogmas a serem respeitados:
> - não existe correlação entre vulvoscopia e histologia;
> - apenas a biópsia pode fornecer o diagnóstico;
> - a vulvoscopia só serve para localizar imagens anormais para realização da biópsia.

Técnica de exploração

Exame sem preparação

O exame por observação direta a olho nu ou com o auxílio da lupa binocular do colposcópio é o momento ideal da exploração vulvar. Apenas as lesões macroscópicas, ainda que, às vezes, no limite da visibilidade, apresentam uma importância semiológica.

O exame deve ser minucioso. É necessário examinar de acordo com uma metodologia racional, explorando todas as dobras vulvares e prolongando o exame até o períneo e a região anal.

Teste com ácido acético

Utiliza-se uma concentração de 5%, e não de 3%, como no colo e na vagina, em decorrência da hiperqueratose dessa região.

Um complemento de coloração com azul de toluidina é recomendado (teste de Collins), pois ele cora as zonas displásicas. Na prática, este teste é mais comumente usado no bloco cirúrgico para definir o mapeamento das lesões a serem extirpadas.

Teste com lugol

Não tem papel na exploração vulvar, exceto eventualmente, no nível do vestíbulo, que é uma zona mucosa, e não cutânea. Na prática, neste nível, ajuda apenas a distinguir as papilas virais das papilas fisiológicas.

Aspectos macroscópicos das lesões

Condilomas acuminados ou papilomas

São os HPV de baixo risco que estão envolvidos na fisiopatologia dos condilomas vulvares: HPV 6, HPV 11. Seu modo de transmissão é o sexual.

Colposcopia

Os fatores de risco são: parceiros sexuais múltiplos, antecedentes de DSTs ou de herpes bucal, imunodepressão.

Os condilomas acuminados apresentam baixo risco de transformação displásica. A regressão é espontânea em 13 a 78% dos casos.

Na mulher, a topografia dos condilomas é, preferencialmente, vulvar, vaginal ou cervical. O acometimento anal pode ser associado por extensão.

A sintomatologia é muito variável conforme o número de lesões e sua localização. As pacientes às vezes são assintomáticas, em caso de lesões muito limitadas, ou podem reclamar de prurido, sensação de queimação, sangramentos, leucorreias ou dor.

O diagnóstico dos condilomas é feito durante a inspeção. As lesões são da mesma cor que a pele ou rosadas, com aspectos de papilas flexíveis e achatadas ou verdadeiras verrugas papiliformes. As papilas sempre podem ser reconhecidas com grande aumento, com seu eixo vascular, e sua reação é nitidamente acidófila (figura 11.1).

As papilas às vezes se apresentam de maneira isolada e, neste caso, aparece o diagnóstico diferencial com as papilas fisiológicas (figura 11.2). Todavia, estas têm como característica ser de topografia periorificial, em disposição alinhada, não acidófilas e iodopositivas em caso de diagnóstico hesitante.

Em caso de dúvida quanto ao diagnóstico, uma biópsia deve ser realizada e, especialmente, nas formas mais discretas de condilomas que podem adquirir aspectos:

- de pápulas ou manchas brancas bem circunscritas, formando um domo ligeiramente em relevo liso ou granitado;
- de zonas leucoplásicas (paraqueratose) mais bem reveladas pelo ácido acético em forma de placas brancas de superfície irregular (figura 11.3). Elas geralmente estão agrupadas em amontoados em uma zona localizada, mas mal limitada da vulva.

Ainda que essas lesões sejam macroscopicamente visíveis, o colposcópio ajuda a encontrá-las e a identificá-las melhor.

São essas formas mais discretas que podem representar zonas displásicas de NIV.

Essas lesões devem, portanto, passar por biópsia.

O tratamento médico com imiquimod (Aldara®) é o mais usado, mas está direcionado, essencialmente, às lesões de superfície reduzida. Seu uso é exclusivamente externo.

A crioterapia permite uma destruição do tecido. A profundidade de destruição tecidual não ultrapassa 5 mm. A taxa de recidiva é de 45%. A eletrocoagulação permite uma difusão estendida na superfície, mas não em profundidade, e é acompanhada por taxa de recidiva de 39%.

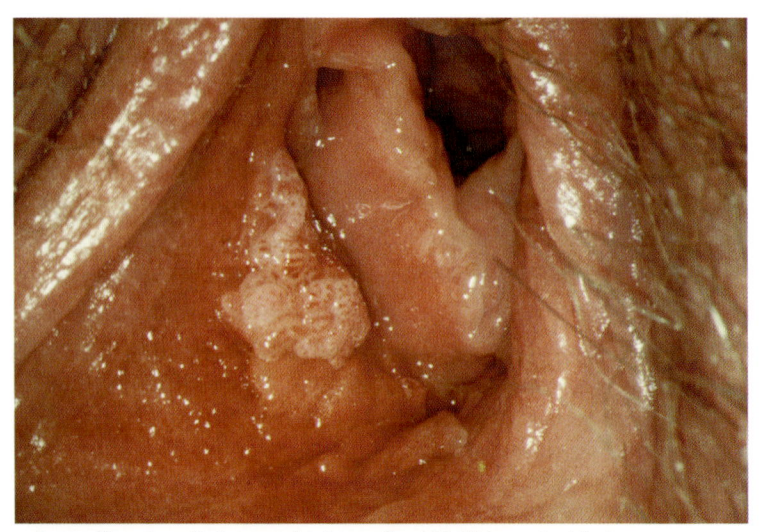

Figura 11.1 Agregado condilomatoso. O eixo vascular das papilas está nitidamente visível.

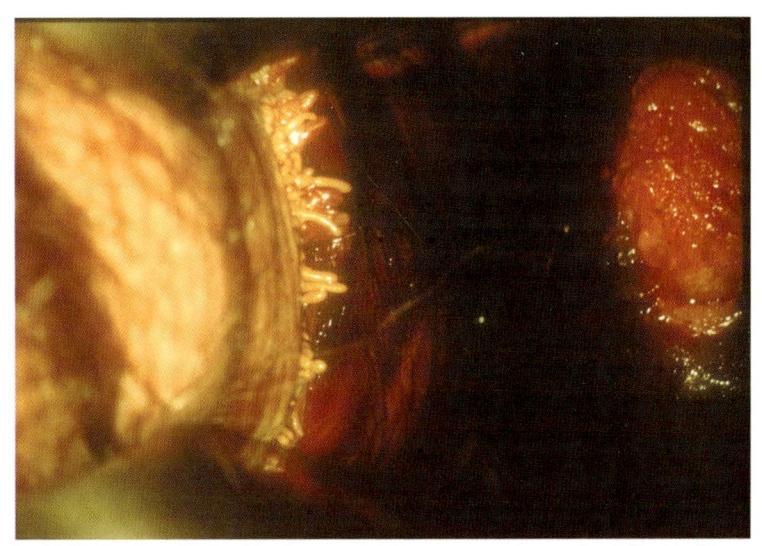

Capítulo 11. Exploração vulvar ou complementação necessária do exame colposcópico

Figura 11.2. Papilas fisiológicas no orifício vulvar. Aspecto digitiforme que pode sugerir papilas condilomatosas.
Fotografia de J.-L. Leroy.

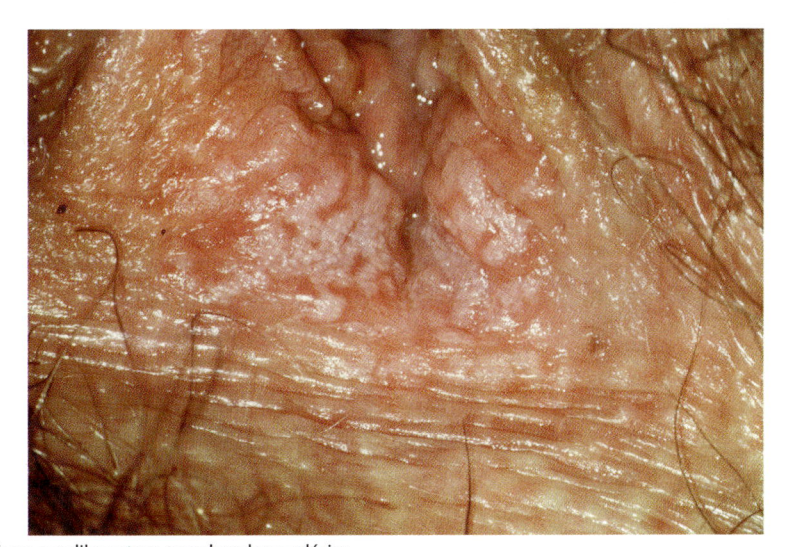

Figura 11.3. Zona condilomatosa papular e leucoplásica.

O *laser* CO_2, atualmente, é a técnica de escolha. É realizado sob anestesia local ou geral, conforme a extensão das lesões. A taxa de recidiva é de aproximadamente 19%. Essas recidivas estão ligadas a uma nova infecção por HPV ou a uma reativação do HPV latente. A excisão cirúrgica pode ser realizada após o fracasso de outras técnicas ou como complemento nas formas mais extensas.

Tumor de Buschke-Löwenstein ou condiloma acuminado gigante

Este tumor sempre é precedido por lesões condilomatosas acinzentadas ou rosadas, evoluindo para adquirir um aspecto de lesão volumosa florescente (figura 11.4), às vezes ulcerada ou fistulizada nos órgãos vizinhos. Uma degeneração em carcinoma epider-

Colposcopia

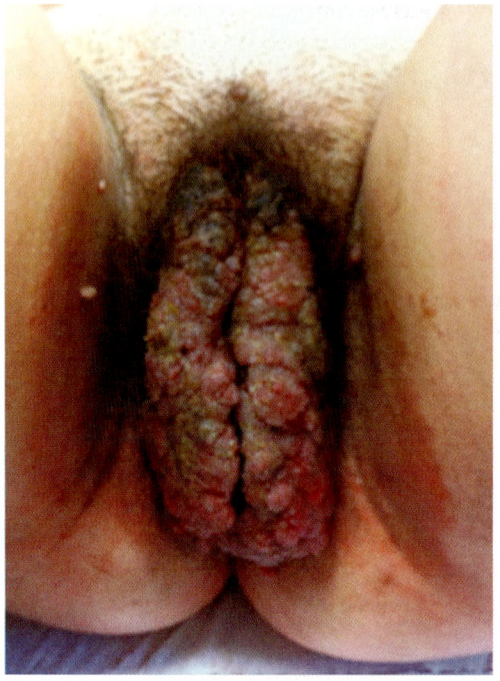

Figura 11.4. Típico tumor de Buschke-Löwenstein.

Foi assim que as NIV passaram a ser divididas entre NIV usual ou indiferenciada, diferenciadas e indeterminada.

O prurido e as queimações vulvares permanecem sendo os sinais mais frequentes e devem ser explorados por biópsias direcionadas para as zonas suspeitas.

NIV usual ou indiferenciada

O HPV oncogênico é encontrado em 75% dos casos. Os outros fatores de risco do carcinoma invasivo da vulva também estão presentes, como o tabagismo e a imunodeficiência.

Ela se apresenta no exame macroscópico como lesões geralmente multifocais, leucoplásica ou pigmentada e atinge, preferencialmente, a parte superior da vulva ou na fúrcula vulvar (figura 11.5).

Distinguimos o tipo condilomatoso da mulher jovem e o tipo basaloide da mulher mais velha. Essas duas entidades coexistem na maioria das vezes, e seu prognóstico é semelhante.

No exame histológico, a desordem arquitetural acomete a totalidade da espessura do epitélio.

moide é possível. A histologia é próxima daquela de um condiloma acuminado. Uma infecção por HPV 6 e 11 geralmente está associada a esses tumores. O tratamento é, antes de mais nada, cirúrgico e deve ser amplo em razão do alto potencial recidivante do tumor. Outros tratamentos foram propostos a fim de tentar uma redução tumoral e limitar os estragos cirúrgicos: os tópicos locais (podofilina, 5-fluoro-uracil, imiquimod), a crioterapia, a eletrocoagulação, o *laser* CO_2, a radioterapia ou a quimioterapia sistemática (metotrexato, bleomicina, cisplatina).

Neoplasias intraepiteliais vulvares (NIV)

Desde 2005, a *International Society for the Study of Vulvovaginal Disease* (ISSVD) mudou a classificação das NIV. Esta, anteriormente estabelecida por analogia às lesões cervicais com as NIV I, II e III, foi revisitada devido a um *continuum* evolutivo que não podia, finalmente, ser sobreposto com as lesões de NIC e ao qual, portanto, faltava clareza para os patologistas e clínicos.

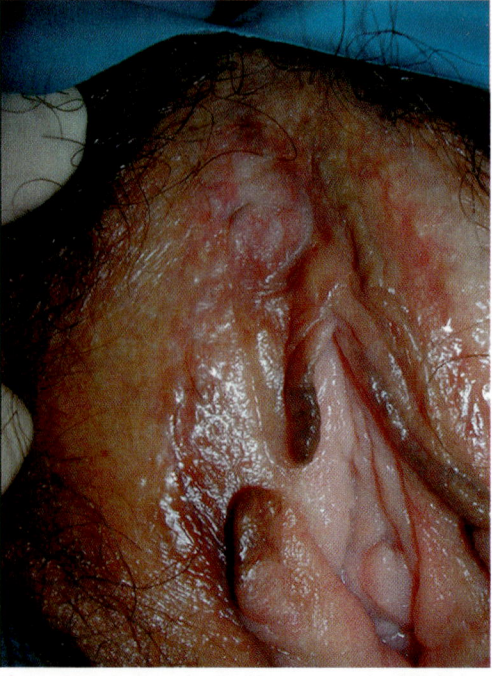

Figura 11.5. Aspecto de NIV clássica, parte alta da vulva.

A regressão espontânea das lesões de NIV usual é frequente. Na ausência de tratamento, existe um risco de degeneração carcinomatosa que varia de 9 à 15%, e de 3,3% em caso de tratamento. A recidiva local após uma ressecção com limites comprometidos é da ordem de 50%.

Uma avaliação da extensão clínica deve ser realizada na pesquisa de lesões macroscópicas de carcinoma invasivo. A pesquisa de doenças sexualmente transmissíveis, a realização de um esfregaço cervicovaginal (associação a uma lesão cervical em 25 a 56% dos casos segundo os autores) e de uma anuscopia (em caso de acometimento perianal) são indispensáveis.

Um tratamento cirúrgico conservador deve ser privilegiado.

Uma exérese local das lesões mais suspeitas macroscopicamente com margens visíveis de 5 mm parece justificada.

Em caso de acometimento estendido, uma ressecção em várias etapas pode ser necessária, bem como a associação a outros tratamentos, como a crioterapia, a vaporização com *laser* CO_2 ou o imiquimod. Nesses casos, a taxa de recidiva é mais alta.

A generalização da vacina anti-HPV pode trazer esperança, no futuro, de uma importante diminuição da incidência das NIV clássicas.

NIV diferenciadas

As NIV diferenciadas representam menos de 5% das NIV e acometem, preferencialmente, a mulher na menopausa.

Elas não são atribuídas ao HPV, mesmo que este possa coexistir. Desenvolvem-se essencialmente em lesões preexistentes de líquen escleroso ou líquen plano ou, igualmente, em vulvites por radioterapia.

A lesão geralmente é unifocal, de tipo leucoplásica. Acomete, em geral, as zonas glabras, como a face externa dos pequenos lábios.

As NIV diferenciadas nunca regridem espontaneamente e estão associadas a um grande potencial de degeneração carcinomatosa da ordem de 40 à 50%. Provavelmente são uma forma precursora do câncer da vulva HPV-negativo.

A exérese cirúrgica ainda é indicada com margens de ressecção que devem ser de 1 cm. Ela permite pesquisar a presença de um carcinoma epidermoide.

Os tratamentos destruidores e medicamentosos não são indicados neste caso.

As recidivas são possíveis; o aparecimento de zonas suspeitas determina a realização de biópsias.

NIV indeterminadas

Muito mais raras, são representadas pela doença de Paget extramamária e pelo melanoma *in situ* vulvar. A doença de Paget degenera focalmente em adenocarcinoma apócrino em 10 a 15% dos casos. Se estiver situada nas proximidades dos orifícios esfincterianos, um câncer do reto ou do canal anal deve ser pesquisado por meio de endoscopia.

Essas lesões pré-cancerosas, após biópsias, devem ser tratadas cirurgicamente.

Carcinoma epidermoide da vulva

O carcinoma epidermoide vulvar representa 90% dos casos de câncer da vulva. É precedido por um estado pré-canceroso chamado NIV *(neoplasia intraepitelial vulvar)*. Trinta e cinco por cento dos casos de câncer da vulva são HPV-positivos, principalmente na mulher jovem: 90% dos casos de câncer da vulva da mulher jovem têm uma associação NIV-HPV contra 13% dos casos das mulheres mais velhas.

Os carcinomas epidermoides induzidos por HPV são de dois tipos: basaloide e verrucoide (ou condilomatoso).

O aspecto macroscópico dos carcinomas basaloides é representado com maior frequência sob a forma de lesões planas ulceradas. O carcinoma verrucoide aparece, em contrapartida, sob o aspecto de lesões papilomatosas exofíticas (figura 11.6).

O diagnóstico é feito por meio do exame histológico após biópsia e exérese da lesão sob anestesia local.

Uma avaliação da extensão clínica pesquisará outras eventuais localizações da infecção por HPV (vaginal, cervical ou anal). Uma vez conhecido o diagnóstico, uma ecografia inguinocrural dos tecidos mo-

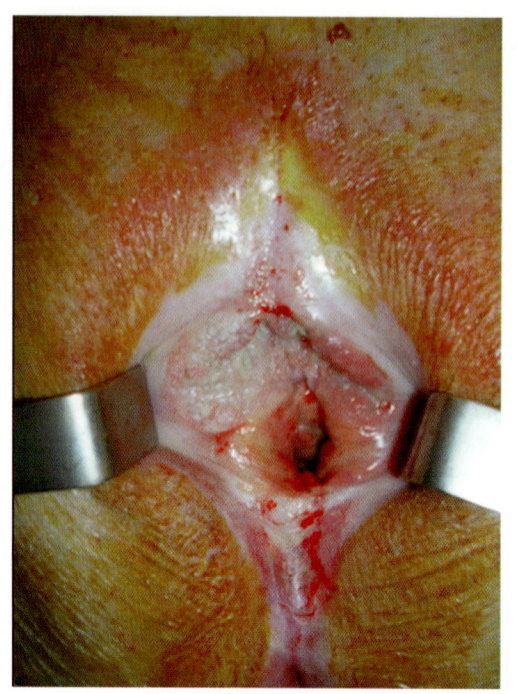

Figura 11.6. Carcinoma epidermoide. Observe seus aspectos papilares.

les, uma ecografia abdominopélvica, bem como radiografia pulmonar deverão ser realizadas.

O tratamento é essencialmente cirúrgico. Consiste em vulvectomia total ou parcial em função da extensão das lesões. As margens de exérese devem ser compreendidas entre 1 e 2 cm de acordo com os autores. O controle da doença inguinal é primordial ao prognóstico. Em geral, propõe-se uma infaderectomia inguinal homolateral na lesão para os tumores T1 (limitada à vulva inferior ou igual a 2 cm na sua dimensão maior) e T2 (limitada à vulva superior a 2 cm em sua maior dimensão) e uma infaderectomia inguinal bilateral em caso de tumor mediano ou de acometimento inguinal. A técnica do gânglio sentinela é possível seguindo certos critérios.

Conclusão

- Sobre a patologia vulvar, é preciso lembrar que é dominada hoje pelas neoplasias intravulvares geralmente induzidas por HPV.

- A vulvoscopia resume-se, na verdade, à pesquisa das lesões macroscópicas, mas cujo limite de visibilidade e o caráter às vezes discreto e localizado podem ser favorecidos por avaliação com forte aumento por meio da lupa binocular do colposcópio. O interesse é importante, pois são as lesões discretas que comportam um risco displásico (NIV).

- As lesões microscópicas vulvares reveladas unicamente por ácido acético perderam lugar na avaliação cervicovaginovulvar, pois não comportam risco algum.

Colposcopias especiais

CAPÍTULO **12**

Ch. Quéreux ▪ J.-P. Bory ▪ J.-P. Bilhaut

Cada período da vida modifica os dados da colposcopia. Na adolescência, a zona de transformação está em pleno remanejamento e expõe-se às variações hormonais e à atividade sexual. Durante a gravidez, os ectrópios são exuberantes, a decidualização é frequente e as transformações atípicas são, muitas vezes, visualmente agravadas. Por fim, na menopausa, a junção escamocolunar se interioriza, a atrofia predomina, o que atrapalha a realização da colposcopia.

Colposcopia da adolescente

Por Ch. Quéreux e J.-P. Bory

Alguns anos antes da puberdade, a anatomia do útero modifica-se, e a junção exterioriza-se, mas, com bastante frequência, a metaplasia tenta remeter a junção para mais perto do orifício externo anatômico. A importância do fenômeno de metaplasia nessa zona de transformação depende de vários fatores: atividade hormonal, acidez vaginal e, principalmente, atividade sexual, pelos microtraumatismos decorrentes.

Frequência das anomalias colposcópicas

Arène [1] retomou em 1993 uma série de 467 adolescentes. O colo é normal apenas em 39,3% dos casos, e o ectrópio puro ou em reepitelização normal é frequente (26,5% dos casos), ao passo que as ZTA I são observadas em 1/3 das adolescentes. Somente 0,4% dessas adolescentes tinham uma ZTA II.

A revisão da literatura encontra uma porcentagem minoritária de colos sadios (7 à 38%). A metaplasia é comum nessa idade e muda o quadro colposcópico (figura 12.1).

As zonas de transformação atípica são mais frequentes na adolescente sexualmente ativa de acordo com Gottardi, 45 contra 25% entre as virgens; e, segundo ele, a maturação de um ectrópio ocorre mais rapidamente entre as virgens do que nas que são sexualmente ativas.

Espaço para a colposcopia na adolescente

A importância deste exame é paralela à do Papanicolaou, do qual é complemento natural em caso de anomalia. Mas qual é a importância do Papanicolaou nesta idade?

A prevalência das portadoras de papilomavírus é alta nessa faixa etária: 20,8% dos abaixo de 20 anos [2], 30 a 50% entre as que estão abaixo de 20 anos [3] e 17 a 84% conforme os estudos, entre as adolescentes com uma vida sexual ativa [4].

A patologia do colo existirá se houver relações sexuais, mas trata-se de NIC de baixo grau e de viroses, frequentes, mas regressivas. As NIC de alto grau são possíveis, mas raras, e não há urgência para descobri-las, pois o câncer é inexistente nesta idade: nenhum caso entre 1975 e 2001 nos EUA [5].

Anomalias citológicas cervicais

As anomalias citológicas cervicais são muito frequentes: muitas vezes, devem-se ao HPV, cuja frequência de portadoras é grande após as primeiras relações sexuais.

Colposcopia

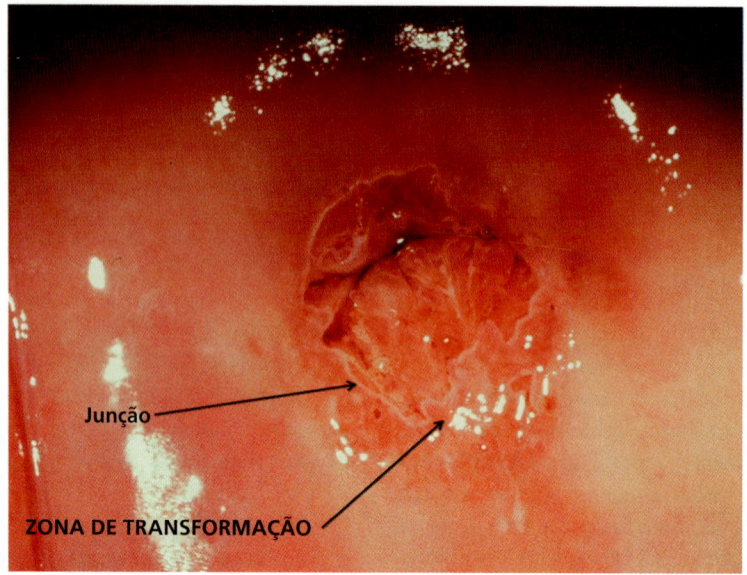

Figura 12.1. Metaplasia típica na adolescência.
Fotografia de J. Marchetta.

As lesões de baixo grau e viroses têm certa frequência. Assim, segundo a pesquisa da FCRISAP de 1992 entre meninas de 15 e 19 anos, foram detectadas 2,19% de lesões condilomatosas para somente 0,13% de NIC.

No estudo de Edelman (EUA, 1999), todas as anomalias parecem frequentes: 20% dos casos ASC-US contra 9,9% na adulta, 12,2% de baixo grau contra 2,5% na adulta, e 7,7% de alto grau contra 0,6% na vida adulta. No estudo de Mount (Inglaterra, 1999), há 9% de ASC-US e 3,77% contando todos os graus entre as pacientes de 10 a 19 anos contra 1,29% nas mulheres com mais de 30 anos.

As anomalias citológicas cervicais são regressivas: essas anomalias estão altamente propensas à regressão espontânea. Segundo Mac Gregor, que acompanhou 145 mulheres com menos de 20 anos com atipias citológicas, a regressão foi de 65% contra 15% de progressão, enquanto que, para van Oot Marssen, a taxa de regressão foi de 84% antes dos 34 anos e, após essa idade, de apenas 40%.

Há uma *correlação citocolposcópica ínfima* na literatura. Das 207 colposcopias feitas em meninas com menos de 20 anos para avaliação de atipia citológica, Walker encontrou uma colposcopia normal em 1 a cada 2 pacientes; em 49% dos casos em que houve uma transformação atípica, no fim da histologia, 23% eram metaplasias e 26% realmente tinham uma NIC. Blomfield, em 170 anomalias citológicas antes dos 20 anos, observou que sugerem uma NIC em 99,3% dos casos e que, no fim da colposcopia, apenas 6,5% das pacientes tinham uma NIC autêntica.

Inconvenientes da colposcopia

A colposcopia tem muitos inconvenientes. Como o colo rigorosamente sadio não é a maioria nessa idade, a colposcopia corre o risco de incitar uma enxurrada de exames complementares desnecessários e agressivos (biópsia) e tratamentos cujo interesse (destruição de um ectrópio, de uma ZTA I, de um baixo grau) e impacto psicológico ainda são desconhecidos: inquietação psicológica demais para um espírito geralmente imaturo. Já basta semear pânico em algumas adultas por causa de um resultado um pouco anormal! Nossas palavras, não importa a qualidade e a pertinência, serão entendidas erroneamente, serão fontes de angústias e temores. Isso não transformaria a vida futura (relacional e amorosa) dessas adolescentes? Devemos acrescentar que a colposcopia é um exame longo, realizado em uma posição muito desconfortável, até mesmo humilhante.

> Por todas essas razões, a colposcopia da adolescente, apesar da grande frequência dos aspectos atípicos, gerados pela metaplasia, não se justifica mais do que o Papanicolaou em massa. Portanto, é realizada apenas com sinais: avaliação necessária de uma anomalia citológica de alto grau descoberta em um esfregaço feito sem recomendação ou pesquisa de causa em razão de uma leucorreia incomum ou metrorragias em uma adolescente já com vida sexualmente ativa.

Deve-se começar o Papanicolaou antes dos 20 anos?

NÃO como triagem de massa por diferentes motivos: trata-se, principalmente, de lesões de baixo grau com uma alta taxa de regressão e não existe câncer invasivo nessa idade, mesmo que esteja havendo, em geral, um certo rejuvenescimento desse câncer; argumentos econômicos e as consequências possíveis dos tratamentos com o risco posterior aumentado de prematuridade tanto na metanálise de Kyrgiou [6] quanto na série de 18.000 pacientes relatada por Bruinsma [7] são argumentos complementares que sustentam contra uma triagem de massa nessa idade.

As *guidelines* americanas da ACOG [4] aconselham o primeiro Papanicolaou 3 anos após a primeira relação sexual e, no mais tardar, aos 21 anos, recomendando uma modulação sobre o início da triagem em função da apreciação clínica do risco da paciente (apreciação muito aleatória). Em 2010, as recomendações das *guidelines* foram atualizadas [8]: a triagem do câncer do colo deve começar aos 21 anos. Se a citologia tiver sido efetuada antes dos 21 anos, é importante saber que o manejo de uma anomalia difere daquela da população adulta.

TALVEZ na triagem individual. É difícil impedir um esfregaço nessa idade, mas contanto que haja apenas um objetivo: o alto grau e duas convicções: não medicalizar os baixos graus (não realizar colposcopia ou teste de HPV e controlar em 1 ano) e estar convencido de que rastrear é uma incitação a uma enxurrada de exames pouco úteis, mas certamente traumatizantes e a tratamentos muitas vezes desnecessários ou discutíveis. De qualquer forma, não há urgência alguma em realizar o primeiro esfregaço após as primeiras relações sexuais.

O futuro está provavelmente na *vacinação* conforme as recomendações do comitê técnico das vacinações e do Conselho Superior de Higiene Pública da França (sessões de 9 de março de 2007), preconizando a vacinação em meninas de 14 anos antes que sejam expostas ao risco da infecção por HPV, bem como meninas e jovens de 15 a 23 anos que não tiveram relações sexuais ou, no mais tardar, no ano seguinte ao início de sua vida sexual.

Colposcopia durante a gravidez

Por Ch. Quéreux e P. Wahl

> A gravidez, provavelmente, não é o melhor momento para realizar uma colposcopia, mas parece justificável diante de um sangramento de origem cervical ou na descoberta de esfregaços cervicais anormais realizados durante uma triagem.

Técnica da colposcopia

No início da gravidez, a colposcopia não apresenta nenhuma particularidade. Contudo, quando a gravidez está avançada, a colposcopia é mais difícil. Deve ser rápida, especialmente durante o terceiro trimestre, para evitar o efeito Poseiro, que pode ser prevenido pela instalação da paciente com as costas inclinadas a 45°, e não em decúbito dorsal. A embebição gravídica facilita a colocação do espéculo, mas a situação posterior do colo, a hiperemia e a hipertrofia das paredes vaginais atrapalham sua exposição. É necessário dispor de espéculos com válvulas longas ou de um afastador vaginal ortostático e, às vezes, é preciso posicionar um segundo espéculo, menor e perpendicular ao primeiro.

O exame pode ser atrapalhado por um muco opaco, abundante e aderente. A limpeza do colo será feita suavemente com um algodão embebido com soro, sobretudo porque o colo frágil sangra facilmente, tornando difícil, até mesmo impossível, o prosseguimento da exploração.

As biópsias são possíveis e necessárias em caso de colposcopia para esfregaços de alto grau. Elas necessitam de pequenas pinças perfeitamente cortantes, e a hemorragia que geralmente causam pode parar espontaneamente, mas necessita, com frequência, de um tamponamento ou até eletrocoagulação.

Mudanças histológicas no colo da grávida

Essas mudanças dependem do aumento considerável das secreções hormonais induzidas pela gravidez.

Mudança do estroma

Este tecido conectivo sofre mudanças importantes durante a gravidez. Duas mudanças devem ser especificadas: a vascularização do colo e a decidualização.

Vascularização do colo

Durante a gravidez, as mudanças vasculares são precoces e caracterizadas pelo aumento do número de vasos sanguíneos e capilares. A hiperemia traduz-se por congestão, enquanto a hiperplasia e a hipertrofia vasculares causam uma transudação serosa extravascular que é responsável pelo edema permanente do córion e causa o aumento de volume do colo, às vezes multiplicado por dois ou três durante a gestação.

Decidualização

Este fenômeno da implantação do ovo acarreta na transformação do endométrio a partir da preparação pelos hormônios sexuais. Este processo, a princípio localizado no corpo uterino, pode-se estender para além da cavidade uterina e envolver o estroma do epitélio glandular (deciduose subglandular), bem como o do epitélio malpighiano (deciduose submalpighiana). A decidualização raramente resulta da transformação de focos de endometriose ou de adenose preexistentes. Ela parece ocorrer no nível de ilhotas celulares que conservaram um potencial de diferenciação e que se encontram provocadas pelo aumento de hormônios.

Mudanças do epitélio glandular

Observa-se uma hiperplasia – ou aumento do número das glândulas – e uma hipertrofia – aumento de seu volume.

Mudanças do epitélio malpighiano

Observa-se aumento global de sua espessura pelo aumento das camadas celulares superficiais que descamam sob a forma de células naviculares, características do estado gravídico, confirmando a atividade da progesterona. A hiperatividade basal geralmente modesta é caracterizada por aumento do número das mitoses e a presença de células pouco diferenciadas até o nível das camadas intermediárias.

Consequências colposcópicas das mudanças histológicas

A hipervascularização do estroma explica o aspecto geralmente hiperemiado e arroxeado do colo da grávida (figura 12.2). Sua decidualização causa o aparecimento de aspectos particulares e específicos à gestação. As mudanças do estroma explicam o aspecto florido polipoide do ectrópio e a hipersecreção mucosa.

A junção escamocolunar e as zonas de transformação típica ou atípica são deslocadas e modificadas sob a influência de fenômenos mecânicos.

Aspectos colposcópicos do colo da grávida

Colo normal

Podemos distinguir dois tipos de colos de gravidez: o colo pequeno, cônico, bem firme, com tampão de muco discreto, pouco diferente do colo sem gravidez, que sofre, tardiamente, as modificações gravídicas, e aquele que, ao contrário, as recebe com força total, aumenta de volume, amolece, enquanto que seu orifício externo se entreabre. Na maioria das vezes, o colo da grávida adquire um aspecto arroxeado, hipervascularizado, edemaciado (figura 12.2), que afeta toda a ectocérvice. O exame colposcópico destes colos não mostra nada especial. Apenas a reação ao teste de Schiller pode ser mais escura.

Aspectos específicos do colo da grávida: a deciduose

A frequência da deciduose provavelmente é subestimada, pois apenas são diagnosticadas aquelas que aparecem durante as colposcopias realizadas em decorrência de metrorragias ou esfregaço anormal. A deciduose envolvia entre 10 e 40% dos colos em gestação e apresentava-se sob diferentes aspectos.

cio cervical externo nas bordas dos fundos de saco vaginais. Nascidos dentro do córion, ganham a superfície, afinam ou destroem o epitélio. Conforme sua profundidade, geram imagens colposcópicas diferentes.

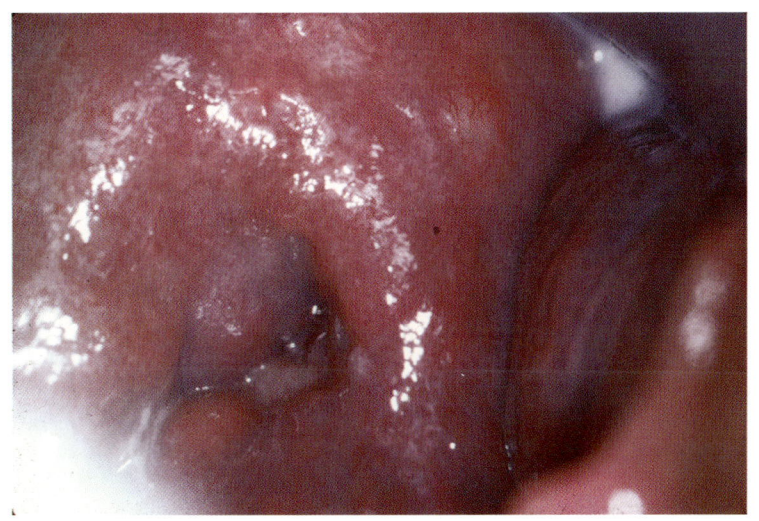

Figura 12.2. Coloração violácea com edema do colo.

Deciduose submalpighiana

Os focos de deciduose submalpighiana (figura 12.3) podem ser únicos, mas são, na maioria das vezes, numerosos, de tamanho variável, localizados ou espalhados em toda a ectocérvice, às vezes muito distantes do orifí-

A forma plana ou ligeiramente elevada: sem preparação, trata-se de manchas vermelhas, às vezes de um branco turvo cujas bordas, após aplicação de ácido acético, aparecem cercadas por um contorno branco intenso. O lugol é iodo-negativo com contornos difusos.

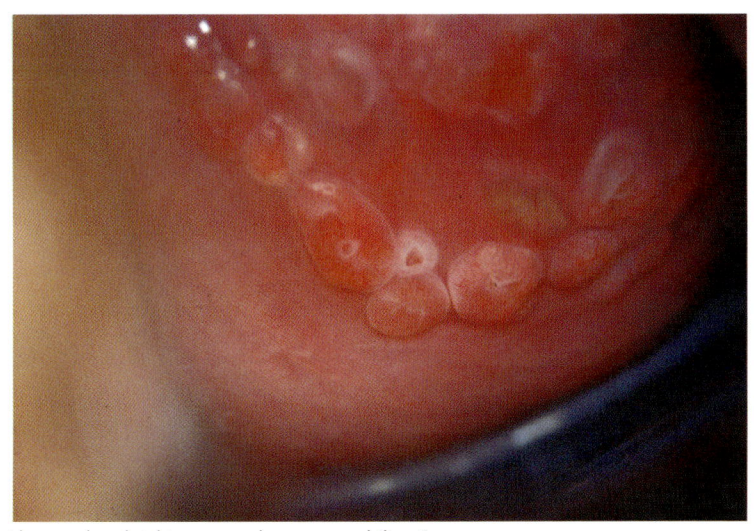

Figura 12.3. Deciduose submalpighiana, em relevo com umbilicação.

A forma nodular (figura 12.3) ou tumoral apresenta-se sob aspectos às vezes difíceis de serem identificados (figura 12.4). Seu caráter múltiplo, bem circunscrito, e sobretudo sua reação acidófila intensa, fosca, permite o diagnóstico. O lugol é iodo-negativo.

A forma ulcerada sangra facilmente, espontaneamente ou durante as relações ou toque vaginal, mas nunca de maneira significativa. As bordas da ulceração são irregulares, o fundo é nítido, e o ácido acético causa também um aspecto fosco característico. Ela é iodo-negativa com bordas difusas. As decidualizações excepcionais de uma endometriose ou de uma adenose anterior manifestam-se, em geral, sob este aspecto.

Decidualização subglandular

A decidualização subglandular (figuras 12.5 e 12.6) envolve o córion do epitélio glandular e causa uma reação branca, intensa, incomum da extremidade das papilas de um ectrópio, persistindo por mais tempo que a discreta reação esbranquiçada das papilas não decidualizadas.

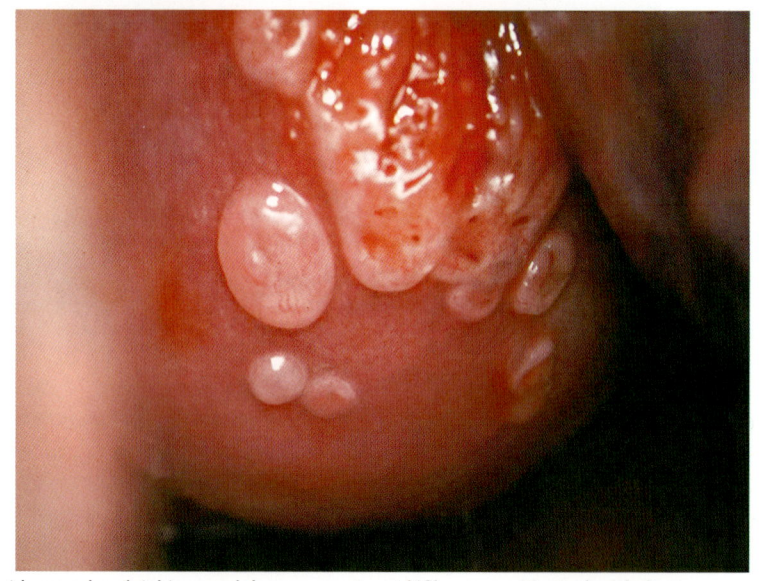

Figura 12.4. Deciduose submalpighiana nodular com reação acidófila com aparência de gelo fino.

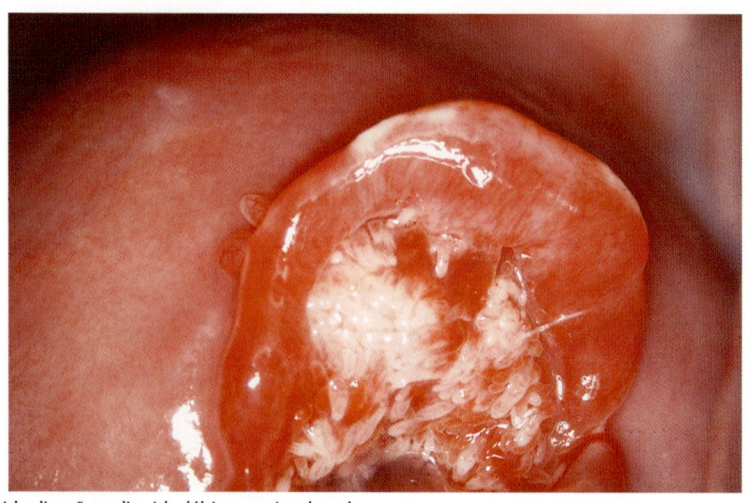

Figura 12.5. Decidualização polipoide, lábio anterior do colo.

Capítulo 12. Colposcopias especiais

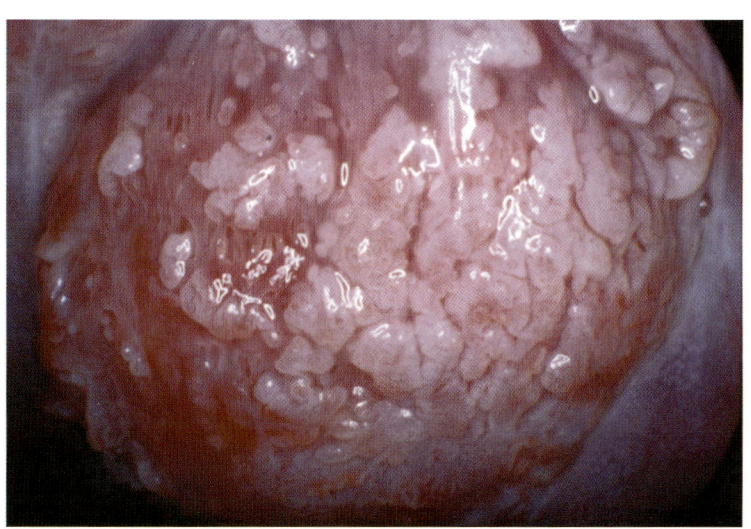

Figura 12.6. Deciduose subcolunar.
Fotografia de A. Guillemotonia.

Ectrópio durante a gravidez

Frequência e patogenia

O ectrópio é frequente durante a gravidez, mas, ao contrário de uma ideia pré-concebida, a junção escamocolunar nem sempre é amplamente exteriorizada. De acordo com nossa experiência, a frequência desses ectrópios não ultrapassa 50%.

Algumas pacientes portadoras de um *ectrópio congênito* ficam grávidas. Sua porcentagem é variável. Segundo Coupez, o ectrópio na mulher jovem é observado em 1 a cada 4 pacientes (25% com ou sem reepitelização normal, 5% com reepitelização atípica). Conforme Ostergard, a junção escamocolunar é endocervical em 26% das mulheres entre 16 e 20 anos, e a porcentagem de junção escamocolunar endocervical aumentaria com a idade e o número de gestações da paciente.

Porém, a gravidez também cria ectrópios ditos mecânicos.

Na primípara, o ectrópio, quando aparece, ocorre bem cedo, geralmente antes dos 3 meses, mas depois pouco progride. Este tipo de ectrópio está ligado a mecanismos de pressão edematosa, à hipertrofia glandular endocervical e a modificações privilegiadas da rede vascular subcolunar, mecanismos estes que facilitariam a protrusão da mucosa colunar.

Na multípara, o ectrópio aparece com mais frequência, mas geralmente é apenas uma aparência criada pela colocação do espéculo em um colo modificado pelas gestações anteriores. O colo é, de fato, frequentemente grande, portador de rasgos comissurais, de modo que as válvulas do espéculo exercem nos fundos de saco anterior e posterior trações que, ao afastar os lábios do colo, exteriorizam a parte baixa da endocérvice, que volta a se tornar invisível quando aproximamos as lâminas do espéculo.

Fora destes casos, vemos também colos cuja junção foi considerada que estava no lugar antes da gravidez e que desenvolvem um autêntico ectrópio no fim da gestação. É o que acontece com algumas mulheres cujo ectrópio cicatrizou entre duas gestações. Este tipo de colo está muito mais sujeito à recidiva do ectrópio por ser alvo, no decorrer da gestação, de agressões diversas, como infecção ou maceração.

Sinais clínicos

As manifestações clínicas dos ectrópios gravídicos são insignificantes: aumento das leucorreias e mudança de seu aspecto, principalmente em caso de infecção, metrorragias ligadas ao ectrópio por congestão, inflamação, ulceração ou infecção das frágeis papilas colunares, aliás, frequentemente decidualizadas (figura 12.7). Essas metrorragias são, muitas vezes, pós-coitais ou provocadas pelo toque vaginal ou pela colocação de um espéculo.

Colposcopia

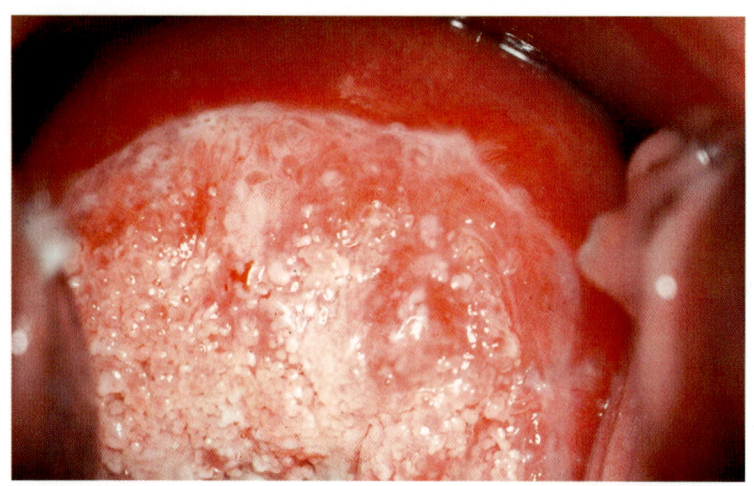

Figura 12.7. Ectrópio com reação decidual e transformação normal.

Aspectos colposcópicos do ectrópio gravídico normal

O ectrópio criado pela gravidez normalmente tem limite nítidos. É pouco extenso, predominante no lábio anterior. O epitélio malpighiano ultrapassa em altura as papilas, que são bem pequenas e ordenadas. Por fim, a transição entre os dois epitélios ocorre com muita brutalidade (figura 12.8). Os pólipos mucosos que aproximamos dos ectrópios são típicos mas frequentemente no ápice dos processos de metaplasia escamosa e, mais ainda, uma decidualização responsável pela cor marfim desses pólipos.

A gravidez aumenta toda a superfície dos ectrópios preexistentes pelo alongamento e por fenômenos de maceração-ulceração que destroem um tecido malpighiano inicialmente reconstituído.

O exame nunca é fácil, pois inflamação e congestão tornam frágeis os elementos papilares, de modo que ações simples, como a colocação do espéculo ou o fato de querer eliminar o espesso muco que recobre as dobras glandulares, causam sangramentos.

O ectrópio anterior à gravidez muitas vezes tem dois aspectos macroscópicos bastante típicos e que geralmente complicam o caráter polipoide e as falhas:

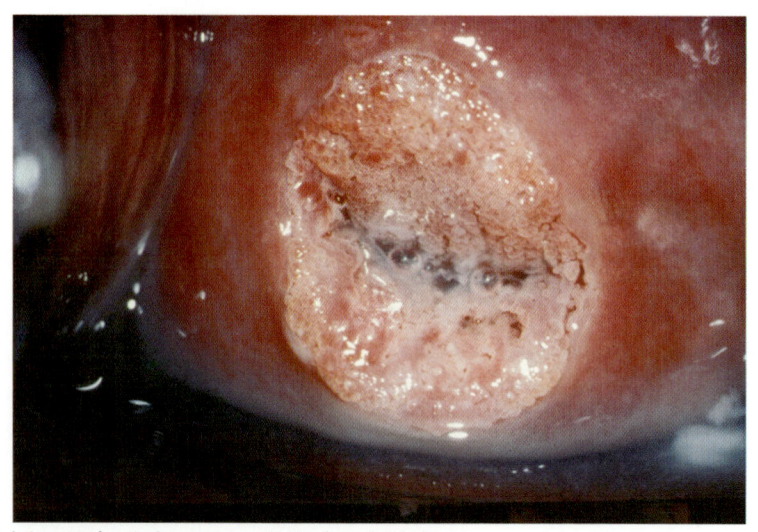

Figura 12.8. Ectrópio puro da primípara por protrusão da endocérvice.

- aspecto polipoide: as papilas exteriorizadas edemaciadas de edema são 2 a 3 vezes maiores que o normal, tornam-se irregulares em tamanho e volume com alternância de grãos pequenos e grandes, adquirindo com frequência um aspecto polipoide geralmente preocupante a olho nu, podendo levantar a hipótese de um adenocarcinoma *in situ*;
- aspecto com falhas (figura 12.9): este aspecto corresponde a uma exteriorização da disposição endocervical da árvore da vida, composta por uma série de cristas mais ou menos lisas, alternando com dobras que se aprofundam no córion e são cercadas por papilas colunares. A disposição das falhas é oblíqua, mais ou menos ligadas a um eixo mediano. Essas criptas grandes, profundas, irregulares, cobertas de papilas de todos os tamanhos, remanejadas pelo edema e pela congestão, que sangram facilmente ao contato, se tornariam rapidamente preocupantes se não houvesse um colposcópio à disposição, que afirmaria, facilmente, a natureza colunar do tecido e sua frequente decidualização.

O ectrópio gravídico não requer nenhum tratamento, exceto o de uma sobreinfecção.

Transformação em ectrópio no pós-parto

No pós-parto imediato, por volta do 7º dia, as lesões geralmente são agravadas. O colo fica muito edematoso, hemorrágico, as erosões são inúmeras com uma vascularização irregular, dando um aspecto preocupante, mas totalmente transitório.

A partir do 15º dia, observa-se a reintegração da mucosa colunar e a impressão de uma cicatrização periférica ativa com várias linguetas malpighianas ainda negativas para lugol, por serem jovens.

Ao cabo de 6 semanas, o ectrópio torna-se relativamente estável, mas a reintegração completa da junção ainda não está concluída. Somente depois de 3 meses é possível julgar a persistência ou não de um ectrópio.

Infecção do colo da grávida
Infecção de origem fúngica

É a mais frequente. Suas características não possuem nada em especial durante a gravidez e acarretam os mesmos procedimentos diagnósticos. A colposcopia permite identificar os aspectos de colpite durante a aplicação de lugol.

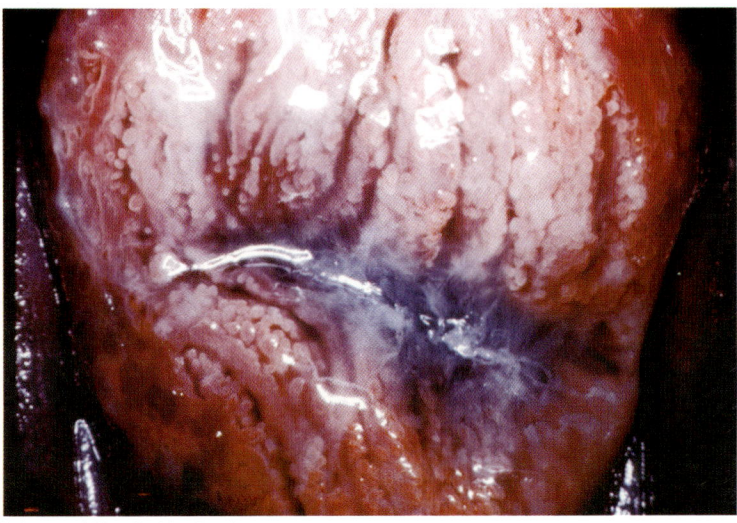

Figura 12.9. Ectrópio com falha, decidualizado.

Infecção por germes comuns

Acontecem raramente em um colo sadio, mas geralmente em um colo portador de ectrópio que, assim, adquire aspectos particularmente hiperêmicos e hemorrágicos, e será recoberto por uma camada purulenta.

> Seu aspecto preocupante não deve levar a uma exploração imediata, mas a um eventual controle colposcópico 15 dias a 3 semanas após tratamento local adaptado ou polivalente. Inflamação, edema e fragilidade das papilas decidualizadas, colpite são bem vistas no exame colposcópico.

Infecção por HPV: condilomas

A associação condiloma-gravidez é frequente, atingindo cerca de 5% das mulheres grávidas.

Existem formas subclínicas reveladas com mais frequência por um esfregaço realizado durante uma consulta pré-natal. Às vezes, trata-se de pacientes portadoras de uma lesão viral conhecida e não tratada (ou não tratada ainda). Uma avaliação colposcópica e, eventualmente, histológica não é obrigatória neste estágio durante a gravidez, pois geralmente se trata de uma virose pura ou associada a uma NIC I. A observação é o procedimento frequente.

Existem formas floridas e exuberantes bem frequentes durante a gravidez em razão de uma diminuição da imunidade celular, um aumento da vascularização e o papel da alteração hormonal, que talvez aumente a replicação viral. Elas raramente se localizam no colo, mais frequentemente na vagina, na periferia vulvar e na região perianal. Às vezes, são reveladas em caso de localização cervicovaginal por leucorreias de sobreinfecção. O tratamento é para minimizar o risco de papilomatose laríngea do vírus na criança. As consequências clínicas, como o acometimento infantil das vias respiratórias, continuam raras o bastante para não preconizar cesariana, exceto diante de lesões floridas que formem tumores volumosos condilomatosos, fontes de obstáculo no canal de parto ou riscos de hemorragia. Em todos os outros casos, especialmente quando as lesões foram tratadas e mesmo que não tenham desaparecido totalmente, *não há razão para realizar uma cesariana*.

Transformações epiteliais no decorrer da gravidez

Transformação atípica de grau I (ZTA I) durante a gravidez

Edema e congestão mudam os contornos externos e causam o aparecimento de regiões congestivas, ao passo que a hiperplasia basal e a reação decidual acentuam a reação acidófila. O limite interno da transformação atípica é pressionado para a periferia pelas mudanças morfológicas cervicais, principalmente a eversão mecânica da mucosa glandular, e a ZTA I aparece separada do orifício cervical externo por uma região mais importante de tecido colunar, tornando seus limites mais fáceis de serem explorados.

Transformação atípica de grau II (ZTA II) durante a gravidez

Como todas as mulheres grávidas de todos os meios fazem consultas pré-natais, a gestação é um período ideal para um Papanicolaou (principalmente o primeiro) e, assim, rastrear as NIC. A descoberta de uma ZTA II durante a gravidez ocorre, em geral, a partir da colposcopia feita em razão do resultado de um esfregaço cervical que sugere um alto grau percebido idealmente durante a primeira consulta, mas, às vezes, também por metrorragias com lesão suspeita do colo.

A exteriorização de uma junção escamocolunar, primitivamente situada no canal endocervical, geralmente torna visível o limite superior da ZTA II. A reação acidófila é mais intensa, mais precoce, mais extensa (figura 12.10), ao passo que são igualmente visíveis fenômenos de edema, maceração e que, dentro da zona acidófila, os orifícios glandulares aparecem com um diâmetro mais significativo (figura 12.11).

As imagens colposcópicas da ZTA II podem corresponder a aspectos inflamatórios, mas também, e com mais frequência, a uma NIC III ou a um câncer microinvasivo. As explorações por biópsia aparecem quase sempre necessárias, eventualmente após tratamento local anti-infeccioso.

O tratamento da NIC III será de opinião da maioria dos autores, diferenciado após nova avaliação colposcópica, citológica e de biópsia, realizado no mínimo 2 meses após o parto. É apenas com uma *suspeita de microinvasão*, especialmente diante da intensidade do quadro colposcópico com uma junção escamocolunar endocervical, que a conização permanece

Capítulo 12. Colposcopias especiais

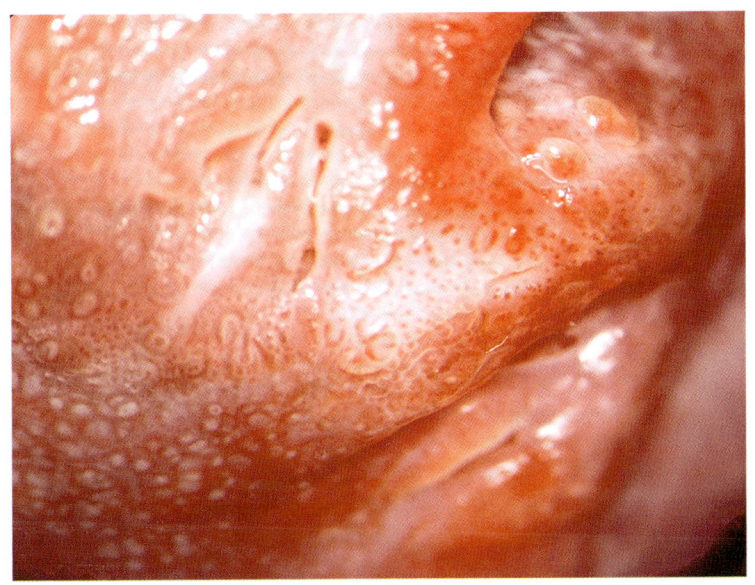

Figura 12.10. ZTA II em colo grávido.
Observe a deciduose e o aspecto congestivo.

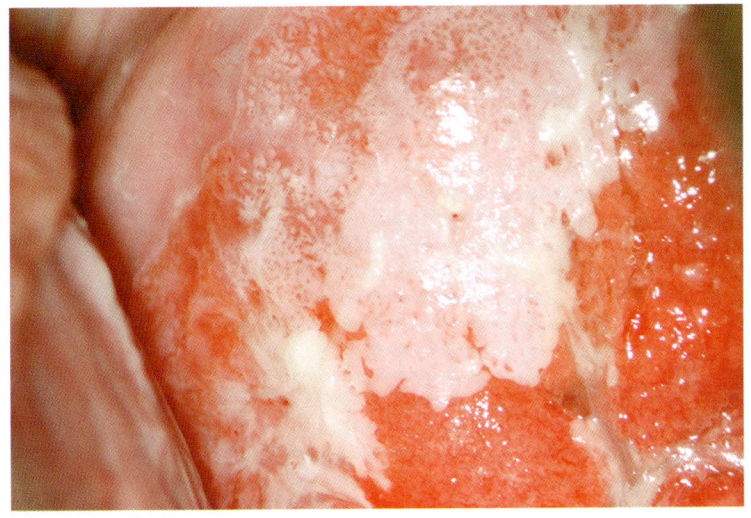

Figura 12.11. ZTA IIb em colo grávido.
A gestação agrava o quadro colposcópico.

desejável, pois o conhecimento de um estágio Ib pode fazer mudar o curso da gestação e o manejo obstétrico.

Conclusão

O colo pode, durante a gravidez, adquirir aspectos preocupantes. Convém conhecê-los para não efetuar explorações precipitadas e desnecessárias.

Alguns aspectos resultam das mudanças de estados anteriores: é o caso do ectrópio preexistente à gravidez, transformações típicas ou atípicas e de suas sequelas cicatriciais.

Outros aspectos são criados pelo estado gravídico, como os ectrópios mecânicos, mas principalmente a deciduose. A colposcopia permite, em caso de metrorragias, reconhecê-las rapidamente e com pouco custo. Ela também facilita o diagnóstico etiológico de uma leucorreia.

Menopausa: limites e armadilhas da avaliação colposcópica

Por Ch. Quéreux e J.-P. Bory

Ainda que potencialmente menos expostas, em razão de seu estilo de vida, a uma contaminação sexual *de novo* por HPV, as mulheres em perimenopausa devem aproveitar a continuação do rastreamento. As idades entre 50 e 55 anos ainda pagam um preço muito alto pelo câncer do colo do útero. Estima-se, por outro lado, que a frequência do HPV na mulher em menopausa seja de 3,5% (e até 10% em biologia molecular) e a das displasias, de 1,5% [9]. Trata-se, em geral, de formas de alto grau.

> O início da carência de estrogênio, característico, principalmente, na menopausa consolidada, é responsável, nesta idade, por uma atrofia e uma interiorização da junção escamocolunar. Isto explica os limites e as armadilhas da colposcopia.

Particularidades do exame colposcópico na menopausa

A colposcopia é globalmente menos confiável por razões topográficas ligadas à ascensão da junção escamocolunar.

Exame sem preparação

Desde o exame sem preparação, a atrofia das mucosas se manifesta por uma coloração rosa muito pálida, que substitui o rosa profundo habitual da parte genital, e um apagamento mais ou menos marcado do relevo cervical, cujo orifício geralmente é puntiforme, até mesmo estenosado ou fibroso e desprovido de muco (figura 12.12).

Os vasos do tecido conectivo estão nitidamente visíveis sob este epitélio, afinado pela atrofia, mas conservam sua regularidade e sua arborização, bem diferentes das monstruosidades vasculares encontradas no câncer.

É frequente encontrar, a partir da simples colocação do espéculo, petéquias, finas hemorragias subepiteliais ocasionadas pelas fragilidade da mucosa. Também é possível encontrar erosões, até mesmo ulcerações de origem evidentemente traumática (ligada à colocação do espéculo) que podem ser preocupantes à primeira vista.

Ácido acético

A visão de junção escamocolunar é mais rara, certamente causada pela idade e pela carência hormonal. Assim, Boulanger [10], em uma série de NIC de todos os graus, mostra uma junção visível em 87% dos casos nas mulheres entre 30 e 39 anos (n = 305), 70% entre 40 e 49 anos (n = 144) e somente 29% entre 50 e 59 anos (n = 58).

A armadilha das falsas junções [11] merece ser conhecida. A junção está onde certamente existem as

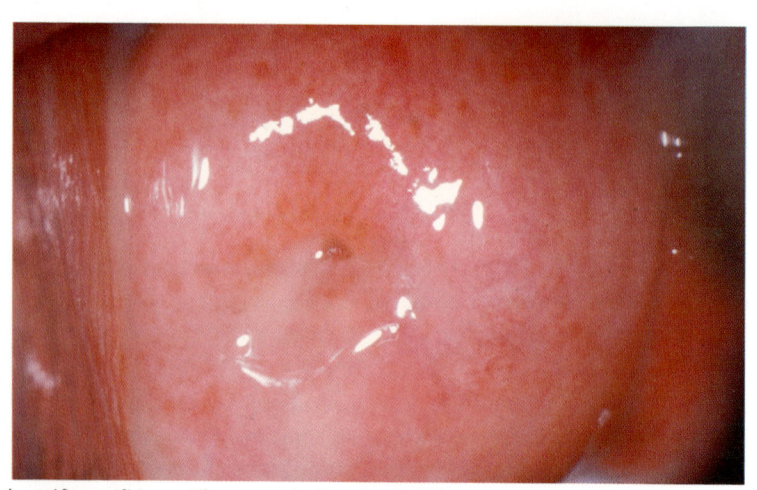

Figura 12.12. Colo atrófico, orifício puntiforme, petéquias subepiteliais.

primeiras papilas colunares. Estas são mais difíceis de enxergar devido à atrofia e ao hipoestrogenismo, com um risco de tomar por junção a transição entre um tecido malpighiano muito pálido e o estroma um pouco vermelho sob uma zona epitelial fina e desgastada.

A junção é, na maioria das vezes, endocervical após os 50 anos. Em uma grande série de 824 casos, Boulanger [10] indica que a porcentagem de zonas de junção não vistas passa de 11,5% antes dos 50 anos para 75% depois dessa idade. Saunders [12], ao localizar as junções inacessíveis por microcolpo-histeroscopia em 284 pacientes, mostrou que elas se situavam significativamente mais longe do orifício externo após a menopausa (14,6 mm contra 10,9 mm).

É necessário fazer um esforço para ver a junção escamocolunar, utilizando um meio de afastamento adequado: pinça longuete, espéculo cervical de Koogan (figura 12.13), pinça de Bengolea, mas ela geralmente continua invisível, classificada, então, como zona de transformação de tipo 3 da classificação internacional (ZT3), o que, em caso de colposcopia para avaliação de esfregaço anormal, necessitará de explorações especiais: curetagem endocervical, pesquisa de DNA viral, até mesmo conização etc.

Lugol

A aplicação de lugol [11] pouco contribui (figura 12.14): causa uma coloração amarelo-pálida de ectocérvice, pois a carga de glicogênio do epitélio malpighiano atrofiado está diminuída. Portanto, não deve haver preocupação diante de uma zona iodo-negativa no período perimenopausa. Por outro lado, é frequente encontrar um aspecto de colpite atrófica ou microbiana por perturbação do ecossistema vaginal.

A patologia tem os mesmos modos de expressão

Os condilomas têm a mesma morfologia.

As NIC continuam acidófilas, mas são, no todo ou em parte, endocervicais. Assim, para Boulanger [10], antes da menopausa, apenas 8,7% das NIC são puramente endocervicais, ao passo que, após a menopausa, 48% delas são endocervicais. Isto explica uma frequente subestimativa em biópsia em cerca de 30% dos casos, pois a biópsia cobre a parte mais superficial, mas, muitas vezes, menos grave da lesão.

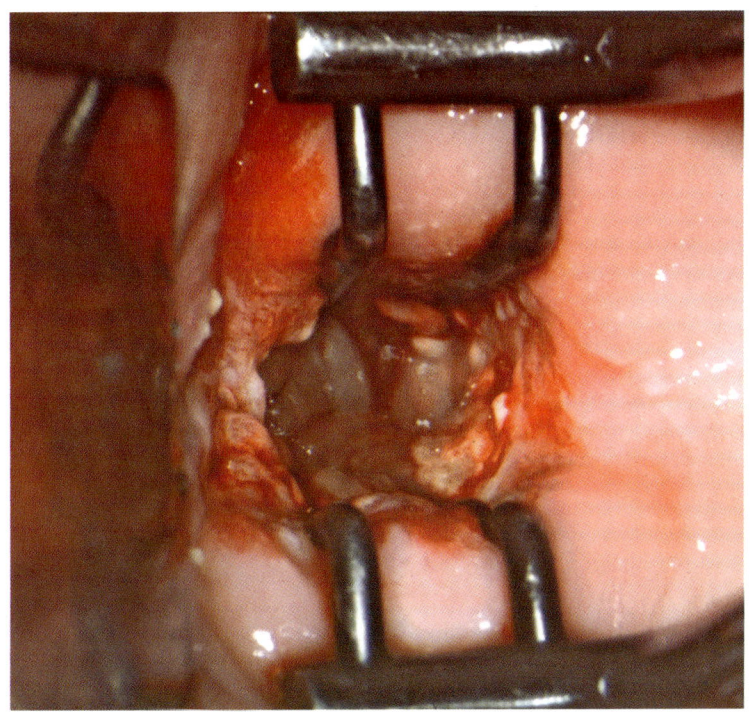

Figura 12.13. Exploração da endocérvice com afastador de Koogan: câncer microinvasivo.

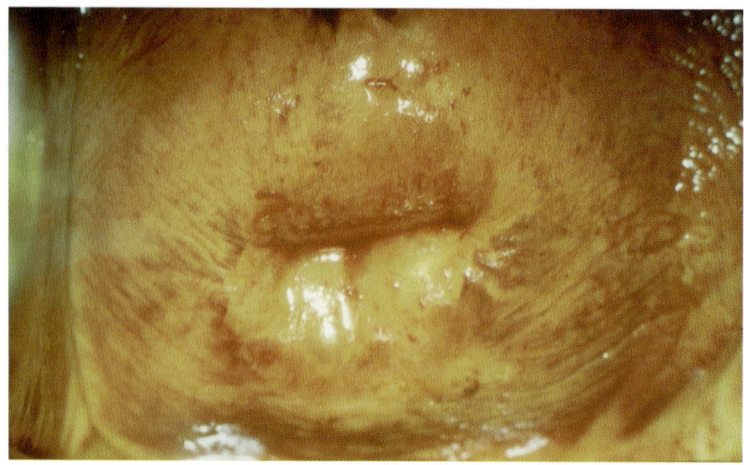

Figura 12.14. Lugol de menopausa heterogênea e pálida.

Chen [13], ao retomar uma série de 191 mulheres referidas por NIC III, mostrou que o diagnóstico de câncer microinvasivo foi ignorado em 5,3% dos casos quando a colposcopia era satisfatória; a proporção chegou a 23% quando a junção escamocolunar não estava visível.

Como melhorar a visão da endocérvice?

O uso de uma estrogenoterapia parece ser o meio mais simples de melhorar as condições de realização de uma colposcopia.

O estrogênio pode favorecer uma eversão da mucosa endocervical ou, com mais frequência, uma dilatação do canal com um muco propício, em razão da sua transparência na observação do canal endocervical.

Com relação à dose, Saunders [14], em 34 mulheres entre 21 e 62 anos com esfregaço anormal e colposcopia não satisfatória em razão de uma junção não vista, mostrou, em um estudo comparativo, que a zona de transformação estava inteiramente visível após 10 dias de 30 μg de etinilestradiol em 70% dos casos, contra 23% após placebo (p < 0,01).

Barrasso [11] recomenda o uso de 25 μg de etinilestradiol durante 7 dias e, se a paciente estiver sob terapia de reposição hormonal, dobrar durante 7 dias a dose de 17-β-estradiol.

É possível pensar, com base na literatura, que as pequenas doses (< 50 μg) são suficientes para corrigir a atrofia e fazer com que as atipias menores ligadas à atrofia desapareçam, ao mesmo tempo em que favorecem uma observação aceitável do canal endocervical proximal.

Se houver contraindicação aos estrogênios devido a um câncer de mama, não haveria nenhuma contraindicação para administrar um óvulo de promestrieno (Colpotrofine®) durante os 15 dias que antecedem a colposcopia e/ou o novo esfregaço.

Papel do colposcopista na perimenopausa diante de uma anomalia

Em caso de suspeita de baixo grau, ele deve estimular, se a colposcopia for normal, um tratamento hormonal antes de refazer o controle.

Em caso de citologia de alto grau, o interesse é tentar observar a endocérvice para dar ao médico uma informação desejável sobre a altura do cone, sabendo que, no momento da perimenopausa, é preciso privilegiar os métodos com controle histológico, sobretudo porque se trata, na maioria das vezes, de lesões histológicas de alto grau.

Conclusão

Na menopausa, não se deve deixar cair na armadilha de um colo atrófico, recoberto de petéquias ou de ulcerações e negativo para lugol.

É necessário, por outro lado, conhecer os limites da avaliação colposcópica durante este período, sabendo que as zonas displásicas são frequentemente ascensionadas na endocérvice, inacessíveis.

Uma terapia prévia com estrogênio, geral ou local, geralmente melhora as condições do exame e facilita, em especial, a interpretação das coletas citológicas.

Colposcopia da síndrome do DES

Por J.-P. Bilhaut

Definição

Chama-se síndrome DES o conjunto de anomalias morfológicas e funcionais uterinas e vaginais consecutivas à exposição *in utero* das mulheres ao dietilestilbestrol (DES).

A indicação do uso do DES em obstetrícia, suspenso nos EUA em 1971, foi retirada do *Vidal*, em 1977, na França. O risco de observar complicações ginecológicas e obstétricas existe, portanto, desde, aproximadamente, 2010.

As anomalias foram descritas por Herbst, nos EUA, em 1971, depois de uma série de observações de câncer da vagina em mulheres jovens cujo antecedente de exposição *in utero* ao DES foi encontrado durante uma pesquisa retrospectiva.

> Na França, 160.000 mulheres grávidas tomaram DES, expondo, assim, 80.000 meninas a um risco de adenose cervicovaginal, de adenocarcinoma de células claras (0,1%) e de anomalias anatômicas e funcionais uterinas.
> Risco de adenocarcinoma vaginal

Frequência e gravidade

A importância de rastrear as anomalias cervicovaginais e reconhecê-las como síndrome do DES permite, ao chamar a atenção para eventuais malformações, prevenir acidentes obstétricos e evitar tratamentos precipitados ou iatrogênicos.

A existência de sinais cervicovaginais tem valor prognóstico.

Presença de sinais cervicovaginais:

- 84% de anomalias uterinas subjacentes;
- 50% de ausência de anomalias;
- 2% de adenoses espontâneas;
- 98% de adenoses do DES ou outro estrogênio.

Sinais colposcópicos

Associam, na maioria das vezes, uma forma glandular a uma dismorfia cervical, sendo a hipoplasia a mais comum (figura 12.15):

- *formas glandulares puras:* existe tecido glandular em situação ectópica nos fundos de saco vaginais e nas paredes vaginais, adenoses vaginal e cervical com mais frequência (figura 12.16);
- *anomalias vaginais:*
  - diafragma,
  - cristas,
  - saliência;
- *anomalias estruturais do colo:*
  - hipoplasia,

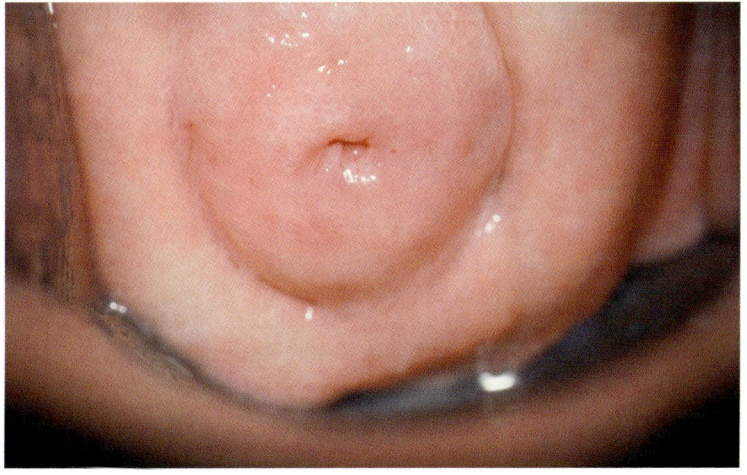

Figura 12.15. Colo típico do DES hipoplásico com sulco característico.

- orifício deformado (em Y-Z-T),
- casquette de Herbst: deformação em viseira de um lábio do colo,
- sulco de Antoniolli: sulco periorificial, em circunferência mais ou menos completa (figuras 12.15 e 12.17),
- pseudopólipos: aspecto polipoide com base grande na endocérvice (figura 12.18).

Diagnóstico diferencial

O diagnóstico diferencial propõe a colpite micropapilar, que se diferencia com lugol, bem como algumas condilomatoses vaginais extensas.

O aspecto das papilas e o teste de Schiller permitem diferenciar.

Complicações da adenose

- *Sobreinfecção* é frequente, ela modifica o aspecto colposcópico e pode torná-lo não identificável.
- *Sangramentos provocados* são bastante frequentes. É preciso pensar em adenocarcinoma, pesquisá-lo, mas saber que, na maioria das vezes, a causa é benigna.
- *Tratamentos precipitados*, como a eletrocoagulação da adenose.
- *Contaminação condilomatosa*.
- *Risco aumentado de displasia*.

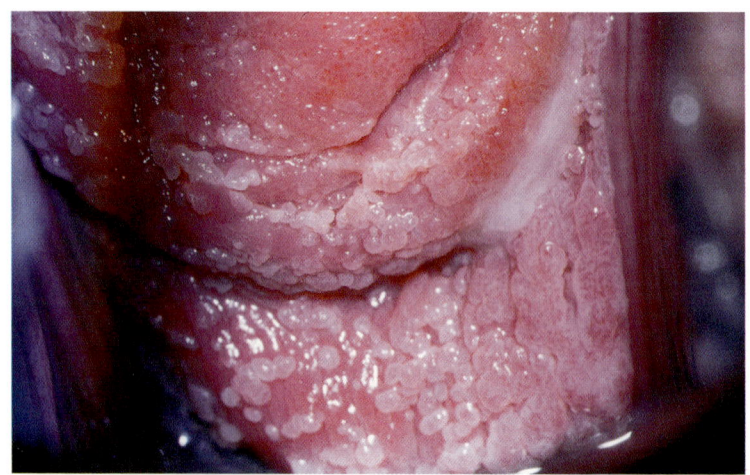

Figura 12.16. Importante adenose vegetante.

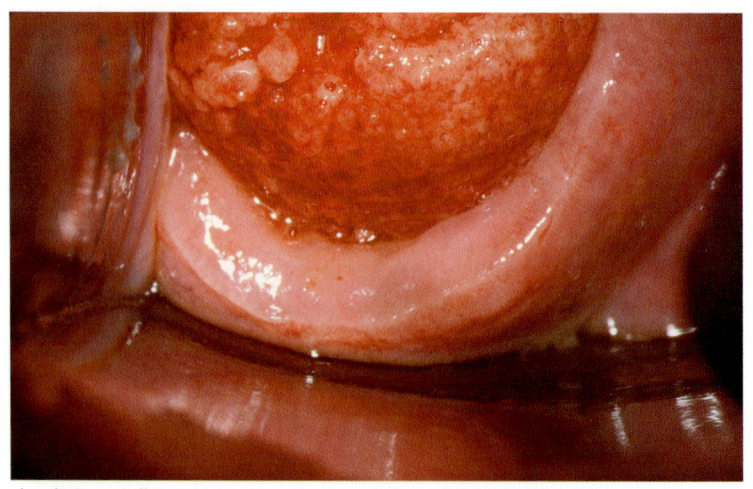

Figura 12.17. O sulco de Antoniolli entre a zona papilar e o epitélio malpighiano liso está bem visível.

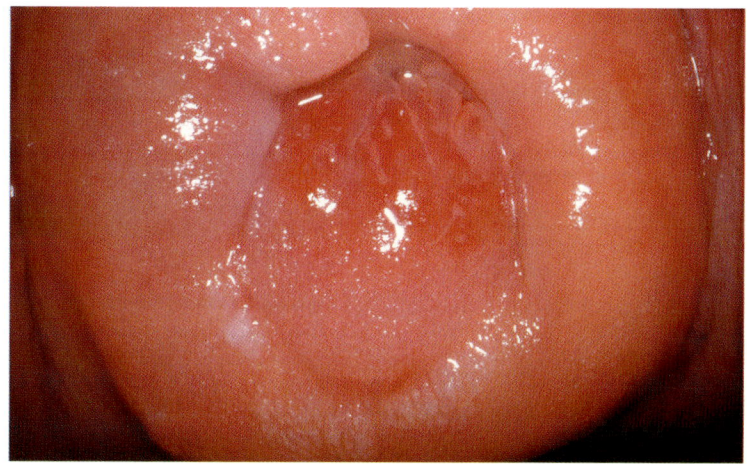

Figura 12.18. Impressão polipoide de implantação séssil endocervical.

Carcinoma escamoso e adenocarcinoma de células claras

Constatamos um florescimento suspeito, mas também um nódulo intraparietal vaginal detectado pelo apalpar das paredes. É a complicação mais rara, porém mais grave. Representa de 1,4 a 14 casos para cada 100.000 mulheres para Herbst, em 1981, nos EUA, e 4 a 84 casos, na França, até 2020 (o Instituto Gustave-Roussy de Villejuif atualmente tem 30).

O adenocarcinoma acomete, classicamente, a vagina (1/3 dos casos) e, na maioria das vezes, o colo e a vagina.

Complicações ginecológicas e obstétricas

- *Problemas de fertilidade* (muco insuficiente ou inadequado, estenose do orifício externo). Os resultados sobre a fertilidade mostram que a taxa de esterilidade acima de 12 meses é significativamente aumentada entre as mulheres expostas (32%) com relação às mulheres não expostas (19%).
- *Problemas de nidação* (endométrio distrófico por vascularização inadequada).
- *Distúrbio de ovulação* mais frequente.
- *Risco de falsos partos* precoces e tardios multiplicado por 3 (insuficiência cervicoístmica).
- *Risco de parto pré-termo* multiplicado por 2 (por hipoplasia uterina e ICI).
- *Risco de gravidez ectópica* multiplicado por 2 a 5.

Conclusão

- É preciso acompanhar sem se preocupar, desdramatizar relativizando o risco de adenocarcinoma e informar a respeito da prevenção possível dos acidentes obstétricos.
- Convém:
  - fazer um exame anual comportando, no mínimo, uma citologia do colo e da vagina, palpar as paredes vaginais e realizar uma biópsia dos nódulos vaginais e das atipias cervicovaginais;
  - rastrear os riscos obstétricos. Para preveni-los: histerografia e histeroscopia, depois cerclagem, se houver insuficiência cervicoístmica;
  - evitar os tratamentos precipitados: deixar a adenose se reepitelizar espontaneamente em uma década;
  - tratar apenas as complicações: NIC de alto grau, infecção, ICI, esterilidade, carcinoma.

Referências

Adolescência

1. Arène H. Précocité des images colposcopiques chez l'adolescente. Gynécologie 1993;5:250-4.
2. Clavel C, *et al.* Reims.
3. Kahn JA, *et al.* Cervical cytology screening and management of abnormal cytology in adolescent girls. J Pediatr Adolesc Gynecol 2003;16(3):167-71.
4. ACOG. Obstet Gynecol 2004;4885-9.
5. S.E.E.R cancer statistics review 1975-2001. Mai 2004.
6. Kyrgiou M, *et al.* Obstetric outcomes after conservative treatment for intraepithelial or early invasive cervical

7. Bruinsma F, et al. Precancerous changes in the cervix and risk of subsequent preterm birth. BJOG 2007;114(1):70-80.
8. ACOG. ACOG Committee Opinion Nº 463: Cervical cancer in adolescents: screening, evaluation, and management. Obstet Gynecol 2010;116(2 Pt 1):469-72.

Menopausa

9. Mandelbatt JS, Richart R, Thomas L, Lakin P. Is human papilloma virus associated with cervical neoplasia in elderly? Gynecol Oncol 1992;46:6-12.
10. Boulanger JC, Gondry J, Verhoest P, Najas S. La stratégie thérapeutique des dysplasies cervicales est-elle différente après la ménopause? Reprod Hum Horm 1997;10:519-29.
11. Barrasso R. Colposcopie et ménopause. Reprod Hum Horm 1997;10:471-4.
12. Saunders N, Anderson D, Sheridan E, Sharp F. Endoscopic localization of the squamocollumnar junction before cervical cone biopsy in 284 patients. Cancer 1990;65:1312-7.
13. Chen RJ, Chang DY, Yen ML, Hsieshcy. Independent clinical factors which correlate with failures in diagnosing early cervical cancer. Gynecol Oncol 1995;58:356-61.
14. Saunders N, Anderson D, Gilbert L, Sharp F. Unsatisfactory colposcopy and the reponse to orally administrated oestrogen: a randomized double blind placebo controlled trial. Br J Obstet Gynaecol 1990;97:731-3.

Leitura adicional: Adolescência

Benmoura D, et al. Surveillance du col chez l'adolescente. Gynécologie 1993;5:255-9.

Blanc B, et al. CIN et adolescente. Gynécologie 1993;5:264-7.

Mergui JL, et al. Le dépistage du cancer du col et des précurseurs chez l'adolescente Données épidémiologiques. Revue du Praticien Gynéco-Obstétrique 1997;1:27-30.

Colposcopia nos tratamentos do colo

Capítulo 13

J. Marchetta ▪ Ph. Descamps

Existem dois grandes princípios terapêuticos das lesões cervicais.

A colposcopia tem o seu papel em cada um desses dois tipos de tratamentos.

Papel da colposcopia nos tratamentos destruidores

Um tratamento por vaporização a *laser* deve ser feito sob colposcopia. De fato, a precisão de um tiro a *laser* é tanta que perderia todo o seu valor com uma simples visão direta.

Limites das indicações

No que se refere aos limites das indicações, um tratamento com *laser* é cogitado ao se respeitar três condições:

- qualquer risco de microinvasão (ou mesmo de invasão) que tenha sido formalmente eliminado. Além disso, a colposcopia não comporta qualquer sinal de gravidade importante *(major change)*;
- a lesão é observada em sua totalidade. Além disso, a colposcopia deve ser "satisfatória";
- a lesão deve ser de extensão limitada sobre o colo. Além disso, o esquema colposcópico é importante.

Realização prática

No que se refere à realização prática, um exame primário sob ácido acético certamente deve ser feito, mas é sob lugol que o tiro de *laser* deve ser efetuado. Convém, de fato, identificar a superfície tecidual patológica para estender a destruição epitelial:

- na periferia, até 3 mm no mínimo fora da superfície anormal, para deixar apenas o epitélio malpighiano sadio, isto é, iodo-positivo;
- no centro, até o epitélio colunar, cujas papilas são facilmente identificáveis sob o olhar do colposcópio.

Durante o tratamento, o exame contínuo com grande aumento permite:

- controlar e reconhecer lesões por menores que sejam;
- avaliar a profundidade da destruição, que se estima em cerca de 7 mm para garantir a esterilização dos recessos glandulares subepiteliais eventualmente colonizados pelo processo patológico.

Com frequência, vemos, durante o tiro em uma superfície remanejada anormal, jorrar o muco capturado sob o epitélio malpighiano, indicando que, nesse nível, convém seguir com mais profundidade a destruição tecidual para alcançar o fundo das glândulas.

A eliminação do epitélio evaporado em fumaça sob o efeito térmico do *laser* faz aparecer o córion subjacente, adquirindo um aspecto castanho-camurça característico na colposcopia.

Papel da colposcopia nos tratamentos de exérese

O objetivo é realizar uma intervenção cujo interesse é duplo: terapêutico e diagnóstico, pois a peça cirúrgica permite uma avaliação mais completa do que a biópsia sozinha, principalmente no que se refere à pesquisa de uma invasão ou de uma microinvasão nos altos graus.

Porém, como já dissemos na introdução (capítulo 1), uma gestão correta das lesões do colo por conização deve, simultaneamente:

- respeitar os imperativos carcinológicos por meio de uma exérese suficientemente ampla e, sobretudo, alta na endocérvice, para que essa exérese seja com margens livres;
- preservar o futuro obstétrico das pacientes em idade reprodutiva, evitando uma ablação tecidual significativa demais da massa cervical.

Portanto, é obrigatório que nossas técnicas se baseiem em uma definição o mais precisa possível da altura do avanço endocervical da lesão, a fim de ajustar, também o melhor possível, a altura do corte cirúrgico, e essa apreciação só pode passar por uma avaliação colposcópica prévia de qualidade.

De fato, demonstramos por uma análise de 439 gestações após conização[1] que, independente da técnica utilizada, as gestações após conização são acrescidas de uma morbidade não desprezível comparada à população geral:

- ameaça de parto pré-termo: 28,2 contra 10,3%;
- ruptura prematura das membranas: 21,2% contra 12,34%;
- prematuridade: 18,67 contra 6,8%;
- taxas de cesarianas: 24,6 contra 16,6%.

O problema da prematuridade parece estar relacionado com a perturbação do ecossistema endocervical produzida pela exérese do tecido da endocérvice. Confirma-se, assim, que essa morbidade se atenua com cones inferiores a 2 cm, diminui com os cones inferiores a 1,5 cm e se dissipa com os cones inferiores a 1 cm.

---

[1] Estudo multicêntrico reagrupando os resultados dos sete CHU do Oeste da França apresentado no XXIIIe Congresso da Société Française de Colposcopie, em Paris, em 1999.

Para ajustar com bastante exatidão a altura do corte nas conizações – e, como veremos no capítulo 15, na *tabela de qualidade*, parece totalmente obrigatório que o gesto de exérese seja realizado sob colposcopia.

> Esta exigência pode, à primeira vista, parecer inconveniente para quem não é iniciado na colposcopia. É por isso que insistimos formalmente na seguinte noção: os profissionais da cirurgia cervical devem, também, e antes de mais nada, ser os colposcopistas do diagnóstico.

Papel da colposcopia nas decisões terapêuticas

Por J.-L. Mergui e J. Marchetta

Parâmetros a serem considerados para as indicações terapêuticas

Quando nos encarregamos de uma lesão intraepitelial do colo do útero, é essencial ter em mente que não é de uma lesão cancerosa que estamos tratando, mas um risco para uma paciente de desenvolver, um dia, um câncer.

Também é necessário considerar e adaptar os objetivos da colposcopia. Mais do que uma simples ferramenta de avaliação da gravidade lesional histológica, a colposcopia também é a ferramenta privilegiada da caracterização exata da lesão e da escolha da estratégia terapêutica. Assim, mais do que utilizar apenas a impressão colposcópica ou o resultado da análise histológica de uma biópsia cervical dirigida, a seleção das pacientes que devem se beneficiar de um tratamento conservador e a escolha deste devem se basear em uma avaliação global do risco de progressão da NIC e do risco de deixar passar – portanto, de subavaliar – uma lesão microinvasiva.

A fim de limitar a subjetividade da colposcopia e de garantir sua reprodutibilidade, bem como a comparação dos resultados, diferentes classificações foram estabelecidas (SFCPCV, IFCPC). Porém, nenhuma dessas classificações permitiu a melhora significativa das eficácias diagnósticas da colposcopia.

Capítulo 13. Colposcopia nos tratamentos do colo

O uso prático dessas classificações e escores continuam tendo uma importância diagnóstica insignificante, e hoje somos obrigados a admitir que, embora a colposcopia continue sendo um exame essencial e eficaz ao diagnóstico das patologias cervicais, ela sofre limites inerentes a qualquer exame subjetivo.

A prática de uma ou mais biópsias cervicais permite completar a impressão colposcópica por meio de um diagnóstico histológico e otimizar, assim, a eficácia da colposcopia, mas a eficácia da biópsia cervical também é imperfeita e depende, diretamente, da localização da zona a passar por biópsia. Por fim, somente a análise histológica da zona de transformação após sua exérese total por ressecção com alça ou conização permite ter um diagnóstico preciso, mas suas consequências, principalmente obstétricas, são significativas.

- Embora a colposcopia não baste para eliminar o risco de deixar passar uma lesão microinvasiva, os dados recentes da literatura nos permitem definir parâmetros complementares da impressão colposcópica que avaliem melhor este risco.

Estes parâmetros são justamente aqueles que selecionamos para esta "nova classificação":

- impressão colposcópica de gravidade lesional (subjetiva) ou grau (G):
  - G1: o aspecto colposcópico parece sugerir uma lesão de baixo grau (código verde),
  - G2: o aspecto colposcópico parece sugerir uma lesão de alto grau, mas sem sinal preocupante que possa sugerir eventual invasão (código laranja),
  - G3: o aspecto colposcópico parece sugerir a possibilidade de uma invasão – presença de sinais de gravidade: vasos atípicos, ulcerações, congestões, erosões, lesões vegetantes etc. (código vermelho);

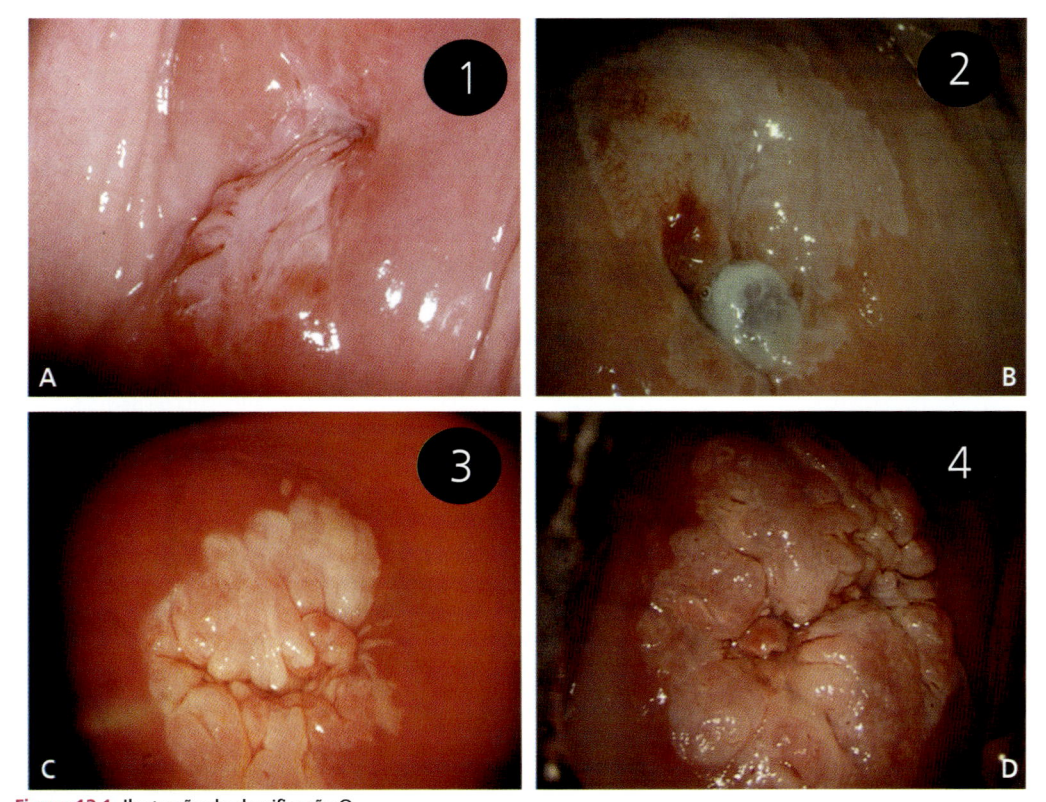

Figura 13.1. Ilustração da classificação Q.
a. Apenas um quadrante.
b. Dois quadrantes.
c. Três quadrantes.
d. Colo completo, ou seja, quatro quadrantes.

- posição do limite interno da zona de transformação:
  - tipo 1: junção vista no orifício externo anatômico (código verde),
  - tipo 2: junção vista, mas endocervical (código laranja),
  - tipo 3: junção não vista, profundamente, endocervical (código vermelho);
- tamanho ou superfície da zona de transformação atípica (ou Q) (figura 13.1):
  - Q1: único quadrante coberto pela zona de transformação atípica (código verde),
  - Q2: dois quadrantes cobertos pela zona de transformação atípica (código laranja),
  - Q3-4: três a quatro quadrantes cobertos pela zona de transformação atípica (código vermelho);
- idade da paciente:
  - entre 20 e 30 anos: código verde,
  - entre 31 e 39 anos: código laranja,
  - mais de 40 anos: código vermelho;
- a concordância dos resultados citológicos (Papanicolaou) e histológicos (biópsia cervical):
  - concordam e sugerem uma lesão de baixo grau (código verde),
  - concordam e sugerem uma lesão, no máximo, de NIC II (código laranja),
  - discordam ou sugerem uma lesão de NIC III+ (cógido vermelho).

rapêutica com acompanhamento pode ser considerada e aquelas que necessitam de um tratamento, auxiliando na escolha entre um tratamento destruidor ou uma exérese.

Os cinco critérios mantidos se dividem entre:

- três critérios puramente colposcópicos, que permitem definir (ou descrever) melhor uma lesão malpighiana do colo de acordo com uma classificação chama GTQ (G = grau, T = tipo, Q = quadrantes);
- dois critérios não colposcópicos: a idade e o "histórico cito-histológico".

A presença de um único critério de grau 3 (código vermelho) ou de dois critérios de grau 2 (critério laranja) imporia um tratamento de exérese, *a priori* por ressecção com alça, permitindo obter um análise histológica da peça cirúrgica, pois, nessa situação, o risco de deixar passar uma microinvasão nos parece mais elevado.

Um tratamento destruidor ou um simples acompanhamento somente poderia (segundo esse princípio de avaliação do risco) ser considerado se existisse apenas um único critério de grau 2 (código laranja) ou se os cinco critérios fossem de grau 1 (código verde).

A única exceção a esse sistema de avaliação do risco seria as NIC I estendidas em três ou quatro quadrantes em uma mulher com menos de 30 anos para a qual a abstenção terapêutica continua sendo indicada.

Adaptar as indicações terapêuticas a cada situação clínica

Para avaliar o risco de deixar passar uma lesão microinvasiva e guiar o clínico em seu manejo e escolha do método terapêutico (destruição ou exérese), Mergui *et al.*, recentemente, propuseram utilizar os cinco critérios indicados acima.

Este "método de avaliação de risco e de ajuda à decisão terapêutica" é apresentado na tabela 13.1. Ela consiste em atribuir três graus de gravidade crescente usando os códigos de cor universais de gravidade crescente (verde, laranja e vermelho) para cada um desses cinco parâmetros em função do risco de deixar passar uma lesão microinvasiva subjacente. Ela permitiria selecionar simplesmente, e de maneira reprodutível, as pacientes para as quais uma abstenção te-

Tabela 13.1. Critérios para tomada de decisão sobre a escolha terapêutica

Critérios nº 1: Gravidade do aspecto colposcópico		
Grau 1	Grau 2	Grau 3
Critério nº 2: Localização da junção escamocolunar		
Tipo 1	Tipo 2	Tipo 3
Critério nº 3: Superfície da lesão		
Q1	Q2	Q3-4
Critério nº 4: Idade da paciente		
20-30 anos	31-39 anos	> 40 anos
Critério nº 5: Resumo ou concordância cito-histológica		
Lesão de baixo grau	NIC II	NIC III ou discordância

Colposcopia e acompanhamento pós-terapêutico

Por H. Marret e G. Body

Introdução

A dificuldade do tratamento das displasias está ligada ao compromisso necessário entre um tratamento que deve ser eficaz e a pouca idade das pacientes que querem conservar a possibilidade de gestações posteriores. Da mesma forma, como a recidiva dessas patologias varia de 0,3 a 30%, conforme o caráter dos limites livres de doença do tratamento, um acompanhamento deve ser possível em boas condições após a realização deste último. Portanto, é crucial escolher um tratamento pouco deletério que permita a restauração mais perfeita possível da anatomia e da função cervical.

Existem dois métodos terapêuticos: a destruição das lesões, como a eletrocoagulação, a crioterapia ou a vaporização a *laser*, e a ablação destas por uma conização com alça diatérmica, com bisturi frio ou *laser*. Depois de 2 décadas, a conização a *laser* e a eletrorressecção com alça suplantaram o bisturi a frio. O *laser* permite gestos mais precisos sob colposcopia e, a exemplo da eletroconização, nenhum ponto hemostático que possa modificar a anatomia cervical é, normalmente, necessário.

O acompanhamento pós-tratamento responde a dois objetivos: rastrear uma recidiva da patologia (recidiva verdadeira bastante precoce ou reinfestação mais tardia) e controlar a ausência de complicações pós-terapêuticas.

Esse acompanhamento deverá ser feito por citologia, que é o elemento indispensável, mas a colposcopia desempenhará seu papel, pois é uma ferramenta crucial para estabelecer o mapeamento das lesões comumente invisíveis a olho nu. É um exame-chave ao diagnóstico e para guiar a atitude terapêutica.

Quando e em quem se faz uma colposcopia após o tratamento?

O acompanhamento pós-terapêutico começa 1 mês após o tratamento, seja ele destruidor ou exérese por conização. O objetivo da primeira consulta é rever a paciente para informá-la sobre os resultados e fixar com ela a agenda de acompanhamento. Ainda é cedo demais para realizar um esfregaço ou uma colposcopia de acompanhamento, pois geralmente a cicatrização ainda não está concluída e não reflete o estado pós-operatório definitivo. A primeira consulta de acompanhamento real é feita mais tarde.

> Depois de 3 meses, julgamos a repercussão definitiva no colo uterino e efetuamos o primeiro esfregaço de controle, bem como uma colposcopia. Esta terá por objetivo localizar a junção escamocolunar, ponto de partida das recidivas. De fato, com muita frequência no pós-operatório, a junção está ascencionada no colo e não fica visível a olho nu.
>
> Assim, é preciso, para conseguir no esfregaço células da junção escamocolunar ou células endocervicais, realizá-lo com *cytobrush* a fim de obter um esfregaço interpretável. Esse primeiro esfregaço é necessário aos 3 meses, depois a cada 6 meses por 2 anos; depois, anualmente. Não deve ser feito antes dos 3 meses, pois ele sobre-estimaria as lesões residuais, sendo que algumas se resolvem espontaneamente antes do 4º mês.

Duas situações irão se apresentar:

- ou a conização é com margens livres ou a destruição é completa, e o risco de recidiva é muito baixo, independente da técnica utilizada. As diferentes séries mais recentes da literatura relatam menos de 1% de recidivas se as margens de ressecção por conização forem sadias. O risco de recidiva após destruição varia de 3 a 25% de acordo com a profundidade desta e com seu tamanho inicial. Mais de 3 cm e uma profundidade de destruição de menos de 5 mm são fatores de risco;

- ou o tratamento não é completo: margem não livre ou esfregaço positivo após o tratamento destruidor. Neste caso, a taxa de recidiva é significativa, variando de 14 a 30%. É preciso discriminar o termo recidiva, sinônimo de persistência da displasia no ano seguinte, daquele de recidiva mais tardia, que reaparece, em média, aos 3 anos e passando por um período de normalidade dos exames antes de um reaparecimento *de novo* de anomalias por reinfestação de HPV ou por recorrência da displasia.

Independente da técnica de conização, o risco de recidiva é significativo se as margens de ressecção não forem livres. A recidiva precoce é encontrada em 75% dos casos durante o primeiro ano do pós-operatório, seja após conização, seja após vaporização a *laser* e com uma média de 6 meses, o que faz com que alguns escolham essa data para a primeira colposcopia de controle. Reich anunciou uma taxa de casos de câncer microinvasivos de 6 em cada 84 recidivas constatadas. Esses casos apareceram de 3 meses a 23 anos após a conização. O risco de recidiva é muito maior quando se trata de uma NIC III ou de uma localização endocervical, ou se as margens de ressecção forem atingidas. A altura do cone não é um critério de recidiva para todos os autores. Uma consulta de acompanhamento com esfregaço e colposcopia para localizar a junção e orientar as biópsias, as únicas capazes de confirmar a recidiva, é, portanto, crucial nesse grupo com risco de recidiva. Uma segunda intervenção, por conização se a paciente deseja engravidar, ou por histerectomia, se estiver na menopausa ou se não deseja mais ter filhos, só se justifica após a clássica tríade esfregaço-colposcopia-biópsia.

Dificuldades e valor da colposcopia após intervenção

A junção escamocolunar é o local de 90% das displasias. Convém, pois, localizá-la após intervenção cirúrgica. Em nossa experiência, de 375 conizações a *laser*, encontramos 17% de estenose, sendo apenas duas sintomáticas (dismenorreia). A junção escamocolunar estava visível e totalmente acompanhada em 66% dos casos durante a colposcopia de acompanhamento. Quando existia uma estenose, a junção escamocolunar só estava totalmente visível em 7,5% dos casos.

É importante definir critérios de boa qualidade para o acompanhamento. Esses critérios são a presença de células endocervicais no Papanicolaou e/ou uma junção escamocolunar totalmente acompanhada durante a colposcopia de acompanhamento. Conforme esses critérios, 95,6% das pacientes eram observáveis na ausência de estenose e 52,6% apesar de uma estenose. O risco de estenose parece mais significativo após uma conização com bisturi frio ou uma conização a *laser* do que após uma ressecção com alça.

> A colposcopia melhora a sensibilidade do Papanicolaou no primeiro ano de tratamento. Para alguns, ela melhora a sensibilidade de 55 a 100% quando associada ao Papanicolaou aos 4 e 10 meses. Porém, para a maioria dos autores, ela só é indicada quando o esfregaço for patológico.

A colposcopia do colo tratado apresenta dificuldades específicas. Existem anomalias possíveis da cicatrização. A junção muitas vezes é endocervical e uma estenose de grau variável se instala, dificultando, ou até impossibilitando, o exame do canal (figura 13.2). Uma hipertrofia endocervical se produz fre-

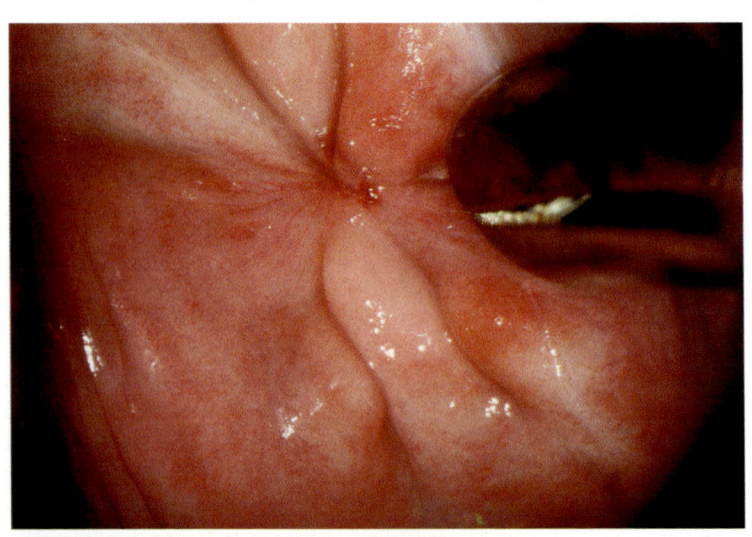

Figura 13.2. Estenose cervical completa após conização com bisturi frio.
Todo exame da junção escamocolunar e da endocérvice é impossível.
Fotografia de J. Marchetta.

quentemente após ressecção, com protrusão mais ou menos significativa das papilas endocervicais (figura 13.3).

Depois do *laser*, o aspecto retrátil do tecido cicatricial pode dar um aspecto reticulado com o lugol, levantando a dúvida de uma colpite viral recidivante (figura 13.4). Com o tempo, o epitélio metaplásico cobre essa mucosa colunar e, para o colposcopista, o diagnóstico diferencial com uma recidiva é mais ou menos fácil. Neste caso, também, a pesquisa dos sinais desfavoráveis pode-se revelar valiosa (figura 13.5).

A hiperqueratose representa outro aspecto frequentemente encontrado no colo tratado, e o diagnóstico diferencial com o condiloma nem sempre é fácil. Nesses casos, aconselha-se aguardar, pois a hiperqueratose cicatricial regride geralmente de 6 a 12

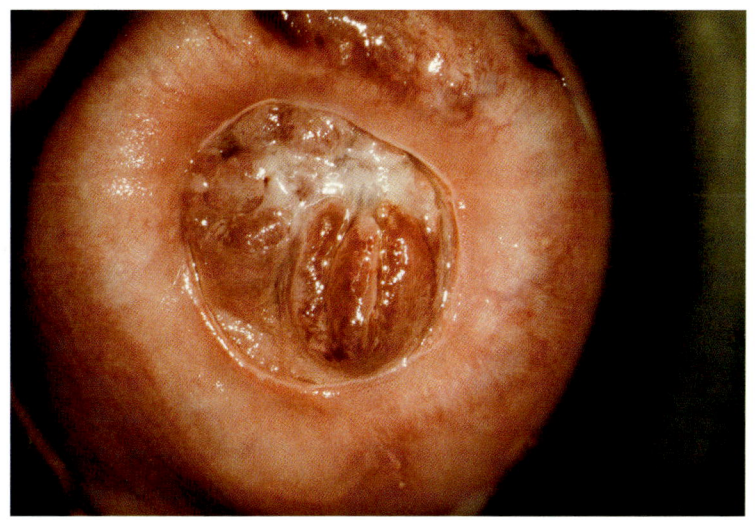

Figura 13.3. Colo pós-conização por alça.
Observe o aspecto em cratera do colo com a importante protrusão do epitélio endocervical com falhas. *Fotografia de J. Marchetta.*

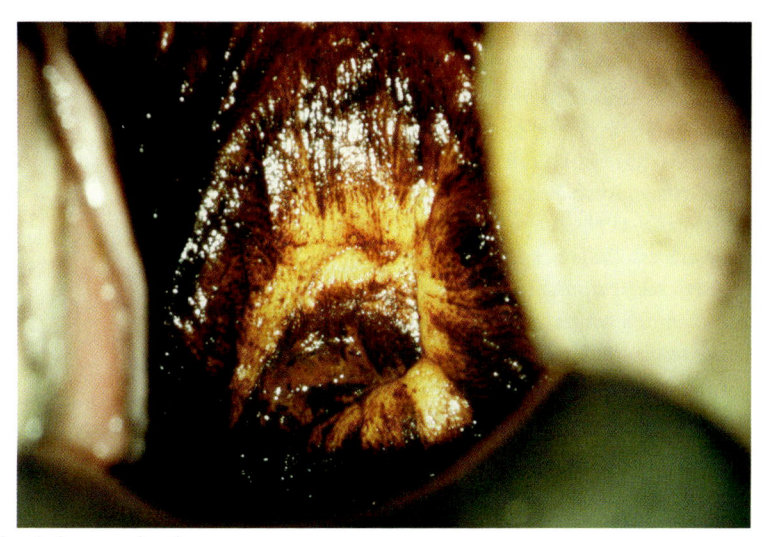

Figura 13.4. Colo pós-*laser* com lugol.
Este tecido tratado, adquirindo aspectos negativos irradiados, levanta dúvidas sobre uma recidiva. *Fotografia de J. Marchetta.*

Colposcopia

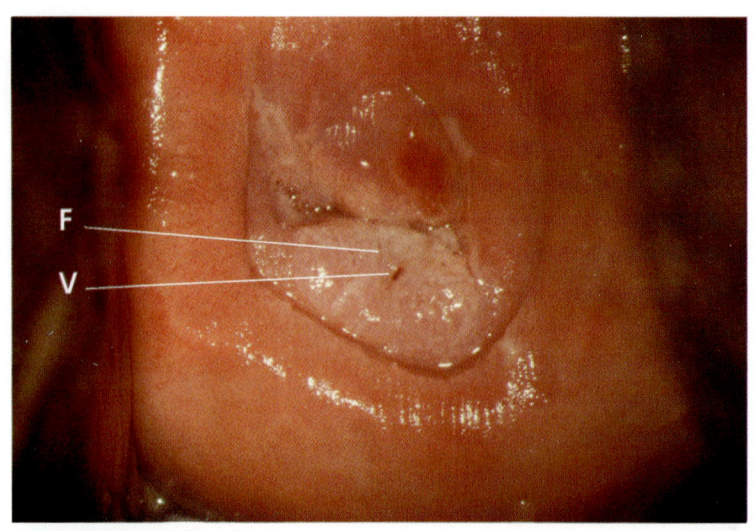

Figura 13.5. Recidiva displásica endocervical 3 meses após conização por alça.
O tecido dentro do sulco cicatricial é acidófilo, com falha (F) e grande vaso patológico (V). *Fotografia de J. Marchetta.*

meses após o tratamento. Por fim, a detecção das recidivas muitas vezes é difícil, pois as lesões são pequenas e frequentemente "ocultas" no nível da margem de secção, entre o epitélio malpighiano periférico, não tratado, e a mucosa colunar, geralmente hipertrófica.

Infelizmente, a reprodutibilidade da colposcopia é insignificante após uma intervenção tanto entre observadores quanto para o mesmo observador com algumas semanas de intervalo. Por outro lado, o valor da colposcopia para o diagnóstico do câncer invasivo ou microinvasivo é baixo, pois o valor semiológico de cada ciclo também é baixo, e a sensibilidade e a especificidade são insignificantes. A existência de vasos atípicos é o melhor sinal, com apenas 17% de casos de câncer. A biópsia direcionada, e às vezes a curetagem endocervical, melhoram o diagnóstico de recidiva. Exceto pela localização da junção, a colposcopia só faz sentido para nós quando está associada à citologia.

Também é possível testar a presença do *human papillomavirus* (HPV) após a conização. Se este for negativo, os primeiros resultados em curtas séries parecem ser conclusivos: a ausência de HPV é sinônimo de ausência de lesões residuais. No entanto, esta técnica ainda não foi validada.

Conclusão e recomendação para o acompanhamento

As modalidades de acompanhamento pós-terapêutica das lesões do tipo NIC devem considerar a sensibilidade imperfeita do Papanicolaou e da colposcopia pós-cirúrgicos e o risco de abandono do acompanhamento. Isto aumenta com o recuo pós-operatório, passando de 7 a 11% a 6 meses, para mais de 20% após 2 anos. O primeiro controle entre 3 e 6 meses deve associar Papanicolaou e colposcopia com biópsias direcionadas e/ou curetagem endocervical de acordo com o aspecto colposcópico e a situação da junção escamocolunar. Os exames normais merecem ser repetidos em 6 meses e 1 ano antes de considerar um acompanhamento citológico anual. Em contrapartida, em caso de anomalias ou de impossibilidade de acompanhamento, o tratamento das lesões residuais ou da estenose dependerá da idade e da localização das lesões no colo e, portanto, da colposcopia. A expectativa ou um tratamento destruidor será possível para as lesões de baixo grau com colposcopia de boa qualidade, e uma nova exérese será necessária às lesões de alto grau e às lesões não completamente visíveis na colposcopia. Uma histerectomia será, às vezes, necessária, se a paciente não tiver mais desejo de engravidar.

A colposcopia do terceiro milênio

CAPÍTULO 14

J.-Ch. Boulanger ▪ P. Verhoest

Desde a sua descrição por Hinselmann, em 1925, a colposcopia evoluiu progressivamente para chegar à situação que conhecemos atualmente. É um exame realizado pela maioria dos ginecologistas, que usam colposcópios com luz fria, geralmente com várias opções de aumento, podendo ser acoplados a uma máquina fotográfica.

A evolução no terceiro milênio será influenciada por quatro fatores:

- as indicações serão mais frequentes: o Papanicolaou em massa terminará instalando-se, e o número de mulheres examinadas aumentará, levando colposcopias a anomalias citológicas mais numerosas. Para atenuar os falsos negativos do Papanicolaou, provavelmente iremos evoluir para o exame para pesquisa de DNA dos HPV oncogênicos em associação a uma citologia de triagem, o que faz correr o risco de realizar colposcopias pela simples persistência de HPV oncogênicos;
- o número dos ginecologistas diminuirá ou, na melhor das hipóteses, irá se manter no nível atual, mas a evolução será a redução do tempo de trabalho. Portanto, é indispensável que todos os ginecologistas tenham formação em colposcopia. Isso ocorre nessa subespecialidade como em muitas outras, por exemplo, a ecografia: existem ecografias de rotina e ecografias de segundo nível. A solução na colposcopia poderia envolver a transmissão de imagens para a opinião de um especialista;
- o peso médico-legal continuará aumentando e não bastará dizer "fiz uma colposcopia". Será obrigatório ter um dossiê com iconografia para poder discuti-lo em caso de contestação;
- a informação da paciente é cada vez mais importante. Qual informação é melhor do que lhes mostrar as lesões por meio de um monitor?

O terceiro milênio é o da explosão da informática e das imagens digitais. Por todas as razões que acabamos de ver, a colposcopia não escapará desse frenesi. Isso pressupõe uma evolução radical dos materiais: colposcopia associada a uma câmera digital ou filmadora, ligados a um computador para permitir o armazenamento das imagens.

Desde 1988, surgiram os primeiros sistemas de tratamento informatizado das imagens: Pasquinucci e Contini [1] descreveram o uso da informática para obter imagens colposcópicas digitais que podiam servir como documento de arquivo, mas também ferramentas de pesquisa.

Em 1993 foi comercializado o primeiro colposcópio acoplado a um computador: o sistema Denvu®, apresentado no congresso do IFCPC em Chicago.

Evolução dos materiais

Colposcópios

Pode-se tratar de:

- colposcópios acoplados a um sistema de vídeo que permite realizar a colposcopia utilizando as lentes do colposcópio ou diretamente pela tela do vídeo. A maioria dos fabricantes de colposcópios oferecem opções de foto ou vídeo com seus produtos;

- verdadeiros videocolposcópios. O produto distribuído pela Welch-Allyn foi, pelo que sabemos, o primeiro a ser comercializado. É uma câmera de vídeo que permite aumento de 4,5 a 25 vezes, acoplado a um monitor e a um computador. A imagem do colo é analisada no monitor. Peca pela resolução baixa demais para se conseguir uma imagem de qualidade perfeita. Desde então, inúmeros outros aparelhos surgiram no mercado. Testamos vários sem ter encontrado, até hoje, o modelo perfeito.

Sistemas de aquisição de imagens
Aparelhos de foto digitais, câmeras de vídeo mono-CCD ou tri-CCD.

Sistemas de armazenamento de imagens
É o computador que será acoplado aos equipamentos descritos anteriormente. O Denvu® foi o primeiro sistema global que surgiu no mercado, mas não possui importador na França. Desde então, vários sistemas surgiram. Atualmente, o mais eficiente, a nosso ver, é o Polartechnics®, da Mediscan (figura 14.1): ele usa uma câmera tri-CCD e permite imagens de ótima qualidade. Inclui um *software* que permite a gestão completa dos relatórios de patologia cervical, desde a marcação de consultas até o arquivamento dos resultados da colposcopia, dos exames complementares (citologia e anatomopatologia), dos tratamentos, do acompanhamento pós-terapêutica e, é claro, das imagens e sequências de vídeo. Porém, é possível montar seu próprio sistema com um orçamento reduzido conectando um colposcópio a uma câmera ligada a um computador, o que temos feito desde 1993 (figura 14.2). Utilizamos o sinal de vídeo RVB, o que dá uma qualidade de imagem superior, comparada a uma aquisição a partir de um sinal composto em Y/C e uma carta com uma resolução de 24 *bits* para permitir a exibição das imagens em 16 milhões de cores. Hopman [2] aconselha as mesmas opções de material. O arquivamento das imagens era feito a partir de um *software* de arquivamento multimídia. Vários autores já haviam tentado informatizar os dados da colposcopia, mas sem o arquivamento das imagens.

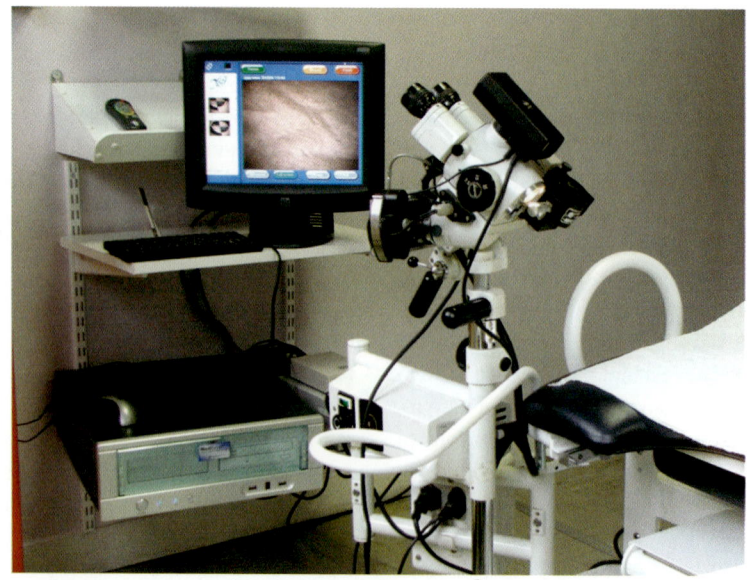

Figura 14.1. Sistema de equipamento completo Mediscan (Polartechnics® da Mediscan).

Capítulo 14. A colposcopia do terceiro milênio

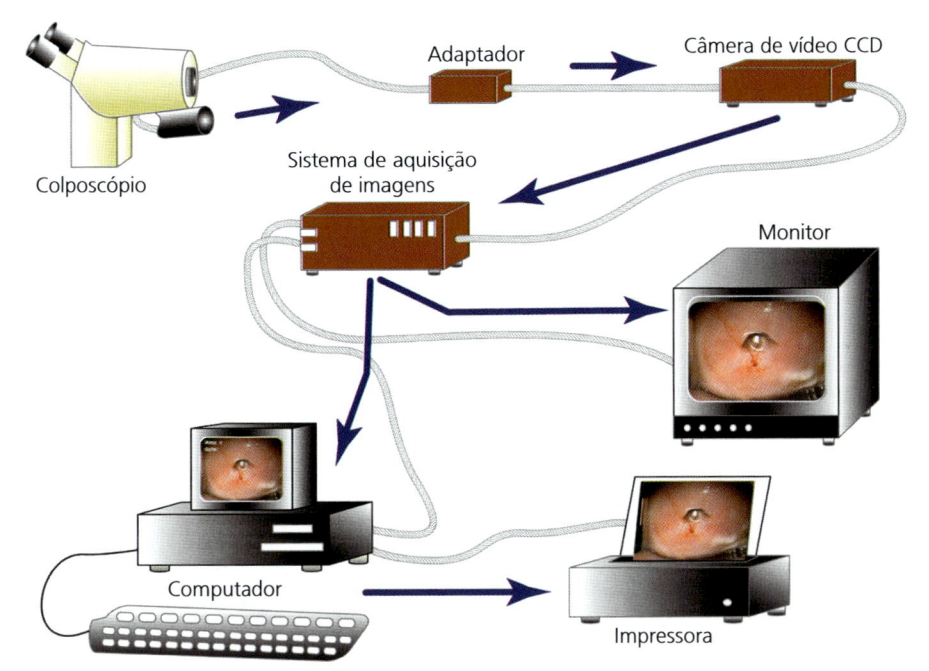

Figura 14.2. Esquema de um equipamento colposcópico digital.

Vantagens destas inovações tecnológicas

As vantagens desta tecnologia são evidentes.

Para o relatório médico: é a maneira mais simples de fazer um relatório do exame colposcópico de qualidade. Os esquemas são sempre subjetivos. A imagem é um relatório fiel imediatamente visível, ao contrário do *slide*, em que a qualidade das imagens só era conhecida após a revelação do filme. Além disso, a etiquetagem é imediata e, portanto, não há problema de organização. Arquivada no computador, a imagem digital poderá ser integrada ao relatório, impresso e, eventualmente, enviada aos colegas. Porém, sua importância primordial é poder ser visualizado instantaneamente durante consultas interativas para avaliar a evolução com perfeita objetividade.

Para eventuais trocas: as imagens digitais podem ser facilmente transmitidas pelos meios modernos de comunicação. Pode-se considerar o uso desta tecnologia para transmitir imagens a um centro de referência, a fim de obter a opinião de um especialista em casos difíceis, como já se realiza em outras disciplinas (anatomopatologia, radiologia etc.).

Em 2002, Roy [3] demonstrou a validade dessa especialização. Ferris [4] usou esta técnica para transmitir a especialistas imagens colposcópicas que vinham de centros rurais. A qualidade das imagens enviadas permitia uma avaliação correta da patologia cervicovaginal e uma boa correlação com a histologia. Ele concluiu que a "telecolposcopia" permitia diminuir os limites do acesso a centros especializados para as mulheres que viviam em zonas rurais.

Para a informação: a aprendizagem da colposcopia também se beneficia dessas técnicas. Um aluno em formação pode acompanhar a dinâmica do exame colposcópico no monitor de vídeo. Na França, várias coleções de imagens estão disponíveis em CD, principalmente as dos principais cursos ministrados sob a égide da Société Française de Colposcopie et Pathologie Cervicovaginale. Nos EUA, importantes coleções podem ser consultadas online na *National Library of Medicine* [5].

Para a paciente: por fim, pode ser interessante mostrar às pacientes suas lesões, para, por exemplo, lhes explicar as modalidades de um tratamento, o que traria, além disso, a vantagem de aumentar a aderência à terapêutica, segundo Takacs (80% contra 50%) [6].

Inconvenientes

Embora as aplicações práticas comecem a adquirir importância, a colposcopia assistida por computador é uma técnica que traz inconvenientes.

Já em 1995, Shafi [7] insistia nos problemas de segurança dos dados, que devem dar conta não apenas de um acesso ilegal a dados confidenciais, mas também impedir a entrada de dados "corrompidos" no sistema.

Ela necessita de um investimento material relativamente caro: computador, câmera de vídeo ou aparelho fotográfico digital, placa de vídeo, *software* de arquivamento e *software* de tratamento de imagem. São necessárias unidades de armazenamento consideráveis, pois uma imagem de colo digital ocupa, com uma resolução média, cerca de 500 Kb. Porém, isso não constitui mais um problema, pois os computadores atuais e os HDs externos têm capacidades de armazenamento consideravelmente aumentadas.

Os colposcopistas "tradicionais" nem sempre encontram a mesma qualidade ou a mesma definição das imagens digitais. Entretanto, com os novos aparelhos digitais, câmeras tri-CCD, obtêm-se imagens de alta definição... a um custo mais elevado.

Por fim, esta técnica demanda mais tempo, principalmente durante a fase de aprendizagem. Alguns correm o risco de sentirem-se desestimulados...

Pesquisa em colposcopia

Em 1990, Pasquinucci [8] e Crisp [9] já descreviam várias operações que podiam ser realizadas nessas imagens colposcópicas: reduções, ampliações, retoques, múltiplas análises... Desde então, as publicações são inúmeras. Podemos classificá-las de acordo com os critérios estudados.

Estudos das dimensões das anomalias colposcópicas

As primeiras publicações tratavam do aporte da ampliação das imagens, facilitando a interpretação e melhorando a sensibilidade da colposcopia [10], mas, principalmente, permitindo medidas precisas, tornando possível, ao mesmo tempo, avaliar de maneira objetiva a evolução das lesões.

- Evolução do tamanho das lesões de 68 pacientes com leve displasia [11]. O tamanho médio das lesões era de 58 mm^2, e 73% das anomalias estavam entre 8 e 200 mm^2. Depois de um ano de observação:
    - 5,9% das lesões tinham aumentado de tamanho;
    - 32,4% tinham diminuído de tamanho;
    - 13,2% estavam idênticas;
    - 20,6% haviam desaparecido;
    - 27,9% haviam mudado de localização no colo: evolução *a priori* aberrante que só é possível afirmar com uma iconografia impecável, que também tivemos a chance de observar.
- Evolução das lesões virais por HPV medindo a superfície e o perímetro das lesões [12].
- Evolução das neoplasias intraepiteliais durante a gestação [13]:
    - 41 pacientes tiveram uma medida de suas lesões cervicais todo mês durante a gestação e 3 meses após o parto. Durante a gravidez:
        - 17,1% das lesões aumentaram de tamanho,
        - 21,9% mantiveram um tamanho estável,
        - 41,5% diminuíram de tamanho,
        - 19,5% desapareceram completamente;
    - entre as pacientes cujas lesões aumentaram de tamanho foi realizada uma biópsia, revelando apenas NIC III, mas nenhum câncer microinvasivo. O recurso à biópsia, portanto, foi inútil em 82,9% dos casos.
- Efeito das biópsias na evolução das zonas de transformação atípica [14]:
    - 161 pacientes foram randomizadas em três grupos:
        - nenhuma biópsia,
        - biópsia central,
        - biópsia na periferia;
    - uma análise computadorizada da superfície e do perímetro das lesões foi feita antes da biópsia e 6 semanas depois. Nenhuma alteração significativa do tamanho das lesões foi observada nos três grupos, e a gravidade das lesões era subestimada nas biópsias na periferia. O autor concluiu que a biópsia cervical não teve

efeito a curto prazo na história natural das NIC.

Craine [15], em 1998, descreveu uma técnica para medir a superfície das lesões que utilizou para estudar a evolução de patologias ligadas ao HPV.

Estudo da vascularização

A angiogênese é corroborada pelo desenvolvimento das lesões invasoras. Portanto, foi alvo de vários estudos:

- Crisp [9], usando o filtro verde do colposcópio e associando a ele um filtro digital que acentuou a luminosidade e o contraste, mostrou que é possível melhorar o estudo dos vasos do colo;
- Shafi [7], ao estudar a distância intercapilar e as superfícies das lesões, conseguiu apreender o diagnóstico histológico fornecido por uma excisão por alça diatérmica;
- Mikhail [16] estudou a distância intercapilar e as irregularidades intercapilares. Mostrou que a distância intercapilar, a superfície dos mosaicos e seu perímetros eram superiores nas NIC II comparadas às NIC III, diferenças bastante significativas;
- Triratanachat [17] estudou a densidade de microvasos (MVD) e fez um critério diferencial interessante para separar as NIC III+ das lesões de menor gravidade.

Estudo objetivo da reação acidófila

A reação acidófila é um dos critérios essenciais do diagnóstico colposcópico, mas sua avaliação não é padronizada. A vantagem das técnicas atuais é que permitem avaliar as diferentes intensidades de branco nas zonas anormais, substituindo a avaliação subjetiva do colposcopista por uma avaliação objetiva que pode detectar mudanças pouco visíveis.

Vários autores tentam especificá-la:

- Li [18], ao notar as diferenças de apreciação em função da luz, da posição da câmera, do ambiente, imaginou primeiro um sistema que, montado no colposcópio, permitia calibrar as condições de exame. Usou, por outro lado, um índice de avaliação da intensidade do branqueamento [19] que forneceria uma sensibilidade de 93% para distinguir as NIC II+ das lesões de baixo grau;
- García-Arteaga [20] estudou, por sua vez, a progressividade do esgotamento da reação acidófila em uma sequência de imagens gravadas;
- Ferris [21] estudou a reação acidófila em luz polarizada; esta teria a vantagem de suprimir os brilhos e permitir melhor apreciação das camadas profundas do epitélio, facilitando, assim, a detecção das NIC.

Estudos com múltiplos pontos/critérios

É evidente que a apreciação conjunta do tamanho das lesões, da vascularização e da acidofilia melhora os desempenhos da "colposcopia computadorizada".

Já em 1995, Cristoforoni [22] avaliou a confiabilidade da análise por computador de imagens colposcópicas integrando superfície, perímetro, distância intercapilar, diâmetro dos vasos.

A taxa de concordância entre o diagnóstico pelo computador e a histologia era de 85,1% contra 66% para a avaliação pelo colposcopista tradicional.

A colposcopia assistida por computador era mais eficaz que a colposcopia tradicional para as lesões de alto grau e as biópsias normais, mas não havia diferença significativa na avaliação das lesões de baixo grau.

A imagem espectral dinâmica do colo uterino (sistema Dysis®) é uma evolução recente nesse sentido: trata-se de um colposcópio que grava as características quantitativas da reação acidófila após uma injeção padronizada de ácido acético por um mecanismo de injeção integrado, bem como a vascularização (pontilhados, mosaicos, vasos anormais). Ele realiza um mapeamento de "falsas cores" do colo uterino que permite revelar as regiões patológicas e focar melhor as biópsias (figura 14.3). Seria, de acordo com Soutter [23], mais sensível que a colposcopia para a detecção das lesões de alto grau. Uma recente publicação salienta sua importância para o realce de pequenas lesões [24]. Parece-nos, sobretudo, interessante na ausência de conhecimento em colposcopia.

Colposcopia

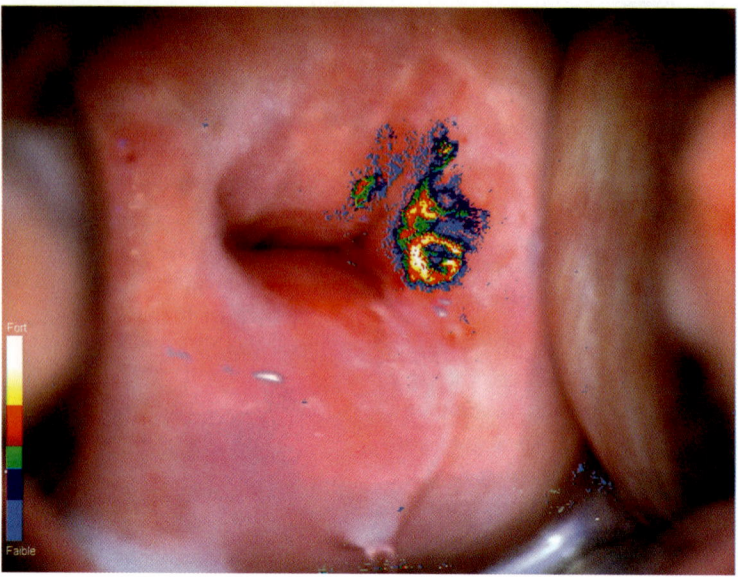

Figura 14.3. Exemplo de imagem espectral dinâmica.
Gentilmente cedido por E.-F. Coppolillo.

Métodos derivados

Técnicas de imagem por fluorescência. Foram usadas, pela primeira vez em urologia, em 1996, para detectar displasias vesicais em cistoscopia. A fluorescência pode ser espontânea (autofluorescência dos tecidos) ou induzida por um precursor fotossensibilizante (precursos de porfirinas fotoativas), como o ácido 5-aminolevulínico ALA e revelado na iluminação por luz de comprimento de onda adequado. As luzes usadas variam do ultravioleta (315-400 nm) ao infravermelho (700-900 nm). Quando a luz chega ao tecido, ela é absorvida com ou sem reemisão de luz ou dispersa-se. Logo surgiram os primeiros trabalhos em patologia cervical usando primeiro a espectroscopia de fluorescência mostrando um aumento do espectro de intensidade da fluorescência em função do grau de severidade das lesões displásicas [25,26]. Collinet chamou seu estudo, um pouco abusivamente, de "colposcopia em fluorescência", ao passo que utilizava um laparoscópio rígido de 10 mm para avaliar a ação de uma excitação luminosa no campo de 375 a 440 nm em colos preparados para a aplicação de um fotossensibilizante, o creme MAL (metilaminolevulinato) [27].

Depois, essa tecnologia foi realmente usada em colposcópios: *optical detection system* (ODS) [28] ou *multispectral digital colposcope* (MDC) [29]. Com essa última técnica com luz ultravioleta (345 nm), as NIC confirmadas histologicamente apareceram em azul escuro, enquanto que, à luz azul, elas apareciam em verde claro. Atualmente, são ainda, apenas, técnicas de pesquisa, mas as publicações com MDC são cada vez mais numerosas [30-33].

Colposcopia em 3D. Esta técnica, publicada por Coppolillo [34], usa um colposcópio clássico, uma câmera de vídeo e um computador equipado com um microprocessador que permite a visualização diferenciada em 3D. Ela fornece imagens inéditas de grande qualidade (figura 14.4); embora ainda não haja estudos comprovando sua importância, ela certamente trará uma contribuição interessante ao diagnóstico das lesões cervicais.

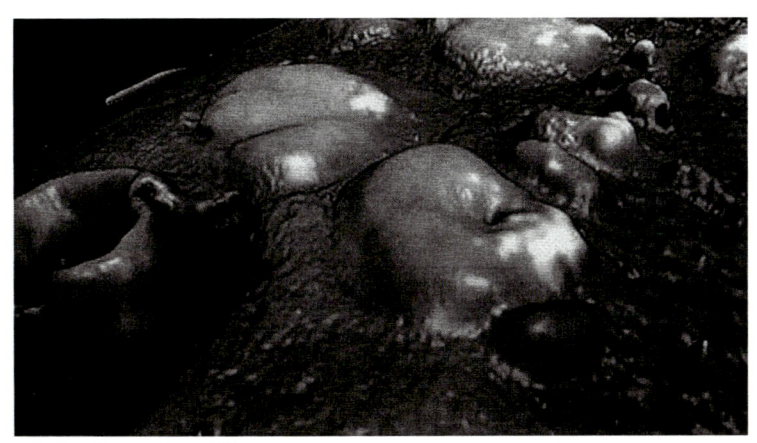

Figura 14.4. Exemplo de colposcopia em 3D.
Colpofotografia digital em 3D de uma zona de transformação atípica com orifícios glandulares fechados cujos relevos podem ser apreciados.

Perspectivas para o futuro

O ideal seria chegar à colposcopia realmente assistida por computador, como ocorre para a leitura das mamografias digitais ou a dos esfregaços em base [35]. Trabalhamos com a IUT de Compiègne nesse sentido, e nossos primeiros resultados foram alvo de comunicações nos congressos de diagnóstico por imagem [36-38]. A classificação das imagens era baseada em informações de cores e contornos. Porém, não obtivemos resultados concretos definitivos.

Foi o mesmo procedimento adotado por Pogue [39], que concluiu talvez um pouco precipitadamente que, ao separar para cada imagem os canais vermelho, verde e azul, a análise informatizada permitia diferenciar as metaplasias das NIC.

A histologia continua sendo o padrão ouro, mas a biópsia continua sendo desagradável para a paciente, e a espera pelo resultado é estressante. Achamos que, no futuro, as colposcopias computadorizadas permitirão uma concordância colpo-histológica perfeita, acabando com a necessidade desse gesto; seria um progresso considerável para as pacientes e os médicos. Ele virá, mais provavelmente, da microcolposcopia, que parece permitir uma verdadeira biópsia óptica [40].

Conclusão

- O uso da tecnologia da informática dá à colposcopia novas possibilidades para o estudo da patologia cervicovaginal.

- Ela faz parte dos mandamentos do colposcopista do terceiro milênio:
  - perfeição da ficha médica;
  - armazenamento dos diagnósticos de imagem;
  - possibilidade de consultar especialistas à distância.

- Embora facilite o diagnóstico colposcópico, ainda está longe de substituir o médico.

Referências

1. Contini V, Zobbi CL, Pasquinucci C. Colposcopy and computer graphics: a new method? Am J Obstet Gynecol 1989;160(3):535-8.
2. Hopman EH, Rozendaal L, Verheijen RH, Kenemans P, Helmerhorst TJ. Digital couleur imaging colposcopy: a matter of choice. Eur J Obstet Gynecol Reprod Biol 1998;77(2):229-34.
3. Roy M, Ansquer Y, Barrasso R, Benedet L, et al. Efficacy of teleconsultation in colposcopy. In: 11th International Congress of cervical pathology and colposcopy. Barcelone 9–13/06/2002. Abstracts Proceedings. p. 304-5.
4. Ferris DG, Macfee MS, Miller JA, Litaker MS, Crawley D, Watson D. The efficacy of telecolposcopy compared with traditional colposcopy. Obstet Gynecol 2002;99(2):248-54.
5. Jeronimo J, Long LR, Neve L, Michael B, Antani S, Schiffman M. Digital tools for collecting data from cervigrams for research and training in colposcopy. J Low Genit Tract Dis 2006 Jan;10(1):16-25.
6. Takacs P, Chakhtoura N, De Santis T. Video colposcopy improves adherence to follow-up compared

6. to regular colposcopy: a randomized trial. Arch Gynecol Obstet 2004 Nov;270(3):182-4.
7. Shafi MI, Dunn JA, Chenoy R, Buxton EJ, Williams C, Luesley DM. Digital imaging colposcopy, image analysis and quantification of the colposcopic image. Br J Obstet Gynecol 1994;101:234-8.
8. Pasquinucci C, Contini V. Computerized evaluation of reparative processes of the cervix uteri. Ann Ostet Ginecol Med Perinat 1990;111(6):364-71.
9. Crisp WE, Craine BL, Craine ER. The computerized digital imaging colposcope: future directions. Am J Obstet Gynecol 1990;162(6):1491-8.
10. Etherington IJ, Dunn J, Shafi MI, Smith T, Luesley DM. Video colpography: a new technique for secondary cervical screening. Br J Obstet Gynecol 1997;104:150-3.
11. Mikhail MS, Merkatz IR, Romney SL. Clinical usefulness of computerized colposcopy: image analysis and conservative management of mild dysplasia. Obstet Gynecol 1992;80(1):5-8.
12. Craine BL, Craine ER. Digital imaging colposcopy: basic concepts and applications. Obstet Gynecol 1993;82(5):869-72.
13. Mikhail MS, Anyaegbunam A, Rommey SL. Computerized colposcopy and conservative managment of cervical intraepithelial neoplasia in pregnancy. Acta Obstet Gynecol Scand 1995;74(5):376-8.
14. Chenoy R, Billingham L, Irani S, Rollason TP, Luesley DM, Jordan JA. The effect of directed biopsy on the atypical cervical transformation zone: assessed by digital imaging colposcopy. Br J Obstet Gynecol 1996;103:457-62.
15. Craine BL, Craine ER, O'Toole CJ, Ji Q. Digital imaging colposcopy: corrected area measurements using shape-from-shading. *IEEE Trans Med Imaging* 1998;17(6):1003-10.
16. Mikhail MS, Palan PR, Basu J, Romney SL. Computerizedmeasurement of intercapillary distance using image analysis in women with cervical intraepithelialneoplasia: correlationwithseverity. Acta Obstet Gynecol Scand 2004 Mar;83(3):308-10.
17. Triratanachat S, Niruthisard S, Trivijitsilp P, Tresukosol D, Jarurak N. Angiogenesis in cervical intraepithelialneoplasia and early-stageduterine cervical squamouscellcarcinoma: clinicalsignificance. Int J Gynecol Cancer 2006 Mar-Apr;16(2):575-80.
18. Li W, Soto-Thompson M, Gustafsson U. A new image calibration system in digital colposcopy. Opt Express 2006 Dec 25;14(26):12887-901.
19. Li W, Venkataraman S, Gustafsson U, Oyama JC, Ferris DG, Lieberman RW. Using acetowhite opacity index for detecting cervical intraepithelial neoplasia. J Biomed Opt 2009 Jan-Feb;14(1) 014020.
20. García-Arteaga JD, Kybic J, Li W. Automatic colposcopy video tissue classification using higher orderentropy-based image registration. Comput Biol Med 2011 Oct;41(10):960-70.
21. Ferris DG, Li W, Gustafsson U, Lieberman RW, Galdos O, Santos C. Enhancing colposcopy with polarized light. J Low Genit Tract Dis 2010 Jul;14(3):149-54.
22. Cristoforoni PM, Gerbaldo D, Perino A, Piccoli R, Montz FJ, Capitanio GL. Computerized colposcopy: results of a pilot study and analysis of its clinical relevance. Obstet Gynecol 1995;85(6):1011-6.
23. Soutter WP, Diakomanolis E, Lyons D, Ghaem-Maghami S, Ajala T, et al. Dynamic spectral imaging: improving colposcopy. Clin Cancer Res 2009 Mar 1;15(5):1814-20.
24. Zaal A, Louwers J, Berkhof J, Kocken M, TerHarmsel W. Agreement between colposcopic impression and histological diagnosis among human papillomavirus type 16-positive women: a clinical trial using dynamic spectral imaging colposcopy. BJOG 2012 Feb 3.
25. Mitchell MF, Cantor SB, Ramanujam N, Tortolero-Luna G, Richards-Kortum R. Fluorescence spectroscopy for diagnosis of squamous intraepithelial lesions of the cervix. Obstet Gynecol 1999 Mar;93(3):462-70 Review.
26. Hillemanns P, Weingandt H, Baumgartner R, Diebold J, Xiang W, Stepp H. Photodetection of cervical intraepithelial neoplasia using 5-aminolevulinic acid-induced porphyrin fluorescence. Cancer 2000 May 15;88(10):2275-82.
27. Collinet P, Estevez J-P, Ascencio M, Farine MO, Vinatier D, Cosson M, et al. Diagnostic des lésions malpighiennes intraépithéliales par colposcopie en fluorescence: étude de faisabilité clinique. Gynecol Obstet Fertil 2009;37:307-12.
28. Huh WK, Optical Detection Study Group. Optical detection of cervical neoplasia: results from an internally-controlled multicenter study. Gynecol Oncol 2005 Dec;99(3 Suppl. 1):S53.
29. Milbourne A, Park SY, Benedet JL, Miller D, Ehlen T et al. Results of a pilot study of multispectral digital colposcopy for the in vivo detection of cervical intraepithelial neoplasia. Gynecol Oncol 2005 Dec; 99(3 Suppl. 1):S67-75.
30. Benavides J, Chang S, Park S, Richards-Kortum R, Mackinnon N, et al. Multispectraldigitalcolposcopy for in vivo detection of cervical cancer. Opt Express 2003 May 19;11(10):1223-36.
31. Roblyer D, Richards-Kortum R, Park SY, Adewole I, Follen M. Objective screening for cervical cancer in developing nations: lessons from Nigeria. Gynecol Oncol 2007 Oct;107(1 Suppl. 1):S94-7.
32. Nakappan S, Park SY, Serachitopol D, Price R, Cardeno M, et al. Methodology of a real-time quality control for the multispectral digital colposcope(MDC). Gynecol Oncol 2007 Oct;107(1 Suppl. 1):S215-22.
33. Park SY, Follen M, Milbourne A, Rhodes H, Malpica A. Automated image analysis of digital colposcopy for the detection of cervical neoplasia. J Biomed Opt 2008 Jan-Feb;13(1):014029.

34. Coppolillo EF, Eliseth MC, Malamud de Ruda Vega H, Perazzi BE. Three-dimensional digital colposcopy. Acta Obstet Gynecol Scand 2009;88(1):120-1.
35. Cibas ES, Hong X, Crum CP, Feldman S. Age-specific detection of high-risk HPV DNA in cytologically normal, computer-imaged ThinPrep Pap samples. Gynecol Oncol 2007 Mar;104(3):702-6.
36. Claude I, Pouletaut P, Huault S, Boulanger JC. Integrated color and texture tools for colposcopic image segmentation. In: Int Conf on Image Processing. Greece; octobre 2001.
37. Claude I, Winzenrieth R, Pouletaut P, Boulanger J. Contour features for colposcopic image. Classification by artificial neural networks. In: ICPR Quebec; 2002.
38. Claude I, Traboulsi R, Pouletaud P, Winzenrieth R, Boulanger JC. Classification of color colposcopic images by neural networks based on texture attributes. In: 5 th International Conference on advances in pattern recognition. Calcutta India; december 2003.
39. Pogue BW, Mycek MA, Harper D. Image analysis for discrimination of cervical neoplasia. J Biomed Opt 2000;5(1):72-82.
40. Carlson K, Pavlova I, Collier T, Descour M, Follen M, Richards-Kortum R. Confocal microscopy: imaging cervical precancerous lesions. Gynecol Oncol 2005 Dec; 99(3 Suppl. 1):S84-

Recomendações em colposcopia

Capítulo 15

J.-J. Baldauf

Em uma época em que a avaliação da qualidade dos cuidados e da melhor gestão possível dos recursos financeiros se tornam disposições cada vez mais obrigatórias para todos os envolvidos de nosso sistema de saúde, a colposcopia, assim como as outras técnicas médicas, deverá se munir de recomendações de boa prática, a fim de melhorar a qualidade e diminuir as variações das práticas.

Uma reflexão sobre o controle de qualidade em colposcopia foi iniciada pela Société Française de Colposcopie et de Pathologie Cervicovaginale (SFCPCV) durante seu XXe congresso nacional em janeiro de 1997 [1]. Recomendações foram estabelecidas com o objetivo de constituir um mínimo exigível para todos, e não o nível de excelência, que só pode ser alcançado por alguns [2,3]. Nessa linha, essas recomendações podem ser consideradas padrão. Uma sondagem nacional permitiu verificar a pertinência dessas recomendações [4].

Recomendações existem em alguns outros países [5-8], mas não são diretamente transponíveis para a França, em razão das especificidades de nosso sistema de saúde e às diferenças na prática profissional.

As recomendações da SFCPCV para a boa prática da colposcopia referem-se, simultaneamente, à formação dos colposcopistas e ao nível de atividade, às estruturas, aos procedimentos a serem respeitados para a realização prática das colposcopias e à avaliação individual dos resultados.

Formação dos colposcopistas e nível de atividade

O objetivo da formação é aprender a colposcopia e avaliar sua própria prática. A formação em colposcopia envolve os ginecologistas em atividade ou em formação, bem como outros especialistas envolvidos na patologia cervical. A informação inicial compreende um ensino teórico e uma formação prática. Estágios práticos em centros de colposcopia (públicos ou privados) devem permitir a participação em, no mínimo, 10 jornadas parciais de consulta de colposcopia e a prática de, pelo menos, 10 colposcopias com biópsia sob supervisão direta. O controle de conhecimento efetuado no final dessa formação inicial deve permitir a validação do aprendizado.

O nível de atividade é um aspecto essencial da manutenção da qualidade dos cuidados. O número de colposcopias anuais, o número de novas pacientes atendidas e a prevalência de patologia podem flutuar em função de vários critérios. A participação na atividade de um centro de colposcopia, o treinamento e a autoavaliação com a ajuda de ferramentas informatizadas (telemedicina, internet, CD-ROM) podem, em alguns casos, compensar utilmente um baixo nível de atividade.

A formação contínua em colposcopia é indispensável. Seu ritmo deveria ser, pelo menos, trienal. A formação contínua pode-se beneficiar de progressos tecnológicos recentes nos domínios da informática e das redes de comunicação. Eles abrem possibilidades de trabalho interativo com especialistas que podem completar as opções de formação mais clássicas, que são os livros e os congressos. As ações de formação contínua devem, em especial, comportar uma iconografia colposcópica.

Estruturas e instrumentação

Quaisquer que sejam as modalidades da atividade colposcópica (individual, em equipe, em um centro de referência), as estruturas, os locais, o ambiente e os equipamentos médicos e técnicos devem permitir uma recepção satisfatória das pacientes, um diagnóstico confiável, um tratamento pertinente e eficaz, se for o caso, e a conservação confidencial dos dados médicos.

Existem vários modelos de colposcópios. Os elementos essenciais na escolha de um instrumento são a qualidade óptica, a potência da iluminação, a facilidade de ajuste, a mudança fácil de ampliação (entre 5 e 40 para os mais modernos), uma boa estabilidade do estativo e uma distância focal entre 150 e 300 mm que permitam a manipulação fácil de instrumentos sob controle colposcópico. O acréscimo de um filtro verde opcional pode ser útil ao estudo da vascularização. Um aparelho fotográfico ou uma câmera de vídeo são úteis.

Além do colposcópio, é preciso dispor de todo o material necessário ao exame ginecológico, as coletas citológicas e histológicas, material para os gestos de hemostase e alguns materiais de reanimação.

Visando a aquisição e a conservação dos dados e, eventualmente, da iconografia, é necessário dispor dos equipamentos de arquivos da ficha da paciente (em papel ou informatizado), que é obrigatória e cuja confidencialidade deve ser garantida.

O ambiente deve permitir a desinfecção e a esterilização do material de acordo com um protocolo obrigatoriamente estabelecido e validado.

Respeito aos procedimentos

De acordo com as escolas, a colposcopia é considerada um exame diagnóstico, que busca a melhor correlação colpo-histológica por meio da identificação das imagens elementares e seu reagrupamento em quadros ou complexos colposcópicos, ou como um exame topográfico para dirigir a biópsia. Na verdade, este segundo ponto de vista da colposcopia pressupõe, implicitamente, um papel diagnóstico, na medida em que a biópsia deve ser dirigida para as zonas que apresentam as lesões mais graves. A obtenção de uma boa correlação colpo-histológica por identificação confiável da zona mais suspeita necessita de uma boa experiência colposcópica.

Indicações da colposcopia

A colposcopia permite precisar a topografia das lesões e definir a situação e os limites da zona de transformação do colo. Associada à citologia e ao exame histológico fornecido pela biópsia dirigida, ela contribui para as escolhas das indicações terapêuticas das lesões do colo uterino.

O resultado anormal do Papanicolaou constitui a principal indicação do exame colposcópico.

Ao constatar grande variabilidade das práticas diante de um esfregaço anormal (Sellors, Hoppman), a Direction Général de la Santé substituiu a Agence Nationale pour l'Accréditation et l'Évaluation de Santé (Anaes), que se tornou a Haute Autorité de Santé (HAS), para elaborar recomendações. Entre 1996 e 1998, um grupo de especialistas formulou recomendações relacionadas com o diagnóstico citológico, a atitude diagnóstica e a atitude terapêutica diante de um esfregaço anormal do colo do útero [9]. As recomendações que se referem à conduta diagnóstica foram feitas para cada categoria de resultado citológico e em função de certas situações específicas (mulher grávida, pós-menopausa, HIV-positiva). Uma atualização das recomendações considerando mudanças recentes trazidas ao sistema Bethesda [10] foi elaborada em 2002 [11]. Ela trata de dois pontos principais: a técnica do esfregaço e a detecção do DNA do HPV no manejo dos esfregaços anormais. O objetivo desse teste é selecionar entre essas mulheres aquelas que, com uma infecção por um tipo de HPV potencialmente oncogênico, são consideradas com risco de ter ou desenvolver uma lesão de alto grau que justifica um exame colposcópico. Para essa detecção, a PCR (amplificação em cadeia pela polimerase) e a captura híbrida são, atualmente, as melhores técnicas. O teste *Hybrid Capture 2* está disponível no mercado.

A pesquisa de HPV constitui, com a colposcopia imediata ou o esfregaço de controle 6 meses depois, uma das três opções possíveis ao manejo dos ASC-US (atipias escamosas de significado indeterminado) que correspondem somente em 5 a 10% dos casos a uma lesão histológica de tipo NIC II, NIC III, excepcionalmente a um câncer invasivo. Um controle citológico após 6 meses é proposto às pacientes em que não foi detectado o HPV potencialmente oncogênico [11,12].

A pesquisa de HPV não é recomendada:

- no manejo dos esfregaços ASC-H (atipias que não permitem excluir uma lesão intraepitelial escamosa de alto grau). Elas correspondem, em 40% dos casos, a uma lesão histológica do tipo NIC II, NIC III, excepcionalmente a um câncer invasivo. Em razão dessa elevada frequência, uma colposcopia é recomendada imediatamente;
- no manejo* das lesões escamosas intraepiteliais de baixo grau, pois contêm um HPV potencialmente oncogênico em mais de 80% dos casos, o que limita a importância do teste para o seu manejo. A colposcopia imediata ou o Papanicolaou 6 meses depois são as duas opções possíveis. Em caso de regressão das anomalias citológicas, dois a três esfregaços normais em intervalos de 6 a 12 meses são exigidos antes de retomar um ritmo de prevenção habitual. Uma colposcopia é recomendada em caso de recidiva das anomalias citológicas independente de sua gravidade ou do intervalo com relação à anomalia inicial;
- no manejo das lesões escamosas intraepiteliais de alto grau, para as quais uma colposcopia é imediatamente necessária;
- no manejo das atipias glandulares, para as quais uma colposcopia com biópsia dirigida e/ou curetagem da endocérvice é recomendada. Uma colposcopia com biópsia do endométrio é recomendada se existirem atipias glandulares do tipo endometrial. Se esses exames forem normais e as anomalias citológicas de tipo adenocarcinoma *in situ* ou sugerindo uma neoplasia persistirem, uma conização diagnóstica associada a uma curetagem endocervical e do endométrio é indicada. Recomenda-se acompanhar as atipias glandulares não específicas ou endocervicais por uma citologia em 6 meses. O papel da pesquisa de HPV é insuficientemente documentado no manejo dessas atipias.

A colposcopia também é indicada para o acompanhamento das lesões. Antes e depois do tratamento, as modalidades de uso da colposcopia variam em função da gravidade das lesões, do tipo e do resultado do tratamento [9].

A colposcopia pode ser proposta em algumas circunstâncias específicas. Pode-se tratar de lesões genitais externas ligadas ao HPV, de parceiros com lesões ligadas ao HPV ou sinais como metrorragias pós-coitais. Nessas circunstâncias particulares, a baixa especificidade da colposcopia constitui um risco não desprezível de biópsias desnecessárias, até mesmo de excesso terapêutico.

Explicações prévias à paciente

> Explicações a respeito da colposcopia devem ser fornecidas pelo médico que coletou o esfregaço e/ou pelo colposcopista (ver "ficha de informação", p. 16). Elas devem incluir o significado do resultado citológico, o objetivo da colposcopia, o processo do exame, a eventual necessidade de realizar uma biópsia e/ou curetagem endocervical e o intervalo de resposta neste caso.

Informações necessárias ao exame

Um certo número de informações é exigido para uma eficácia ideal do exame colposcópico. Elas incluem um ou mais resultados citológicos e/ou histológicos e algumas informações clínicas (data das últimas mens-

---

N. do T.: Esta recomendação é discutível, conforme estudo ALTS group.

truações, gravidez, tratamento hormonal, antecedente de patologia e/ou tratamentos cervicais, antecedentes gerais, coagulopatia, alergia a iodo ou látex, tratamentos em curso).

Realização da colposcopia

A colposcopia pode ser efetuada em qualquer momento do ciclo fora da menstruação, idealmente na fase pré-ovulatória. Nas mulheres em menopausa sem tratamento hormonal de reposição, é desejável efetuá-la após uma preparação com estrogênio. A coleta de um esfregaço imediatamente antes da colposcopia pode ser realizada, mas a interpretação desta poderia ser atrapalhada em razão de um sangramento. Em contrapartida, o esfregaço não deve ser feito imediatamente após a colposcopia.

As coletas feitas durante a colposcopia devem ser claramente identificadas e transmitidas ao anatomocitopatologista com uma ficha de informações clínicas e a impressão colposcópica.

Relatório da colposcopia e ficha da paciente

Terminado o exame, é indispensável registrar as constatações em um relatório colposcópico. Este relatório deve conter, obrigatoriamente, os dados da paciente (nome, sobrenome, data de nascimento), do colposcopista (nome) e do exame colposcópico (data). Entre os dados sintéticos devem ser mencionados a indicação do exame colposcópico, a posição da junção escamocolunar e da zona de transformação, o caráter satisfatório ou não da colposcopia e os motivos eventuais da colposcopia não satisfatória, a presença, a localização e o tamanho da anomalia com a menção dos sinais de gravidade e, por fim, a impressão colposcópica. Diferentes escores foram propostos para tornar a interpretação colposcópica menos subjetiva. O princípio dos escores é atribuir a cada imagem elementar uma cotação, a fim de estabelecer um grau de gravidade. Na prática, a utilidade prática desses escores é, muitas vezes, longa e complexa, sem ser completamente desprovida de subjetividade.

Um esquema colposcópico é obrigatório e deve comportar os limites internos e externos da zona de transformação, os sinais de gravidade da lesão e a localização precisa das biópsias. Uma fotografia ou uma gravação em vídeo, mais fiel que um desenho, facilita o estudo da evolução.

Duas terminologias colposcópicas são mais usadas na França. A terminologia internacional foi estabelecida em 1990 e considera imagens elementares e critérios topográficos, distinguindo aspectos colposcópicos anormais, mudanças menores e maiores [13]. A terminologia da Société Française de Colposcopie et de Pathologie Cervicovaginale agrupa os aspectos colposcópicos ou imagens elementares em três complexos: a transformação normal, a zona de transformação atípica de grau I e a zona de transformação atípica de grau II [14].

A ficha da paciente deve conter: o nome e o endereço do médico correspondente, as informações clínicas, os relatórios de cada colposcopia com seu respectivo esquema, eventualmente outros documentos topográficos (foto, vídeo), os relatórios dos exames de citologia e de histologia, uma proposta terapêutica baseada na comparação citocolpo-histológica, as informações terapêuticas (data, tipo, progresso, resultados) e as datas e resultados das consultas de acompanhamento.

Gestão dos resultados

Um relatório da colposcopia com eventual proposta terapêutica baseada no confronto citocolpo-histológico deve ser enviado ao médico correspondente nos melhores prazos, geralmente menos de um mês após o exame. A paciente deve ser informada pelo correio ou durante nova consulta.

O colposcopista desempenha um papel primordial para evitar a desistência das pacientes. A rapidez de sua resposta (inferior a 1 mês) e o ressurgimento das pacientes que não deram seguimento a uma injunção terapêutica ou de acompanhamento contribuem para essa luta. Portanto, o colposcopista deve dispor de uma pasta dos resultados em espera.

Garantia de qualidade

O objetivo da garantia de qualidade na colposcopia é assegurar a cada paciente o melhor resultado em termos de saúde de acordo com o atual estado da ciência médica, com o melhor custo e com o menor risco iatrogênico. A título individual, a melhora da eficácia baseia-se na experiência, que será aproveitada plenamente graças à avaliação de suas próprias práticas. No plano nacional, uma avaliação global deve permitir a otimização dos procedimentos a fim de reduzir a incidência, a morbidade e a mortalidade do câncer do colo do útero.

Avaliação individual

A título individual, é importante aprender a se avaliar e prever o investimento no material e no tempo para essa avaliação. O uso da informática facilita essa autoavaliação, que comporta diferentes aspectos: indicadores de atividade, apreciação da confiabilidade do diagnóstico colposcópico. Os indicadores de atividade são o número de novos casos, a prevalência da patologia e a taxa de pacientes desistentes. A confiabilidade do diagnóstico colposcópico pode ser apreciada pela taxa de concordância colpo-histológica, a taxa de câncer ignorada e a taxa de exérese sem lesão. Contudo, a biópsia não constitui um padrão de referência perfeitamente confiável, já que não é totalmente independente. De fato, a biópsia é implicitamente orientada pela colposcopia. Em contrapartida, a avaliação da colposcopia, graças à análise histológica das peças de exérese, joga a favor das lesões mais graves para as quais a interpretação colposcópica é considerada mais confiável [15-17].

Avaliação global das práticas e dos resultados

> A avaliação deve ser quantitativa e qualitativa. Quantitativamente, deve medir a quantidade dos recursos consumidos; qualitativamente, deve determinar se esses recursos foram utilizados com prudência.

Em nenhum caso, essa avaliação deve ser destinada a sancionar um profissional. Ela deve permitir a descoberta de eventuais insuficiências ou erros, com o objetivo de adaptar as recomendações no decorrer do tempo para chegar à melhor prevenção do câncer do colo do útero e, assim, a uma diminuição de sua incidência, de sua mortalidade e da morbidade ligadas à patologia e ao seu tratamento [18-20]. Para ser a mais confiável e a mais exaustiva possível, essa avaliação deve ser confidencial, até mesmo anônima. A disposição de meios específicos e o respeito ao anonimato na exploração dos resultados e nas conclusões são a base da aceitabilidade do controle de qualidade pelos profissionais (Quadro 15.1).

QUADRO 15.1

Carta de qualidade em colposcopia e patologia cérvico-vaginal: atualidades e perspectivas

- *Comitê diretivo*[1]: Sociedade Francesa de Colposcopia e Patologia Cervical (SFCPCV); Colégio Nacional dos Ginecologistas e Obstetras Franceses (CNGOF); Federação Nacional dos Colégios de Ginecologia Médica (FNCGM); Sociedade Francesa de Ginecologia (SFG):
  - pela Sociedade Francesa de Colposcopia e Patologia Cérvico-Vaginal (SFCPCV): Ch. Bergeron, P. Raulic, J. Rimailho;
  - pelo Colégio Nacional dos Ginecologistas e Obstetras Franceses (CNGOF): J. Gondry, J. Marchetta, D. Reithmuller;
  - pela Federação Nacional dos Colégios de Ginecologia Médica (FNCGM): F. Mousteou, P. de Reilhac;
  - pela Sociedade Francesa de Ginecologia (SFG): J.-L. Mergui, G. Boutet.

- *Resumo*: sob o incentivo do CNGOF e da SFCPCV (a exemplo dos nossos colegas colposcopistas do Reino Unido, vários países europeus implementaram um procedimento de controle de qualidade em patologia cervical), foi proposto considerar uma harmonização do manejo em patologia cervical na forma de um procedimento voluntário de compromisso com uma carta de qualidade nacional. Esta, implementada em janeiro de 2010, tem como objetivo padronizar a formação inicial dos médicos encarregados da prevenção do colo do útero, bem como do manejo diagnóstico e terapêutico dos precursores do câncer do colo, para melhorar a qualidade desses procedimentos. No decorrer desses 2 anos, mais de 200 médicos aderiram à fase inicial da carta,

QUADRO 15.1

que terminará em 2012, para dar lugar ao segundo período de garantia de qualidade, cujas medidas estão descritas nesta apresentação.

Introdução

Há mais de 10 anos, sob o incentivo e o exemplo dos nossos colegas colposcopistas do Reino Unido, vários países europeus como a Itália, a Grécia e a Espanha implementaram um procedimento de controle de qualidade em patologia cervical.

A colposcopia sempre foi alvo de críticas quanto à sua sensibilidade e especificidade, bem como à variabilidade de suas conclusões entre um operador e outro. Por outro lado, as consequências de manejos inadequados em colos de mulheres muitas vezes jovens podem comprometer seu futuro obstétrico. Parece, no entanto, que esses parâmetros podem melhorar se os colposcopistas:

- forem corretamente formados, com um ensino de base completa, tanto teórica quanto prática, com casos clínicos;
- participarem regularmente de treinamentos e/ou sessões de desenvolvimento profissional contínuo, principalmente com formações ou discussões baseadas em casos clínicos;
- se a colposcopia for realizada após indicações reconhecidas, especialmente após uma citologia francamente anormal (alto grau). De fato, o aprimoramento da qualidade do diagnóstico depende de vários elementos:
- formação inicial e contínua dos colposcopistas: a qualidade do diagnóstico e sua reprodutibilidade estão diretamente ligadas ao nível de formação dos colposcopistas e de seus formadores. A formação inicial, nos diferentes, DU ou DIU, deve ser padronizada tanto no plano teórico quanto no plano prático, com objetivos precisos a serem validados por cada aluno. Essa formação inicial deve ser completada com uma formação contínua específica, que deve permitir que cada um, atualize seu conhecimento e verifique suas competências por meio da adesão a programas de EPP e da participação em treinamentos em casos clínicos, organizados por sociedades científicas licenciadas em patologia cervical. Por outro lado, no nível europeu, também foi discutida a verificação do nível e da formação correta, principalmente pedagógica dos próprios formadores;
- seleção das pacientes que necessitam de uma colposcopia: a sensibilidade e a especificidade da colposcopia foram bem estudadas nas meta-análises de Mitchell (1998) e de Olaniyan (2002). O diagnóstico colposcópico é muito mais sensível e específico quando a lesão é severa.

Embora a colposcopia possa ser realizada para qualquer anomalia citológica, as recomendações atuais insistem na indicação absoluta desse exame nas mulheres com esfregaço H. SIL, ASC-H e atipia das células glandulares. Em contrapartida, a escolha é opcional para as pacientes com esfregaço L. SIL ou ASC-US. Testes complementares (genotipagem, P16 etc.) auxiliariam a escolher melhor nesse grupo de pacientes aqueles que poderiam necessitar de uma colposcopia. Assim, as indicações da colposcopia deve se basear em recomendações nacionais e europeias;

- discussão entre peritos de casos difíceis: a prática cotidiana expõe a discordâncias cito-colpo-histológicas ou a casos difíceis (gestações, imunodepressões, lesões glandulares, recidivas), que deveriam ser expostas a uma equipe ou a uma teleconferência, ou então esses casos poderiam ser revistos, com todos os dados citológicos e de imagem, na presença de um colposcopia especializado.

Princípio inicial da carta de qualidade

Trata-se da implementação de um procedimento voluntário proposto por profissionais responsáveis, oriundos das principais sociedades científicas ginecológicas de nível nacional (comitê diretivo).

Seu objetivo é:

- padronizar a formação inicial dos médicos encarregados da prevenção do câncer do colo do útero;
- garantir a conformidade das práticas no manejo diagnóstico e terapêutico dos precursores do câncer do colo no âmbito das recomendações nacionais, ou mesmo europeias.

O objetivo é assegurar, assim, um aprimoramento global da qualidade ou, pelo menos, uma padronização desta, para tranquilizar pacientes e médicos.

Essa conduta não visa restringir a prática colposcópica a um pequeno número de profissionais superespecializados, mas, ao contrário, trazer o mínimo requerido para uma prática adequada à grande maioria.

Com o incentivo do CNGOF e da SFCPCV, com o apoio da SFG e da FNCGM, essa conduta foi aos poucos implementada. Uma reflexão comum dessas quatro sociedades permitiu estabelecer uma comissão.

É esse trabalho de constituição de uma "carta de qualidade" que foi assunto desse texto ao qual mais de 250 colposcopistas já aderiram e que cada um de nós deve aceitar a fim de lhe conferir uma legitimidade natural.

QUADRO 15.1

Comissão da carta de qualidade em patologia cervical

A comissão foi criada com o amparo das principais sociedades científicas de ginecologia: a CNGOF, a SFCPCV, a SFG e a FNCGM. Ela é formada por dez membros eleitos.

Essa comissão, que se reúne regularmente durante os 3 anos de seu mandato (2010-2012), é encarregada administrativamente do Conselho Nacional Profissional Destinado às Práticas Recomendadas em Ginecologia e Obstetrícia (CNPGO).

O CNPGO foi composto pela CNGOF, pela FNCGM e pela SFG na forma de uma associação regida pela lei de 1901, com o objetivo de promover as práticas recomendadas em ginecologia e obstetrícia, especialmente pelo desenvolvimento profissional contínuo (DPC).

Essa entidade é um interlocutor privilegiado, principalmente diante da Alta Autoridade de Saúde (HAS) e da FSM.

As solicitações de adesão à carta de qualidade em colposcopia e patologia cervical devem ser encaminhadas ao CNPGO, após o preenchimento do formulário de adesão disponível no site do CNFOG ou da SFCPCV[2].

Os objetivos dessa comissão é:
- implementar, definir e adaptar os critérios de qualidade exigidos, para obter o selo da "carta" de qualidade;
- a padronização e o credenciamento dos cursos ou formações locais ou regionais. O procedimento de implementação inicial foi lançado no primeiro trimestre de 2010 e terminará no final de 2012.

A comissão propôs uma implementação dessa carta de qualidade em patologia cérvico-vaginal que passava por duas etapas:
- uma primeira etapa de adesão voluntária inicial: 2010-2012;
- um procedimento de renovação da matrícula a cada 3 anos: primeiro período de 2013-2015.

Adesão inicial à carta de qualidade (2010-2012)

Para todos os profissionais que desejam tratar uma patologia cérvico-vaginal pré-neoplásica, esse procedimento é voluntário e individual e deve passar por uma solicitação escrita por parte do profissional (os formulários encontram-se nos site do CNGOF ou da SFCPCV) a ser encaminhada ao CNPGO:
- pelo correio: CNPGO – Comissão da carta de qualidade em colposcopia e patologia cervical, 91 boulevard Sébastopo, 75002 Paris;
- por e-mail: colposcopie.cnpgo@gmail.com.
- A lista de médicos que aderiram à carta de qualidade em colposcopia será publicada no site da Sociedade Francesa de Colposcopia e Patologia Cérvico-Vaginal (SFCPCV), para que todos que fizeram o esforço a essa adesão sejam valorizados publicamente.

Critérios de validação da fase inicial:

1. Essa adesão está aberta a todos os profissionais "doutores em medicina" especialista em ginecologia-obstetrícia e ginecologia médica e aos internos em formação graduados na França (nessas especialidades).
2. Para os médicos que já estão em exercício e possuem experiência colposcópica "de fato", uma simples solicitação de adesão inicial é exigida nos 3 anos seguintes à publicação dessas recomendações, que será automaticamente concedida pelo exercício de fato.
3. Para os profissionais sem uma prática de fato, para aqueles que ainda estão em formação, para os profissionais graduados no exterior, para os profissionais não especialistas em ginecologia e que desejam aderir a essa carta de qualidade, serão solicitados critérios mínimos para a sua adesão inicial. Estes consistirão em uma padronização da formação inicial no plano nacional:

- formação inicial: diploma universitário ou inter-universitário (DU ou DIU) de colposcopia ou patologia cérvico-vaginal, ou mesmo outros diplomas não universitários (cujos critérios serão avaliados pela comissão diretiva);

- padronização do ensino da seguinte maneira:

– duração do curso: uma semana, no mínimo, de ensino exclusivamente sobre patologia do colo, com controle do conhecimento;

– no ano seguinte a esse diploma (exceto em casos especiais): um dossiê de colposcopias práticas deverá ser encaminhado à comissão. Esse dossiê incluirá dez dossiês pessoais documentados de colposcopias supervisionadas com a recomendação do uso das classificações nacionais indicadas pela Anaes[3].

Renovação do compromisso com a carta de qualidade em colposcopia e patologia cérvico-vaginal: período de 2012-2015

No início de 2013, todos os profissionais que aderiram à fase inicial deverão recomeçar o procedimento de adesão, pois ela é válida somente por 3 anos.

Portanto, a renovação deverá ser feita a cada 3 anos, ou seja, de 2012 a 2015 e, posteriormente, de 2016 a 2018, e assim por diante.

Depois da formação inicial ou quando a adesão de qualidade tiver sido concedida pelo exercício de fato, ela possui duas vertentes:

- uma vertente diagnóstica para o manejo diagnóstico da patologia cervical;

- uma vertente terapêutica para o manejo terapêutico, que será aberto somente aos titulares da vertente diagnóstica.

QUADRO 15.1

▸ Esse compromisso de qualidade em colposcopia e patologia cérvico-vaginal será, portanto, implementado a partir de janeiro de 2013 para as primeiras solicitações de renovação.

Vertente diagnóstica: o compromisso impõe uma ação pessoal e voluntária de implementação de um procedimento de qualidade trienal, que incluirá uma lista de conteúdos simples a ser encaminhada a cada 3 ano à comissão com os elementos a seguir[4]:

▸ presença em um congresso nacional ou internacional dedicado exclusivamente à patologia cérvico-vaginal. Com uma duração mínima de dois turnos de três horas, essa presença será exigida, no mínimo, a cada 3 anos;

▸ presença em uma formação regional ou local todo ano, ou adesão a um programa de EPP sobre patologia cérvico-vaginal, ou de treinamento em colposcopia. Um credenciamento das estruturas organizadoras deverá ser solicitada se o congresso, a reunião ou a avaliação (EPP) não estiver em uma lista certificada (critérios exigidos: duração mínima da sessão destinada à patologia cérvico-vaginal de três horas ou duas sessões de uma hora e meia);

▸ matrícula na SFCPCV ou outro órgão (sociedade científica) que tenha aderido à carta de qualidade (organização de, no mínimo, duas sessões de um turno dedicadas à formação em patologia cérvico-vaginal, todo ano);

▸ declaração de cerca de 50 pacientes em colposcopia/ano (sem critérios qualitativos na ausência de controle de qualidade dos laboratórios de citopatologia). Os critérios quantitativos serão definitivamente adotados e adaptados pelas decisões da comissão durante suas reuniões plenárias.

Vertente terapêutica. Essa solicitação deve ser voluntária e inclui os seguintes requisitos:

▸ ter aderido e obtido o selo da vertente diagnóstica;

▸ declarar ter feito aproximadamente 20 gestos terapêuticos conservadores (ressecção ou destruição) por ano. Os critérios quantitativos serão definitivamente adotados e adaptados pelas decisões da comissão durante suas reuniões plenárias. A comissão se reserva o direito de solicitar eventualmente ao requerente, detalhes dos dossiês de manejo terapêutico;

▸ ter uma histologia das peças de exérese portadoras de lesões significativas de NIC II + em mais de 70% dos casos.

Conclusão

Ao todo, o aprimoramento dos desempenhos da colposcopia e da prevenção do câncer do colo do útero provavelmente precisa de dois tipos de medidas:

▸ > individuais baseadas no voluntariado dos colposcopistas para melhorar sua prática por meio de uma melhor formação. A participação em treinamentos, auditorias de autoavaliação de suas práticas e a adesão a uma carta de práticas clínicas recomendadas fundamentadas na aplicação de recomendações nacionais ou até mesmo europeias;

▸ > coletivas baseadas no aumento do número de colposcopistas, na valorização do exame e na organização da prevenção do câncer do colo, com procedimentos de controle de qualidade e auditorias de resultados anuais tanto dos profissionais clínicos quanto das estruturas cito-histológicas ou virológicas.

Esse procedimento de garantia de qualidade permitirá a cada um conhecer melhor (e, assim, reconhecer seus esforços de melhoria e de manutenção do conhecimento) e conservar procedimentos adaptados de manejos diagnósticos e terapêuticos para uma melhor prevenção do câncer do colo uterino.

Bibliographie

Colposcopy, quality assurance: European federation of colposcopy www.e-f-c.org/pages/quality-assurance.php?lang=DE.

État des lieux du dépistage du cancer du col en France. Rapport de l'INCa 2007.

État des lieux et recommandations pour le dépistage du cancer du col de l'utérus en France. Synthèse et Recommandations HAS juillet 2010.

European Guidelines for quality assurance in cervical cancer screening. 2nd ed. Luxembourg: Office for Official Publications of the European Communities; 2008.

Groupe de travail sur les recommandations pour la pratique clinique. Conduite à tenir devant un frottis anormal du col de l'utérus. 2002 Actualisation.

Mitchell MF, et al. Colposcopy for the diagnostic of squamous intraépithélial lesions: a meta-analysis. Obstet Gynecol 1998 Apr; 91 (4):626-31.

Olaniyan OB. Validity of colposcopy in the diagnosis of early cervical neoplasia: a review. Am J Reprod Health 2002 Dec; 6 (3):59-69.

QUADRO 15.1

1. Correspondência: J.-L. Mergui, serviço de ginecologia-obstétrica e medicina da reprodução, hospital Tenon, 4 rue de la chine, 75020 Paris (jlmergui@wannadoo.fr).
2. Os formulários de adesão devem ser enviados à sede do CNPGO pelo correio (91 boulevard Sébastopol, 75002 Paris) ou pela Internet (e-mail: colposcopie.cnpgo@gmail.com).
3. O número de dez colposcopias não é obrigatório para o DU, mas o é para a certificação inicial, exigida pela comissão.
4. Elementos que recomenda-se reunir desde já para poderem ser fornecidos em 2013.

Conclusão

Na era da prova científica, a colposcopia, como toda a Medicina, permanece sendo uma arte que consiste em usar sua experiência profissional, os dados científicos, as opiniões dos colegas e a opinião da paciente para tomar uma decisão. O objetivo principal das recomendações profissionais é fornecer aos profissionais da saúde uma síntese do nível de prova científica dos dados atuais da ciência e da opinião especializada sobre um tema de prática clínica e ser, assim, um auxílio à decisão, definindo o que é apropriado, o que não é e o que já não é mais, e o que permanece incerto ou controverso. Parece desejável não congelar essas recomendações no tempo, para que elas possam evoluir com os progressos científicos e tecnológicos. O procedimento de garantia de qualidade permite que essas recomendações evoluam e favorece a percepção por cada médico de suas próprias insuficiências a serem corrigidas.

Referências

1. Baldauf JJ, Ritter J. Contrôle de qualité en colposcopie. In: XXe Journées de la Société française de colposcopie et de pathologie cervicovaginale. Paris; 14-25 janvier 1997.
2. Baldauf JJ, Barrasso R, Benmoura D, Huynh B, Mergui JL, Beuret T, et al. Recommendations for the use of colposcopy. Gynecol Obstet Fertil 2000; 28:667-71.
3. Baldauf JJ, Ritter J. Quality control in colposcopy. Setting meaningful and measurable standards. In: Xth World Congress of cervical pathology and colposcopy. Bologne: Monduzzi Editore; 1999. p. 257-61.
4. Baldauf JJ. Résultats de l'auto-évaluation des colposcopistes français: aspects diagnostiques. In: XXIVe Congrès national de la Société française de colposcopie et de pathologie cervicovaginale. Paris; 19-20 janvier 2001.
5. Jordan J. International standards for training in colposcopy. Clin Obstet Gynecol 1995; 38:662-5.
6. Kurman RJ, Henson DE, Herbst AL, Noller KL, Schiffman MH. Interim guidelines for management of abnormal cervical cytology. The 1992 National Cancer Institute Workshop. JAMA 1994; 271:1866-9.
7. Luesley D. Standards and quality in colposcopy. NHSCSP Publication no 2, Sheffield; 1996.
8. Mc Faul SM, Association of professors of obstetrics gynecology of Canada, SOGC GOC SCC Policy Practice Guidelines Committee. Guidelines for training requirements in colposcopy and its related treatment modalities. J Obstet Gynaecol Can 2006; 28:314-9.
9. Agence nationale d'accréditation et d'évaluation en santé. Recommandations de pratique clinique: conduite à tenir devant un frottis anormal du col de l'utérus. Paris: ANAES;1998. p. 1-207.
10. Solomon D, Davey D, Kurman R, Moriary A, et al. The 2001 Bethesda System - Terminology for reporting results of cervical cytology. JAMA 2002; 287:2114-9.
11. Agence nationale d'accréditation et d'évaluation en santé. Guidelines for the management of women with cervical cytological abnormalities – Update 2002. Gynecol Obstet Fertil 2003; 31:974-85.
12. Wright TC, Cox JT, Massad LS, Twiggs LB, Wilkinson EJ. 2001 Consensus guidelines for the management of women with cervical cytological abnormalities. JAMA 2002; 287:2120-9.
13. Stafl A, Wilbanks GD. An international terminology of colposcopy: report of the Nomenclature Committee of the International Federation of cervical pathology and colposcopy. Obstet Gynecol 1991; 77:313-4.
14. Coupez F. Initiation à la colposcopie. Paris: Masson; 1990.
15. Baldauf JJ, Dreyfus M, Ritter J, Philippe E. An analysis of the factors involved in the diagnostic accuracy of colposcopically directed biopsy. Acta Obstet Gynecol Scand 1997; 76:468-73.

16. Baum ME, Rader JS, Gibb RK, Mc Alister RP, Powell MA, Mutch DG, et al. Colposcopic accuracy of obstetrics and gynecology residents. Gynecol Oncol 2006;103:966-70.
17. Mitchell MF, Schottenfeld D, Tortolero-Luna G, Cantor SB, Richards-Kortum R. Colposcopy for the diagnosis of squamous intraepithelial lesions: a meta-analysis. Obstet Gynecol 1998; 91:626-31.
18. Nooh A, Babburi P, Howell R. Achieving quality assurance standards in colposcopy pratice: a teaching hospital experience. Aust N Z J Obstet Gynaecol 2007; 47:61-4.
19. Redburn J, Sundar S, Usherwood M, Roche M, Four Counties Colposcopy Group. Trends in conpliance with the national colposcopy guidelines. J Obstet Gynaecol 2004; 24:552-6.
20. Wisniewski M, Wisniewsky H. Measuring service quality in a hospital colposcopy clinic. Int J Health Care Qual Assur Inc Leadersh Health Serv 2005; 18:217-2

Índice Remissivo

Entradas acompanhadas pelas letras *f* em *itálico* e **t** em **negrito** indicam Figuras e Tabelas respectivamente.

A
Ácido acético, 2, 82
  exame com, 6
Adenocarcinoma
  colposcopia do, 99
  in situ, 97, 99
  invasivo, 98, 100
Adolescente
  colposcopia da, 119
    frequência de anomalias, 119
    inconvenientes, 120
Alça diatérmica, 20
Antoniolli
  sulco de, *134f*

B
Bases anatômicas, 4
Biópsia(s)
  local das, 20
  transmissão da, 21
Buschke-Löwenstein
  tumor de, 115

C
Carcinoma
  escamoso, 135
Cistos
  de Naboth, 54
Colo
  exame do, 4
Colpite
  aspectos de, 9
Colo normal, 49
  definição, 49
  ectrópio, 50
  metaplasia direta ou por deslizamento, 54
  metaplasia indireta, 58
  metaplasia malpighiana, 51
  zona de transformação normal
    e suas sequelas, 52
Colpite
  condilomatosa, 105
Colposcopia, 1, 2
  das lesões infecciosas não virais, 73
    colpite(s), 74
      de pontos brancos, 75
      de pontos vermelhos, 75
      descamante, 77
      enfisematosa, 77
      focal, 75
      micropapilar, 76
      mista, 76
      vesicular, 76
    erosões, 73
    ulcerações, 73
  das lesões vaginais, 103
    aspectos colposcópicos, 104
    epidemiologia, 109
    NIVA, 105
  das viroses e das displasias, 79
    ácido acético, 82
    câncer invasivo, 87
    câncer microinvasivo, 88
    condilomas acuminados, 79
    displasia viral, 87
    extensão da lesão, 92
    formas micropapilares, 81
    lesões microscópicas por HPV, 82
    lugol, 83
    mudanças vasculares, 91
    orifícios glandulares fechados, 95
    papilas volumosas, 79
    sinais de invasão, 87
    ulceração, 89

de rastreamento, 46
do terceiro milênio, 145
   evolução dos materiais, 145
   inconvenientes, 148
   pesquisa, 148
   vantagens destas inovações, 147
e acompanhamento pós-terapêutico, 141
   dificuldades e valor, 142
   introdução, 141
eficácia diagnóstica da, 29
   armadilhas, 31
   aspectos colposcópicos, 33
      epitélio branco, 33
      zonas vermelhas, 33
   aspectos vasculares, 36
   disposição geográfica
      das zonas patológicas, 34
   especificidade, 30
   experiência do colposcopista, 30
   extensão circunferencial das lesões, 35
   falhas de avaliação, 31
   fator tempo, 36
   fisiopatologia, 32
   imagens de mosaico e pontilhado, 35
   iodo-negatividade, 36
   pertinência das biópsias, 30
   relevo, 36
   sensibilidade, 30
   sobreavaliações, 31
   subavaliações, 31
   visibilidade da junção, 30
e patologia glandular, 97
   fatores favorecedores, 97
   circunstâncias de descoberta, 97
especiais, 119
   da adolescente, 119
   da síndrome do DES, 133
   durante a gravidez, 121
   menopausa, 130
indicações da, 39
   nas situações especiais, 45
   no manejo dos esfregaços anormais, 39
      após esfregaço inadequado, 43
      importância da genotipagem, 43
      limites, 40
      teste de HPV na avaliação das anomalias
         colposcópicas, 41
      variabilidade, 40
   pacientes que apresentam condilomas
      acuminados genitais, 44

   parceiro com lesões por HPV, 45
   populações de risco, 45
   sintomas persistentes, 45
nos tratamentos do colo, 137
   nos tratamentos destruidores, 137
   recomendações em, 155
      estruturas e instrumentação, 156
      formação e nível de atividade, 155
      garantia de qualidade, 159
      gestão de resultados, 158
      realização, 158
      relatório, 158
      respeito aos procedimentos, 156
Condilomas
   acuminados, 79, 104, 113
   microacuminado, 104
   plano, 104

D

DES
   síndrome do, 133
      colposcopia da, 133
         complicações, 133
         definição, 133
         diagnóstico diferencial, 134
         risco, 133
         sinais colposcópicos, 133
Displasia viral, 87
   com ácido acético, 87
   no exame sem preparação, 87
Documento fotográfico, 28

E

Ectrópio, 50
   definição, 50
   durante a gravidez, 125
   tipos, 50
Endovérvice
   visão da, 132
Esquema colposcópico, 21
Exame colposcópico
   exploração vulvar ou a complementação
      necessária do, 113
      aspectos macroscópicos das lesões, 113
      neoplasias intraepiteliais vulvares, 116
      técnica de, 113
      teste com ácido acético, 113
      teste com lugol, 113

Exérese
  papel da colposcopia nos tratamentos de, 138

G
Gravidez
  colposcopia durante a, 121
    aspectos colposcópicos, 122
    decidualização subglandular, 124
    deciduose submalpighiana, 123
    ectrópio durante a, 125
      aspectos colposcópicos, 126
      frequência e patogenia, 125
      sinais clínicos, 125
      transformação no pós-parto, 127
    infecção de origem fúngica, 127
    infecção por germes comuns, 128
    infecção por HPV, 128
    mudanças histológicas, 122
    técnica, 121
    transformações epiteliais, 128
    vascularização do colo, 122

H
HPV
  lesões microscópicas por, 82

I
Introdução, 1
Iodo, 3

J
Junção festonada, 56

L
Leucoplasia
  placas de, 5
Lugol, 2, 83
  exame com, 9

M
Menopausa
  limites e armadilhas da avaliação colposcópica na, 130
    particularidades, 130
Metaplasia
  imatura, *8f*
  indireta, 58
  malpighiana, 51
Metodologia, 2

N
Naboth
  cistos de, 54
Neoplasias intraepiteliais vulvares (NIV), 116
  diferenciadas, 117
  indeterminadas, 117
  usual, 116
NIVA, 104
  fatores de risco, 109
  risco invasivo da, 110

O
Orifícios glandulares
  mudanças dos, 99

P
Papilas
  mudanças das, 99
  volumosas, 79
Progressão endocervical, 57

R
Região
  leucoplásica, 68

S
Sulco de Antoniolli, *134f*

T
Técnica, 13
  biópsias dirigidas, 19
  durante o exame, 16
  material, 13
    anexo, 13
    bisturi elétrico, 15
    colposcópio, 13
    mesa de exame, 13
  momento do exame, 15
Terminologia da Federação Internacional das Sociedades de Patologia Cervicovaginal e de Colposcopia, **25t**
Transformações atípicas, 61
  de grau I, 61
    com ácido acético, 63
    com lugol, 63
    critérios colposcópicos, 63
    estádios, 63

Índice Remissivo

fisiopatologia, 61
    sem preparação, 63
de grau II, 66
    fisiopatologia, 66
Trichomonas
    infecções por, 9
Tumor de Buschke-Löwenstein, 115

V

Vagina
    câncer invasivo da, 108
Vasos patológicos, 5, 6f
Vulva
    carcinoma epidermoide da, 117

Z

Zona(s)
    acidófila pontilhada, 7f
    brancas, 4
    condilomatosas, 83, *107f*
    de transformação, 26
        anomalias das, 99
        normal, 52
    direta, 54
    iodo-negativas, 70
    lesional, 66
    vermelhas, 4, 5f
        perilesional, 68